病理学自主学习教程

主　编　杨　莹　陈雅隽　李邦东

副主编　葛璐璐

黑龙江科学技术出版社

图书在版编目（CIP）数据

病理学自主学习教程 / 杨莹, 陈雅隽, 李邦东主编
. — 哈尔滨：黑龙江科学技术出版社, 2021.9（2024.1 重印）
ISBN 978-7-5719-1092-1

Ⅰ. ①病… Ⅱ. ①杨… ②陈… ③李… Ⅲ. ①病理学
– 教材 Ⅳ. ①R36

中国版本图书馆 CIP 数据核字(2021)第 182476 号

病理学自主学习教程
BINGLIXUE ZIZHU XUEXI JIAOCHENG
杨　莹　陈雅隽　李邦东　主编

责任编辑	闫海波
封面设计	林　子
出　　版	黑龙江科学技术出版社
	地址：哈尔滨市南岗区公安街 70-2 号　邮编：150007
	电话：（0451）53642106　传真：（0451）53642143
	网址：www.lkcbs.cn
发　　行	全国新华书店
印　　刷	三河市铭诚印务有限公司
开　　本	880 mm×1230 mm　1/16
印　　张	15
字　　数	380 千字
版　　次	2021 年 9 月第 1 版
印　　次	2024 年 1 月第 2 次印刷
书　　号	ISBN 978-7-5719-1092-1
定　　价	128.00 元

前　言

　　病理学是研究疾病发生发展规律的科学,其内容包括疾病的病因、发病机制、病理变化、病理临床联系、经过与转归。病理学的研究学习旨在揭示疾病的本质,为临床上疾病的预防、诊断、治疗与护理提供理论依据。因此病理学是医学生学习专业课及从事临床工作的重要基础,是必修的专业基础课。

　　为帮助学生学好病理学课程,并培养其自主学习的意识与能力,我们编写了这本教材。本教材依据专科护理专业人才培养方案,结合护理岗位需求、专业课学习与执业资格考试的需要,确立学习目标,撰写学习内容,指导学生思考、总结、自我检测、反馈反思。为帮助学生扫除学习新知的障碍,提高学习效率,我们撰写了"相关基础知识"内容,供学生自学使用。教材在编写过程中删减了与其他学科教学内容相重叠的部分。希望本教材能够为护理专业学生的自主学习教学提供有益的帮助。

　　本教材编写工作的顺利完成,得益于各位参加编写的老师、专家的辛勤工作和团结互助,在此致以衷心的感谢!同时还要感谢黑龙江科学技术出版社闫海波老师给予的热诚帮助。

　　由于时间仓促,本教材尚存在不尽如人意之处,敬请各位同仁提出宝贵意见。

杨　莹

2021 年 7 月

目 录

绪　论

学习目标

掌握：病理学的任务、内容及其在医学中的地位。
熟悉：病理学的研究方法。
了解：病理学的发展简史。

一、病理学的任务、内容及其在医学中的地位

病理学，是研究疾病发生发展规律的一门学科。其研究内容主要包括：疾病的病因、发病机制、病理变化及其发生机制、病理临床联系及转归（即结局），从而阐明疾病的本质特征，揭示其发生发展规律，为临床上疾病的预防、诊断与治疗奠定理论与实践的基础。

病理学是一门理论性与实践性很强的学科，在学习中要注重理论与实践相结合；要以动态发展的观点认识疾病；建立局部与整体相互影响、功能代谢和形态结构相统一、病理变化与临床表现相关联的科学思维。

病理学的研究、学习需以正常人体解剖学、生理学、生化学、免疫学、微生物学等学科知识为基础，并且为临床医学各门学科的研究、学习奠定理论与实践的基础。因而其是基础医学与临床医学之间的桥梁学科。在临床医疗实践中，病理学的研究方法被广为应用：活体组织检查迄今为止仍然是诊断疾病最可靠的方法；细胞学检查在肿瘤的普查、筛查中发挥着重要作用；尸体解剖对于明确死者死因的诊断具有最权威的价值，对于发现新的疾病、提高医学诊疗水平具有非常重要的地位与作用。在医学科学研究中，病理学也是非常重要的研究领域，病理学的研究进展推动着医学诊疗技术的发展。总之，无论在医学教育、医疗实践还是医学科学研究，病理学都具有非常重要的作用与地位。

病理学包括病理解剖学与病理生理学两门分支学科，病理解剖学侧重于对机体形态结构病变的研究，病理生理学侧重于对病变机体代谢功能病变的研究。本书包含了这两门分支学科的内容。依据护理专业岗位需求及专业课学习的需要，并减少各学科教学内容的不必要重复，本教材对病理学内容进行了相应的删减。本书第一章至第七章为总论，其中第一章至第四章为病理解剖学内容，第五章至第七章为病理生理学内容。总论内容阐述的是在各种疾病现象中普遍存在的基本病理现象和共同的成套出现的基本病理生理学过程，包括其病变特点、发病原因、发病机制、病理临床联系、经过与转归等。第八章至第十四章为各论，阐述各系统常见疾病及系统疾病共性的病理生理学过程，包括其发生、发展、转归的个性特征与规律。总论内容是学习各论内容的重要基础，二者紧密联系、不可分割。

二、病理学的研究方法

病理学的研究方法包括两类：人体病理学研究方法和实验病理学方法。

（一）人体病理学研究方法

1. 尸体剖检

尸体剖检简称尸检，是对逝者的遗体进行病理学解剖与观察，是病理学的基本研究方法之一。尸检的意义在于：①查明逝者的死因及机体的病变理化指标，明确诊断，以总结临床诊疗的经验与教训，促进诊疗水平的提高；并为医疗纠纷的解决和医疗事故鉴定提供科学依据；②能够发现新的疾病，推动病理学的发展，并为卫生防疫部门采取防治措施提供依据；③可以积累疾病的大体标本和病理切片，为病理学的教学与科研服务。

2. 活体组织检查

活体组织检查简称活检，是通过局部切取、钳取、穿刺、刮取和摘取等手术方法，从活体内获取病变组织进行病理诊断。活检的意义在于：①由于组织新鲜，标本固定后能基本保持病变的原貌，利于及时对疾病做出准确的病理诊断；②手术过程中必要时可做冰冻切片迅速诊断，协助医生选择最佳的手术治疗方案；③疾病治疗过程中，定期活检可了解病变的发展动态，判断疗效；④广泛应用于良、恶性肿瘤的鉴别诊断。

3. 细胞学检查

细胞学检查是通过采集病变处的细胞，涂片染色后进行观察诊断的方法。细胞的采集可以通过各种采集器在食管、鼻咽部及女性生殖道等部位直接采集脱落细胞，也可以是获得分泌物（如痰、乳腺溢液、前列腺液）、渗出液（如胸腹腔积液）及排泄物（如尿）中的细胞或用细针穿刺病变部位（前列腺、肝、肾等）吸取细胞。细胞学检查除可用于对患者进行检查外，还可用于对健康人进行肿瘤普查。此方法设备简单，操作简便，痛苦小。当细胞学检查疑有恶性肿瘤时，须做进一步的活体组织检查以确诊。

（二）实验病理学研究方法

1. 动物实验

动物实验是在动物身上复制人类疾病的模型，从而研究疾病的病因、发生机制、病理变化、经过与转归的研究方法。是目前病理学研究的主要方法。但动物的机体与人体尚存在着一定的差别，因而通过动物实验获得的结果、数据不能直接照搬于人体，仅可作为参考。

2. 组织和细胞培养

组织和细胞培养是将某种组织或单细胞自体内取出，在适宜的培养基内进行培养，以观察病变的发生发展过程及各种环境因素对其产生的影响。此方法的优点在于周期短、见效快、成本较低，且体外实验的条件较易控制。不足之处在于，体外的环境与体内环境存在着许多差异，不能将体外实验的研究结果等同于体内过程。

三、病理学发展简史

1761年，意大利医生莫尔加尼（Morgani）通过解剖700多例尸体，记录了病变机体器官的大体形态变化，认为不同的疾病是由相应的器官病变导致的，由此提出了"器官病理学"。19世纪中叶，随着显微镜的发明，人们能够借助显微镜来观察机体组织细胞的形态结构。德国病理学家Virchow通过光学显微镜深入观察病变组织细胞，创立了"细胞病理学"。人们逐渐地探索完善，形成了今天的病理学学科体系：解剖病理学（研究病变器官的大体形态变化）、组织病理学或称细胞病理学（借助光学显微镜研究病变组织、细胞的形态变化）和超微结构病理学（借助电子显微镜观察病变细胞的超微结构）。

30余年来，免疫学、细胞生物学、细胞遗传学、分子生物学、免疫组织化学、流式细胞术等学科理论与技术的发展与应用，有力推动了病理学的发展，形成了许多新的病理学分支学科，如分子病理学、遗传病理学、计量病理学等。随着分子病理学的发展,近年来又形成了诊断分子病理学这一新兴热门学科。病理学对于疾病的研究从器官、组织、细胞、亚细胞水平深入到分子水平;观察结果从定位、定性到定量,更加客观、精确、科学。人们对于疾病的研究从个体逐渐发展至群体、社会及环境,并形成了地理病理学、社会病理学等新的分支学科,加深了人们对疾病本质的认识,也为许多疾病的防治提供了新的途径。

(杨　莹)

第一章 细胞和组织的适应、损伤与修复

学习目标

掌握：1.萎缩、肥大、增生、化生、细胞水肿、脂肪变性、玻璃样变性、坏疽、机化、肉芽组织和瘢痕组织的概念；

2.坏死基本病理变化、坏死类型；

3.肉芽组织形态与功能。

熟悉：1.萎缩、肥大和增生的类型、原因、病理变化；化生的类型、结局和意义；

2.细胞水肿，脂肪变性、玻璃样变性的病理变化；

3.坏死的结局；糜烂、溃疡、窦道、瘘管、空洞的概念；

4.再生和纤维性修复的概念；机体细胞的再生能力；肉芽组织的结局；皮肤创伤愈合的类型。

了解：1.萎缩、肥大和增生的影响与结局；

2.细胞水肿，脂肪变性的原因、机制、影响与结局；

3.瘢痕组织的形态与作用、皮肤创伤愈合的过程及影响损伤修复的因素。

　　本章我们要来学习，在疾病中广泛存在的三种基本病理现象：细胞和组织的适应、损伤及损伤的修复。

　　我们机体内的细胞和组织，当其所处的体内环境和体外环境发生变化时，能够改变自身的代谢活动、功能活动乃至形态结构，以便与变化的环境相协调，从而利于自身的存活。这样的现象我们称之为适应。机体的适应能力是有限度的，当环境因素的变化超过了细胞和组织的适应能力时，则会导致损伤。损伤严重时，细胞、组织会发生死亡、缺失，之后局部组织会进行增生修复。本章我们分三节分别介绍细胞和组织的适应、损伤及损伤的修复。

第一节　细胞和组织的适应

　　细胞和组织的适应现象多种多样，根据其形态变化的不同，我们对其进行分类，本节主要介绍4种类型：萎缩、肥大、增生和化生。

一、萎缩

（一）概念

　　萎缩是指发育正常的细胞、组织、器官体积缩小的现象。那些由于病因的影响，导致组织、器官发育不良、发育障碍的现象不属于萎缩。

（二）类型

萎缩有生理性的，也有病理性的。生理性萎缩，是机体内某些器官随着年龄增长而逐渐萎缩的现象。如我们进入青春期后，胸腺便开始逐渐萎缩。再如女性进入更年期后，卵巢、子宫会发生萎缩等等。病理性萎缩是由于病因的影响，使得细胞和组织发生适应性的代谢缓慢，从而导致体积逐渐缩小的现象。根据原因的不同可分为以下类型：

1. 营养不良性萎缩

长期营养不良可导致细胞组织或器官萎缩。营养不良有全身性的，也有局部的。全身性营养不良，可由长期食物摄入不足引起，如非洲难民；也可由患有慢性消耗性疾病导致，如恶性肿瘤、结核病等。局部营养不良，主要见于局部组织的血管病变导致组织供血不足，如局部脑动脉粥样硬化，可导致供血区脑组织萎缩（如图 1-1）。

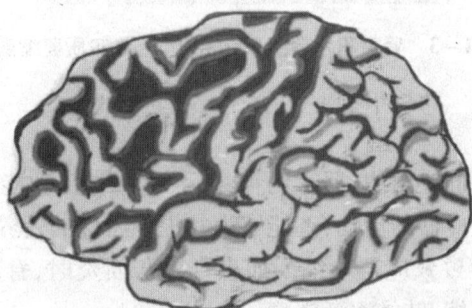

图 1-1　脑动脉粥样硬化导致局部脑萎缩

2. 失用性萎缩

细胞、组织、器官，如果长期功能活动减弱，那么也会萎缩，如骨折以后被长期固定的肢体，会逐渐发生萎缩（如图 1-2）。

图 1-2　骨折后长期固定的肢体可发生失用性萎缩

3. 压迫性萎缩

细胞、组织如果长期受到挤压，也会发生萎缩。如我们手上戴了戒指，时间久了，局部组织就会萎缩。脑瘤在长期生长的过程中压迫周围脑组织，可引起局部脑萎缩。再如，尿路梗阻导致肾盂积水，肾实质受压萎缩（如图 1-3）。

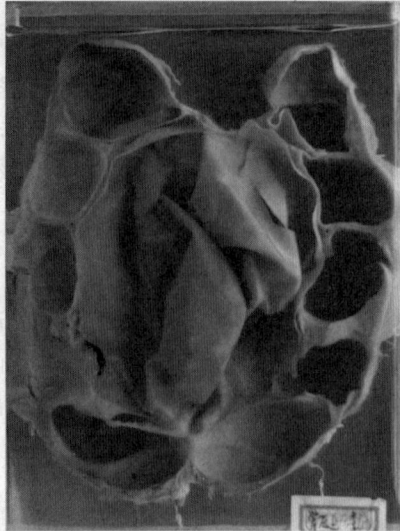

图1-3 肾盂积水肾盂肾盏腔扩大,肾实质萎缩变薄

4. 去神经性萎缩

去神经性萎缩是由于支配细胞、组织、器官的神经元发生病变,功能缺失而导致的效应器萎缩。研究表明,神经元除了能够支配效应器的活动,还能够为其提供特殊的营养物质。所以神经元的损伤可以通过失用、营养不足等途径而导致效应器萎缩。如患脊髓灰质炎时,脊髓灰质前角运动神经元受到损伤,导致其支配的骨骼肌逐渐萎缩,肢体逐渐消瘦。

5. 内分泌性萎缩

我们机体的内分泌细胞、组织、器官能够产生特定的激素,来调节机体的代谢活动及生长发育。如果激素分泌量长期不足,会导致靶细胞、靶器官萎缩。如垂体病变导致功能低下时,其分泌的促甲状腺激素和促肾上腺激素等激素含量减少,会导致甲状腺、肾上腺等靶器官萎缩。

(三)病理变化

肉眼观察:萎缩的器官基本保持原有形状,但体积缩小,重量减轻,质地变韧。

镜下观察:细胞体积缩小,并常伴有数量的减少(这是由于长期逐渐萎缩导致了细胞消失)。如图1-4。

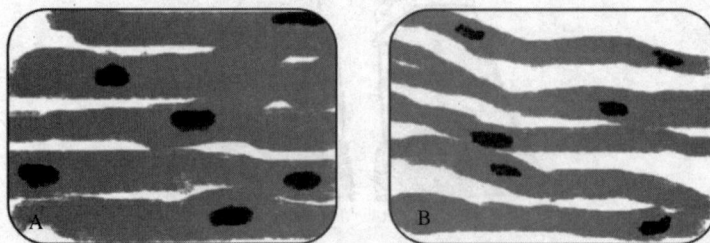

图1-4 正常心肌与萎缩心肌模式图
图A为正常心肌,图B为萎缩的心肌

(四)对机体的影响及结局

萎缩的细胞、组织和器官代谢活动减弱,功能降低。时间久了萎缩的细胞会消失,但早期如能及时

去除病因,那么萎缩可以恢复正常。

👁 思考题

　　张阿姨今年75岁了,自从退休之后,便一直在家忙于家务。张阿姨性格比较内向,不善言辞,与人交往不多。20年前她曾被诊断患有冠心病、脑动脉硬化,近几年来出现了明显的记忆力和思维能力减退,医生说她患有中度脑萎缩。试分析张阿姨患有脑萎缩的可能原因有什么?

二、肥大

(一)概念

肥大是指身体内的细胞、组织和器官体积增大的现象。

(二)类型

肥大包括生理性肥大和病理性肥大。

生理性肥大,比如运动员骨骼肌的增粗肥大,还有女性妊娠时子宫的肥大,哺乳期乳腺的肥大,等等,都属于正常生理现象。

病理性肥大,是指在疾病状态下细胞、组织、器官发生的肥大。原因主要有两种:①病变导致细胞、组织、器官的工作负担加重。为了适应这样的变化,细胞、组织、器官的代谢活动增强,物质的合成,能量的生成增多,以便具有更强的功能。久之,引起形态改变,发生肥大现象,这样的肥大我们称之为"病理性代偿性肥大"。如缓进型高血压,患者全身多器官的细动脉、小动脉血管壁发生病变,管壁增厚、管腔狭窄。病变的血管是体循环动脉,里面流动的血液是左心室泵入的。细、小动脉管腔变窄,使血液流动的阻力增加,左心室泵血就面临着更大的阻碍。久之,左心室会发生心肌肥大,心肌细胞增粗,心室壁增厚,乳头肌增粗,左心室体积增大。此时的心肌具有更强的收缩力,从而克服升高的循环阻力,维持泵血。②病理性肥大还可以由长期激素水平升高引起,称为"病理性内分泌性肥大"。如甲状腺,其内部含有许多滤泡,滤泡表层上皮细胞能够合成并分泌甲状腺激素,研究表明此激素能促进甲状腺滤泡上皮细胞的生长。当机体发生甲亢时,甲状腺激素的分泌量会增加,可引起滤泡上皮细胞肥大,导致甲状腺肥大。

(三)病理变化

　　肉眼观察,肥大的组织器官体积增大(如图1-5)。显微镜下观察,肥大的细胞体积增大,并常伴有细胞数量增多。

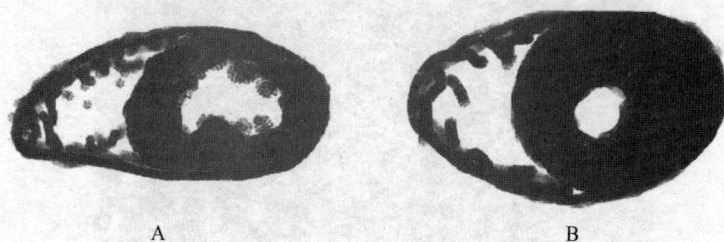

A　　　　　　　　　　　　　　B

图 1-5　正常心与高血压心模式图

图 A 为正常心,图 B 为高血压心。图 B 中左心室体积增大,心室壁增厚,心室腔缩小

（四）影响与结局

肥大的细胞、组织和器官,代谢活动和功能活动会增强;但是过于肥大时会由于单位体积的组织供血不充分等原因,导致代谢和功能减弱。

👁 思考题

缓进型高血压患者,左心室肥大的原因和对机体的影响是什么?

三、增生

（一）概念

增生是指器官、组织内实质细胞的数量增多。

（二）类型及原因

与肥大相似,增生也包括生理性的和病理性的两类。

生理性增生,比如月经周期中的子宫内膜增生。再如久居高原者,为适应乏氧环境而发生的红细胞增生。

病理性增生,包括内分泌性和代偿性两种。内分泌性增生是指由于激素水平较高引起的靶细胞增生。如女性雌激素水平较高时,引起子宫内膜过度增生。男性雄激素水平较高时,可引起前列腺中腺体和间质的增生,导致前列腺肥大。病理性增生还见于组织受损伤缺失的时候,周围存活的细胞分裂增生,从而进行组织修复。再如,组织发生慢性炎症时,由于炎性因子的刺激,局部的上皮细胞、吞噬细胞及肉芽组织也容易发生增生。后两者在病理学中常被称为"代偿性增生"。

（三）病理变化

镜下观察,增生的细胞形态基本正常或稍增大,细胞数量增多。肉眼观察,组织器官弥漫性增大或局部形成增生性结节或息肉等结构(如图1-6)。

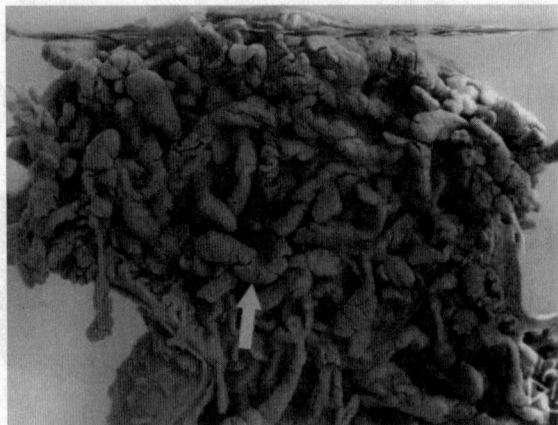

图1-6 炎性息肉
图中肠黏膜表面可见大量息肉状肿物突向肠腔,如箭头所示

（四）影响与结局

增生对机体有有利的一面,如组织缺失后,邻近细胞发生的增生有修复组织的作用;炎症时吞噬细胞的增生能够增强局部组织的防御能力。另外,增生对机体也有不利的影响,如前列腺增生可压迫尿道,导致排尿困难;鼻黏膜慢性炎症时,黏膜上皮、腺体、肉芽组织等增生过度,可形成向黏膜表面突起的息肉结构,导致鼻腔阻塞,影响呼吸功能;女性雌激素过多导致子宫内膜增生,可引起月经失调,经期流血过多。

当引起增生的原因去除后,增生通常会停止。有时由于病因的持续存在,增生现象反复发生或出现过度增生,则容易演变为肿瘤。

四、化生

（一）概念

有时由于疾病的长期损害,使局部组织中的某种分化成熟的细胞被另一种分化成熟的细胞所取代,这种现象称为化生。

（二）类型

化生的常见类型有:

1. 鳞状上皮化生

这种现象常见于长期吸烟的人。烟雾中的有害物质,能够损伤气管和支气管黏膜表面的上皮组织——假复层纤毛柱状上皮。起初上皮组织损伤缺失后,局部存活的原始细胞能够增生并分化,形成新的假复层纤毛柱状上皮。但如果长期反复地损伤,局部增生的原始细胞会改变分化方向,而形成鳞状上皮,覆盖于气管或支气管壁的腔面,这种现象称为鳞状上皮化生,简称鳞状化生。鳞状化生现象还可见于慢性宫颈炎,患者子宫颈管表面的柱状上皮在反复受损之后,亦可化生为鳞状上皮。

2. 柱状上皮化生

柱状上皮化生主要见于慢性萎缩性胃炎,由于慢性炎性刺激胃黏膜表面单层柱状上皮(不含杯状细胞和潘氏细胞)反复损伤,之后原始细胞增生修复时,可分化为含有杯状细胞、潘氏细胞的小肠或大肠黏膜上皮。这是一种柱状上皮化生现象。另外,这种化生还可见于慢性反流性食管炎。患者因经常发生胃液反流,使食管下段的黏膜上皮反复受损,局部的黏膜上皮——鳞状上皮即化生为胃黏膜或肠黏膜的单层柱状上皮。柱状上皮内的柱状细胞和杯状细胞能分泌黏液,黏液中含有碱性碳酸氢根,能够有效地抵御胃酸的侵袭。

（三）影响

化生形成的新类型组织,对局部有害因素的抵御能力比原类型组织有所增强,但也会使原类型组织的某些功能优势减弱,而且如果引起化生的因素持续存在,还可导致细胞恶变。如支气管黏膜上皮的鳞状化生,鳞状上皮没有假复层纤毛柱状上皮的分泌黏液黏附有害物质的能力,也没有纤毛结构,不能自动排送异物,所以使呼吸道的自净能力降低,并且时间久了,容易发生癌变。

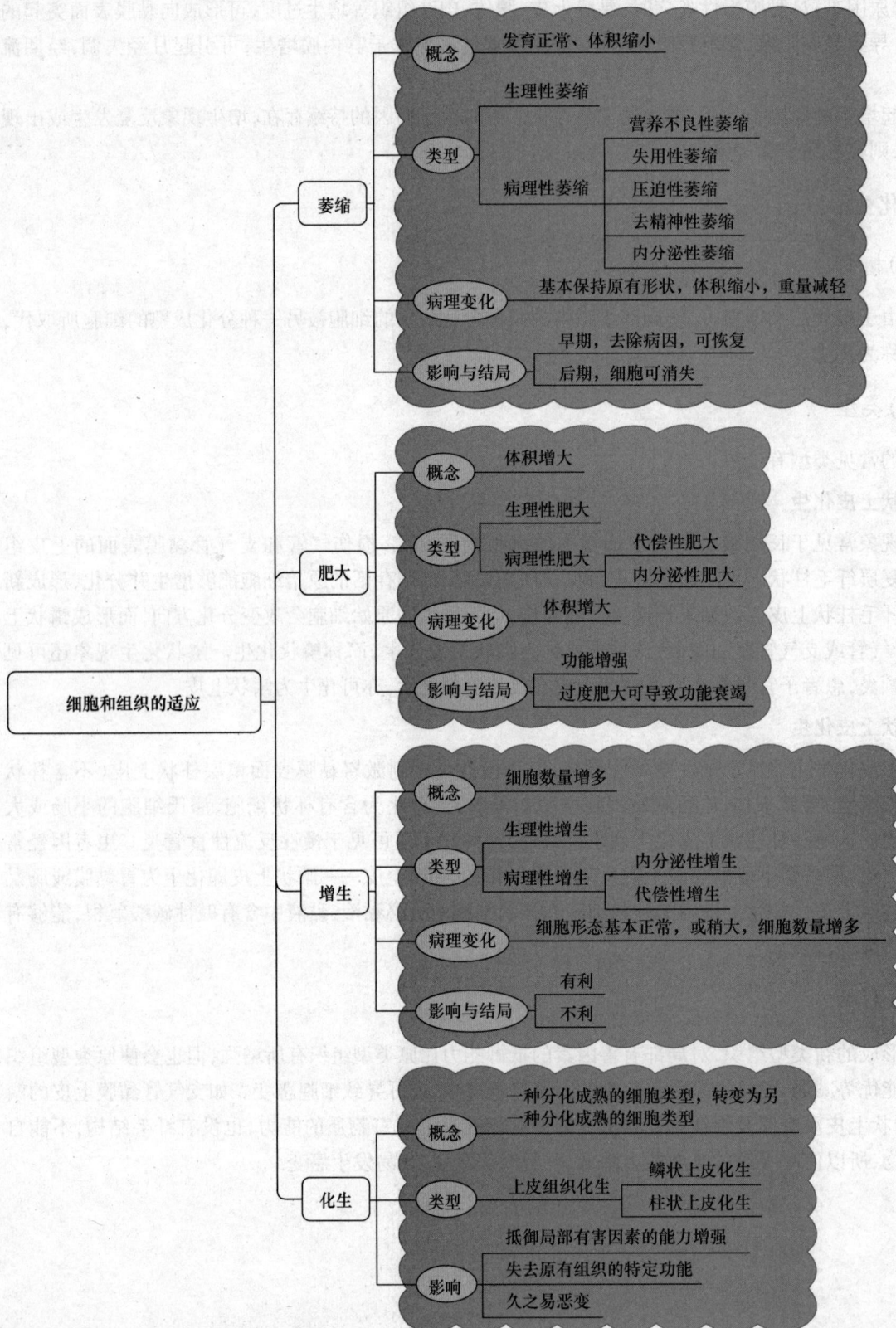

小　结

```
细胞和组织的适应
├─ 萎缩
│   ├─ 概念 ── 发育正常、体积缩小
│   ├─ 类型
│   │   ├─ 生理性萎缩
│   │   └─ 病理性萎缩
│   │       ├─ 营养不良性萎缩
│   │       ├─ 失用性萎缩
│   │       ├─ 压迫性萎缩
│   │       ├─ 去精神性萎缩
│   │       └─ 内分泌性萎缩
│   ├─ 病理变化 ── 基本保持原有形状，体积缩小，重量减轻
│   └─ 影响与结局
│       ├─ 早期，去除病因，可恢复
│       └─ 后期，细胞可消失
├─ 肥大
│   ├─ 概念 ── 体积增大
│   ├─ 类型
│   │   ├─ 生理性肥大
│   │   └─ 病理性肥大
│   │       ├─ 代偿性肥大
│   │       └─ 内分泌性肥大
│   ├─ 病理变化 ── 体积增大
│   └─ 影响与结局
│       ├─ 功能增强
│       └─ 过度肥大可导致功能衰竭
├─ 增生
│   ├─ 概念 ── 细胞数量增多
│   ├─ 类型
│   │   ├─ 生理性增生
│   │   └─ 病理性增生
│   │       ├─ 内分泌性增生
│   │       └─ 代偿性增生
│   ├─ 病理变化 ── 细胞形态基本正常，或稍大，细胞数量增多
│   └─ 影响与结局
│       ├─ 有利
│       └─ 不利
└─ 化生
    ├─ 概念 ── 一种分化成熟的细胞类型，转变为另一种分化成熟的细胞类型
    ├─ 类型
    │   └─ 上皮组织化生
    │       ├─ 鳞状上皮化生
    │       └─ 柱状上皮化生
    └─ 影响
        ├─ 抵御局部有害因素的能力增强
        ├─ 失去原有组织的特定功能
        └─ 久之易恶变
```

达标自测

一、名词解释

1. 萎缩　　2. 肥大　　3. 增生　　4. 化生

二、填空

病理性萎缩的类型有(　　　　)(　　　　)(　　　　)(　　　　)和(　　　　)。

三、选择题

1. 下列不属于细胞、组织的适应性变化的是:(　　　)
A. 萎缩　　　　　　B. 肥大　　　　　　C. 水肿　　　　　　D. 增生　　　　　　E. 化生

2. 下列属于营养不良性萎缩的是:(　　　)
A. 脑动脉供血不足,脑组织萎缩　　　　　B. 骨折后,长期固定的肢体发生萎缩
C. 先天性因素所致刚出生的婴儿肢体异常短小
D. 垂体损伤所致甲状腺萎缩　　　　　　E. 脊髓灰质炎所致肢体消瘦

3. 关于萎缩,下列说法错误的是:(　　　)
A. 萎缩的组织、细胞,体积缩小　　　　　B. 萎缩的组织内细胞数量减少
C. 萎缩的器官、细胞,形状常无显著变化　　D. 萎缩的细胞、器官,功能减弱
E. 萎缩是不可逆的病变

4. 萎缩的原因不包括:(　　　)
A. 长期营养不良　　B. 长期压迫　　　C. 失用
D. 神经缺失　　　　　　　　　　　　　E. 甲状腺激素分泌增多

5. 高血压可引起左心室心肌细胞发生下列何种变化:(　　　)
A. 萎缩　　　　　　B. 肥大　　　　　　C. 增生　　　　　D. 化生　　　　　E. 分化

6. 关于肥大,下列说法错误的是:(　　　)
A. 肥大的器官、细胞体积增大　　　　　B. 肥大的组织内,常伴有细胞数量增多
C. 肥大时,器官功能一定增强　　　　　D. 器官功能负担加重时,可发生代偿性肥大
E. 激素水平升高时,可导致靶器官肥大

7. 关于增生,下列说法错误的是:(　　　)
A. 是指器官、组织内实质细胞数量增多　　B. 激素水平升高时,可导致靶细胞增生
C. 组织损伤缺失可引起细胞代偿性增生　　D. 增生对机体有利而无害
E. 原因消除后,增生便停止

8. 关于化生,下列说法错误的是:(　　　)
A. 是一种组织演变为另一种组织的过程　　B. 可增强局部的抗损伤能力
C. 易发生癌变　　　　　　　　　　　　D. 发生于同类组织之间
E. 上皮组织的化生,最常见的是鳞状化生

9. 下列哪项属于失用性萎缩:(　　　)
A. 肿瘤的压迫导致组织萎缩　　　　　　B. 垂体病变引起肾上腺萎缩
C. 骨折后肢体长期固定导致肌肉萎缩　　D. 恶性肿瘤晚期患者全身消瘦

E. 神经损伤后导致肌肉萎缩

10. 慢性萎缩性胃炎时,胃黏膜上皮可化生为:(　　　)

A. 假复层纤毛柱状上皮　　　　　　　　　B. 肠上皮

C. 鳞状上皮　　　　　　　　　　　　　　D. 立方上皮　　　　　　　　　　E. 骨

11. 长期吸烟的人,支气管黏膜上皮最易发生的适应性改变是:(　　　)

A. 萎缩　　　　　B. 肥大　　　　　C. 增生　　　　　D. 化生　　　　　E. 变性

参 考 答 案

一、名词解释

1. 萎缩:是指发育正常的细胞、组织、器官体积缩小的现象。

2. 肥大:是指身体内的细胞、组织和器官体积增大的现象。

3. 增生:是指器官、组织内实质细胞的数量增多。

4. 化生:是指局部组织中的某种分化成熟的细胞被另一种分化成熟的细胞所取代的现象。

二、填空

营养不良性萎缩,压迫性萎缩,失用性萎缩,去神经性萎缩,内分泌性萎缩

三、选择题

1. C　2. A　3. E　4. E　5. B　6. C　7. D　8. A　9. C　10. B　11. D

相关基础知识

一、胸腺

胸腺属于淋巴器官,位于胸骨柄的后方(如图 1-7)。分为左右两叶,呈不规则扁条状。青春期胸腺发育至高峰,随后逐渐萎缩,最终被结缔组织取代。

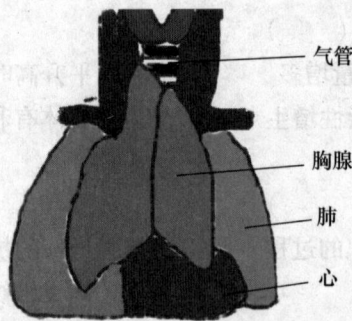

图 1-7　幼儿胸腺模式图

二、垂体

垂体位于颅底蝶骨体的垂体窝内。灰红色,重 0.6~0.7 g。垂体是人体组织的重要内分泌器官,通过分泌多种激素调节机体其他内分泌腺或内分泌细胞团的代谢与功能,其本身的功能活动又受下丘脑的调节。

垂体由腺垂体和神经垂体两部分构成。腺垂体可分泌多种激素,包括:①生长激素;②催乳激素,促进乳腺发育和乳汁分泌;③促甲状腺激素,促进甲状腺滤泡上皮细胞合成分泌甲状腺激素;④促肾上腺皮质激素,促进肾上腺皮质束状带分泌糖皮质激素;⑤尿促卵泡素,促进女性卵泡发育,促进男性精子的发生;⑥黄体生成素,促进女性排卵和黄体形成;促进男性睾丸间质分泌雄激素;⑦黑素细胞刺激素等。神经垂体主要分泌:①抗利尿激素,促进远曲小管、集合管重吸收水;②催产素,使妊娠子宫平滑肌收缩,促进乳腺分泌。

三、甲状腺

甲状腺位于颈上部,喉下方,质软,棕红色。光镜下可见甲状腺微细结构主要由甲状腺滤泡构成,其间含有少量结缔组织、丰富的毛细血管及滤泡旁细胞。甲状腺滤泡上皮细胞的主要功能是合成并分泌甲状腺激素。滤泡旁细胞的主要功能是分泌降钙素。

四、脊髓

脊髓的内部结构由灰质与白质两部分组成(如图 1-8),灰质前角由运动神经元构成,其轴突参与构成脊神经前根,管理骨骼肌的运动,调节肌张力。

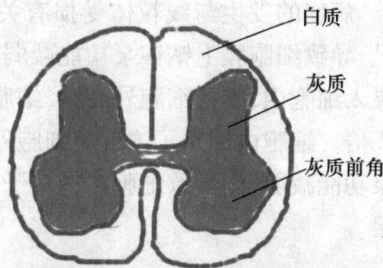

白质
灰质
灰质前角

图 1-8 脊髓结构模式图

五、前列腺

男性尿道从前列腺中穿过(如图 1-9),因而当前列腺增生时可压迫尿道,导致排尿困难。

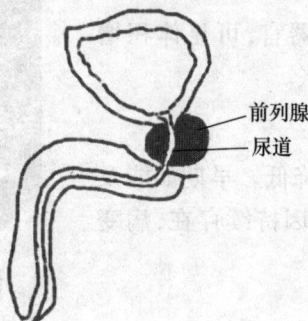

前列腺
尿道

图 1-9 前列腺与尿道位置关系模式图

第二节　细胞和组织的损伤

当机体内细胞组织受到的刺激超出其适应能力范围时,细胞组织会发生损伤。轻度的损伤,组织发生代谢与功能的紊乱,以及形态结构的病变,但这样的损伤是可逆的,当病因被去除后,细胞组织可以恢复正常,这样的损伤我们称之为变性。但如果损伤严重了,使细胞核受到重创,那么细胞的代谢与功能会停止,结构也会逐渐破坏消亡,这样的严重损伤是不可逆的,我们称之为细胞死亡。

我们首先来学习变性。

一、变性

变性的组织,由于代谢紊乱,组织内会出现异常物质或原有正常物质积聚增多,可导致细胞组织的形态结构发生变化。根据其物质代谢及形态结构变化的不同,我们将变性进行分类。本节我们将来学习三种常见的变性。

(一)细胞水肿

1.概念

细胞水肿是指受损伤的细胞内部发生了钠离子和水分的过多积聚,从而引起细胞体积增大并常伴随功能下降的病理现象。

2.原因与发生机制

常见原因有感染、缺氧、高温等。病变的发生与线粒体受损有关。线粒体是细胞能量合成的场所。线粒体受损,使细胞内能量生成不足,导致细胞膜上钠钾泵功能减弱。钠钾泵的作用是将细胞内钠离子泵入细胞外,同时将细胞外钾离子泵入细胞内,维持细胞外高钠,细胞内高钾的环境。正常时,细胞外钠离子浓度是细胞内钠离子浓度的 12 倍。细胞内钾离子浓度是细胞外钾离子浓度的 30 倍。钠钾泵的功能活动要消耗能量。能量不足时,泵功能减弱,则导致细胞内钠离子积聚增多。而水分子常与钠离子相伴行,因而细胞内发生钠与水的积聚。

3.病理变化

光学显微镜下观察病变的细胞,可见病变早期,细胞质中呈现红染的颗粒状物质,此为因钠水积聚而体积胀大的细胞器。随病变进展,细胞体积明显增大,胞质疏松淡染。严重时,细胞体积进一步增大,胞核肿大,胞质几乎透明,称为"气球样变"(如图 1 - 10)。

肉眼观察发生细胞水肿的组织器官,可见体积增大,重量增加,颜色变淡,表面包膜紧张。

4.影响与结局

细胞水肿变性时,细胞功能往往降低。早期如能及时祛除病因,病变可恢复正常。若病因持续存在,病变逐渐加重,可导致细胞坏死。

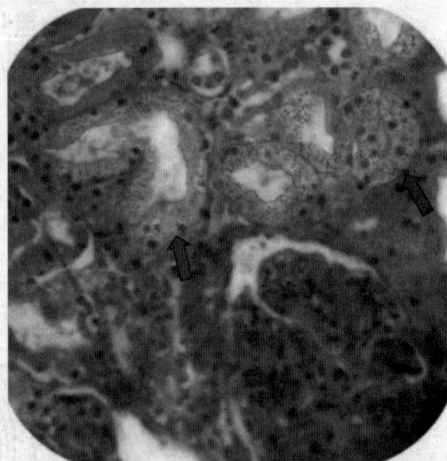

图 1 - 10　肾近曲小管上皮细胞水肿
图中箭头所示为肾近曲小管上皮细胞水肿,
细胞质可见红染的颗粒状物质

（二）脂肪变性

1. 概念

脂肪变性是指非脂肪细胞的胞质中出现甘油三酯蓄积的现象。

多见于肝细胞、心肌细胞等，肝细胞的脂肪变性最为常见。我们以肝细胞为例来学习脂肪变性的原因、机制与病理变化。

2. 原因与机制

肝细胞是我们机体内脂肪代谢最旺盛的器官。肝细胞能够从血液中摄取脂肪酸，使其与甘油结合生成甘油三酯。然后甘油三酯可以与载脂蛋白、磷脂、胆固醇等成分结合生成脂蛋白，分泌出来进入血液，被运至肝外组织，供机体利用。所以正常情况下肝细胞里没有甘油三酯的蓄积。但有些病因可以导致甘油三酯的合成量增加，或者载脂蛋白等物质生成量减少，结果甘油三酯在参与脂蛋白合成之后还会有剩余，便在肝细胞内逐渐积聚增多，导致脂肪变性。

常见的原因如酒精中毒，它可以加快脂肪酸与甘油化合的速度，促进肝脂肪变性的发生。再比如缺氧，使载脂蛋白生成减少，脂蛋白合成减少，甘油三酯蓄积。

3. 病理变化

光镜下观察，HE 染色的切片，可见脂肪变性的肝细胞体积增大，胞质内出现大小不等的空泡，空泡较大时，可见胞核被推挤至细胞的一侧。空泡为甘油三酯蓄积处，由于制片染色过程中需在酒精等脂溶性试剂中浸泡，使蓄积的脂肪溶于试剂中而流失（如图 1-11）。

肉眼观察，可见肝脏体积增大，包膜紧张，颜色淡黄，切面手感油腻。质地变软，边缘圆钝。如图 1-12。

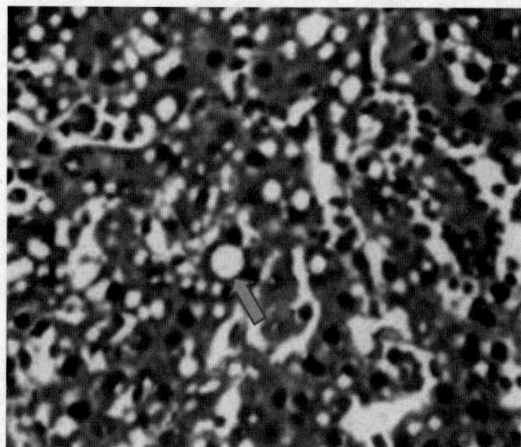

图 1-11　肝细胞脂肪变性
图中箭头所示为肝细胞内脂滴空泡

图 1-12　肝脂肪变性（固定标本）

4. 影响与结局

轻度肝脂肪变性，对肝功能没有明显的影响。严重脂肪变性可导致肝功能下降。如果病因及时去除，病变的细胞可恢复正常；否则细胞的损伤逐渐加重，可导致细胞坏死。

（三）玻璃样变性

1. 概念

玻璃样变性是指细胞内或细胞间质中出现半透明状蛋白质蓄积的病理现象。

2. 类型

根据发生部位的不同,可分为三种类型:

(1)细小动脉壁玻璃样变性。常见于缓进型高血压或糖尿病人的肾、脾、脑等器官的细小动脉壁。与血管内皮损伤,血浆蛋白渗入血管壁沉积,及基底膜代谢物沉积有关。病变导致血管壁增厚,血管腔变窄,管壁弹性下降,硬度增加,脆性增强。使组织供血不足,且血管壁易发生破裂出血。见图1-13。

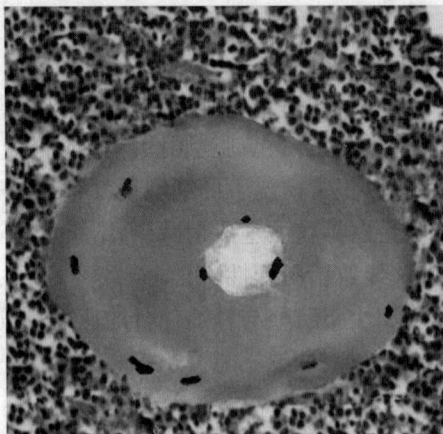

图1-13 脾中央动脉玻璃样变性模式图
血管壁中大量红染均质的玻璃样物质积聚,管壁增厚,管腔变小

(2)纤维结缔组织玻璃样变性。见于新生的结缔组织,是纤维组织老化的表现。其特点为胶原蛋白交联、变性、融合。胶原纤维增宽粘连,呈半透明状,如毛玻璃样。见图1-14。可见于瘢痕组织、动脉粥样硬化的粥样斑块等。玻璃样变性后,纤维组织易收缩。

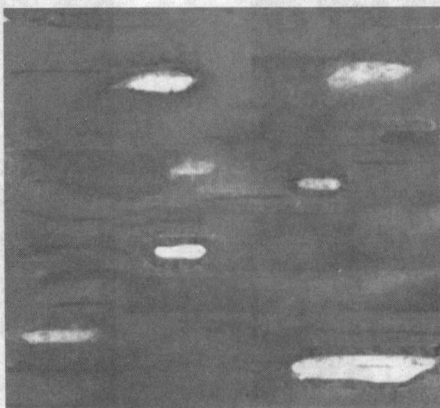

图1-14 结缔组织玻璃样变性模式图
胶原纤维增宽粘连,均质红染,半透明状

(3)细胞内玻璃样变性。是细胞质内发生了蛋白质蓄积。如尿蛋白阳性的患者,肾小管上皮细胞吞饮尿中蛋白质,积聚在细胞内形成玻璃样小滴。

二、细胞死亡

细胞死亡根据发生机理与形态变化特点的不同,可分为两种类型:坏死和凋亡。坏死是细胞的"被动性死亡",死亡细胞的结构破坏,细胞内容物逸出,可刺激周围组织发生炎症反应。凋亡是"主动"的死亡过程,是在病因的影响下,细胞内预存的死亡程序被活化而发生的细胞自我清除过程。整个过程中细胞膜保持完整,细胞内物质不外溢,细胞膜包裹内容物逐渐缩小,最终被邻近细胞吞噬清除。坏死是细胞死亡的主要形式,我们主要来学习坏死。坏死可以由损害因素直接引起,也可以由变性发展而来。细胞组织坏死时,代谢停止,功能丧失,结构破坏,以至于溶解。

(一)坏死的基本病理变化

细胞坏死所引起的血液生化学改变,能够较早测知。但发生镜下可见的形态学改变,通常需要几小时之后才能见到。坏死时组织所发生的基本形态学变化主要包括:

1. 细胞的变化

(1)细胞核的变化。细胞核的变化是细胞坏死的主要形态学标志。主要有三种形式:

①核固缩。表现为细胞核体积缩小,嗜碱性染色加深。

②核碎裂。核物质崩解碎裂,分散于胞质中。

③核溶解。核物质被 DNA 酶和蛋白酶溶解,嗜碱性染色减弱以至消失。

(2)细胞质与细胞膜。死亡细胞可因 RNA 的减少或蛋白变性,使胞质碱性增强,HE 染色时可呈较强的嗜酸性染色,并可因为结构的分解而呈散在颗粒状。细胞膜与细胞器的膜可发生破裂、崩解,以至溶解。细胞内容物逸出,引起周围组织发生炎症反应。

2. 间质的变化

由于耐受性较强,间质的损伤相对出现得较晚。细胞坏死后,由于各种酶的释放,使间质中的基质成分崩解,胶原纤维肿胀、崩解,以至液化。最终坏死的细胞与间质成分可形成一片无结构的颗粒状物质。

坏死的组织早期不易被肉眼识别,但较大的坏死组织具有以下特征供我们进行鉴别:①颜色苍白,外观浑浊;②失去原有弹性,提起或按压后不易回复;③失去正常的感觉和运动功能;④触摸时或觉温度降低;⑤触摸不到血管搏动,切开组织不见新鲜血液流出。早期的死亡组织,临床上称之为"失活组织",需要及时切除,以免感染,并可促进组织的修复。

(二)坏死的类型

组织坏死时,由于病因的不同,坏死组织特性的不同等原因,使坏死组织呈现出不同的形态学特征,我们据此将坏死组织进行分类,主要有以下类型:

1. 凝固性坏死

凝固性坏死是组织坏死后形成凝固状物质的现象。发生坏死时,蛋白质变性凝固,其间还可能有细胞内溶酶体酶变性的现象发生,使细胞结构的分解溶解过程受到阻碍,从而使坏死组织呈凝固状态。凝固性坏死多见于心、脾、肾等器官,多由于缺血、细菌毒素损伤、化学腐蚀剂损害等因素引起。

肉眼观察坏死组织呈灰白色或灰黄色,质地较硬,与周围存活组织分界清晰,周围有暗红色边缘,为邻近组织受到刺激,发生炎性充血出血所致。如图 1 - 15。

光镜下观察,可见坏死区内细胞的结构消失,但细胞外形和组织基本轮廓能维持数日。

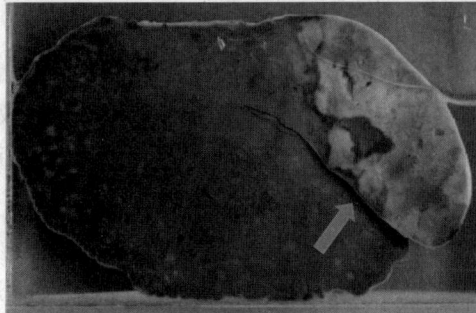

图 1 - 15　脾凝固性坏死(固定标本)

图中箭头所示为脾凝固性坏死。坏死组织呈灰白色或灰黄色,质地较硬,与周围存活组织分界清晰,周围有充血出血带

2. 液化性坏死

组织坏死后,很快被溶解液化,称为液化性坏死。主要与以下因素有关:组织内蛋白质含量较少,水分和脂类较多,如脑和脂肪组织;坏死组织内有大量溶解酶释放,促进坏死物溶解液化;如化脓菌感染时,血管内中性粒细胞大量渗出,在其吞噬杀伤细菌的过程中,自身也受到损害,细胞内大量溶解酶释放出来,促进局部坏死组织溶解液化。

3. 干酪样坏死

干酪样坏死是一种特殊的凝固性坏死,主要见于结核病。坏死组织肉眼观察呈淡黄色,质地松软细腻,形似干酪。结核病灶中,坏死物内混有大量结核杆菌,含有较多的脂类物质,因而使坏死物呈上述外观。

4. 坏疽

坏疽指较大范围组织坏死后进而继发了腐败菌或感染,而呈现的特殊形态。能够发生坏疽的组织,位于我们的肢体或是与外界相通的内脏,能够有机会感染到来自体外的腐败菌。腐败菌能够分解坏死组织,产生硫化氢等臭味物质,后者与血红蛋白中二价铁离子相结合,产生硫化亚铁,使坏死组织变为黑色或暗绿色。坏疽根据形态的不同可分为以下三种类型:

(1)干性坏疽。坏疽的组织干燥、皱缩、颜色棕黑或黑色,与周围存活组织有明显的分界。干性坏疽多发生于四肢,组织的坏死多由动脉阻塞引起。动脉阻塞而静脉畅通。动脉阻塞可引起动脉痉挛,导致供血区组织严重缺血而发生坏死。坏死后,组织内水分不断蒸发,因而干燥皱缩,如图1-16。

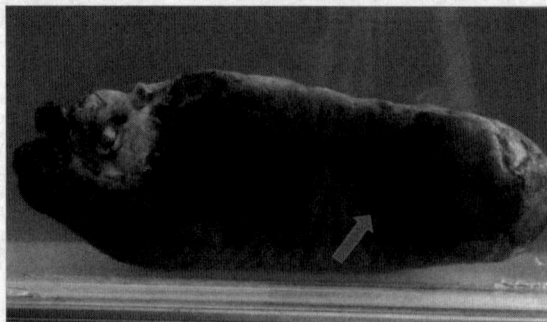

图1-16 足干性坏疽
图中箭头所示为足干性坏疽。坏疽的组织干燥、皱缩、颜色呈棕黑色或黑色,与周围组织有明显的分界

(2)湿性坏疽。坏疽的组织湿润、肿胀、恶臭,呈乌黑色或暗绿色,与周围存活组织分界不清。多发生于肺、肠。组织坏死之前先有淤血、水肿,而后发生动脉阻塞,组织坏死后淤积的血液逸出,因而坏死物湿润肿胀,颜色暗红。湿润的环境利于腐败菌繁殖,因而坏死物气味、颜色的变化更加浓重,腐败菌产生大量毒素易被组织吸收,可导致全身中毒,威胁生命,所以湿性坏疽的组织需要及时手术切除。如图1-17。

(3)气性坏疽。好发于肌肉组织,局部形成较深的狭窄开放性创口,如战场上的刀伤、子弹穿透伤,由于感染了厌氧的产气荚膜杆菌等引起。组织呈凝固性坏死,部分呈液化性坏死,并分解产生大量气体,使病变区组织肿胀,内部呈蜂窝状,暗棕色,气味奇臭,坏死组织分解产物及细菌毒素被机体大量吸收,可导致全身中毒而死亡。

5. 纤维素样坏死

多见于纤维结缔组织或血管壁。病变处组织结构消失,可见小条或小块状物质积聚,HE染色呈嗜酸性,引起形态及染色性质与纤维素(即纤维蛋白)相似,因而称之为纤维素样坏死。纤维素样坏死的

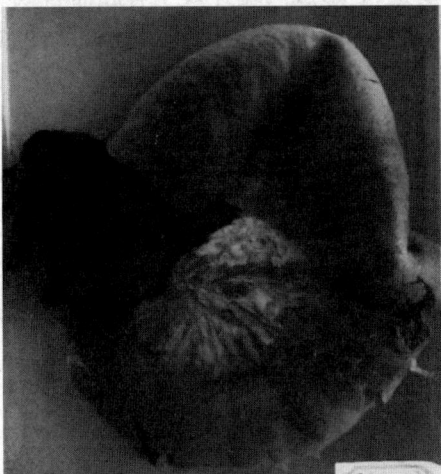

图 1-17　小肠湿性坏疽
坏疽的组织湿润、肿胀、呈乌黑色、恶臭

形成,可能是抗原抗体复合物在局部沉积;或胶原纤维损伤,肿胀崩解导致;也可为血浆纤维蛋白原渗出,转变为纤维素所致。如图 1-18。

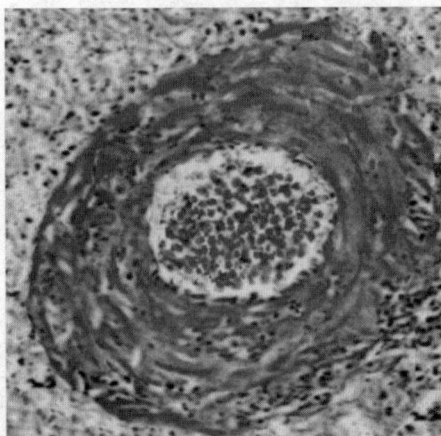

图 1-18　血管壁纤维素样坏死(HE 染色)
血管壁正常结构消失,可见大量小条或小块状嗜酸性染色物质积聚

(三)坏死的结局

1. 溶解吸收

组织坏死后细胞结构崩解,细胞内溶酶体中溶解酶释出;细胞崩解时逸出的细胞内容物可刺激周围组织发生炎症反应,引起中性粒细胞渗出,吞噬清除异物,同时释放出大量溶解酶。在溶解酶的作用下,坏死组织逐渐溶解液化,可被邻近的毛细血管、毛细淋巴管吸收;较小的碎片状坏死物,可被吞噬细胞吞噬清除。

2. 分离排出

坏死组织范围较大时,不易被完全溶解吸收,其与周围组织邻近的部分先被溶解液化,使坏死组织与周围组织相分离。位于皮肤黏膜或邻近自然管道的坏死组织,与周围组织分离后可脱落排出。皮肤黏膜的大块坏死组织分离排出后,局部形成的浅表缺损称为糜烂,较深的缺损称为溃疡,若形成一端开口于皮肤或黏膜的较深盲管称为窦道,若形成两端开口于有腔器官或有腔器官与体表之间的病理性通道,则称为瘘管。肺或肾等器官内组织坏死后,与周围组织分离,通过支气管、输尿管等通道排除,局部残留的空腔称为空洞。

3. 机化、包裹与钙化

较大坏死组织位于机体内部无法分离排出时,周围存活组织会生出肉芽组织长入其中,处理坏死组织后取代之,并逐渐转变为瘢痕组织的过程,称为机化。新生的肉芽组织不仅能够处理机化坏死组织,还能机化血栓及其他异物,如果坏死组织因范围较大,不易被彻底机化时,新生的肉芽组织可将坏死组织的边缘部分机化并逐渐形成瘢痕组织,将内部的坏死物包围起来,此过程称为包裹。其内部的坏死组织出现的钙盐沉积现象称为钙化。

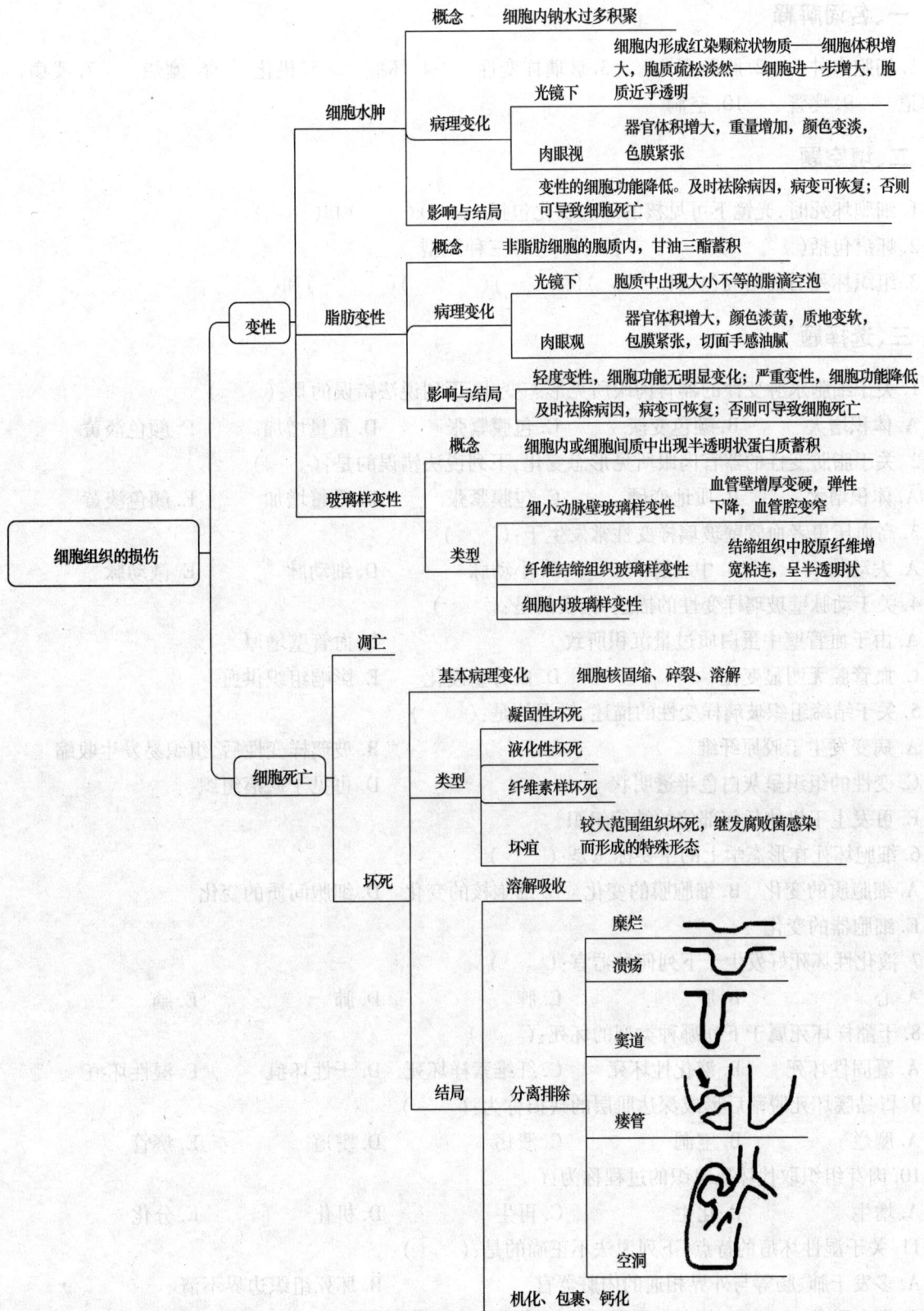

小　结

细胞组织的损伤
├─ 变性
│   ├─ 细胞水肿
│   │   ├─ 概念　细胞内钠水过多积聚
│   │   ├─ 病理变化
│   │   │   ├─ 光镜下　细胞内形成红染颗粒状物质——细胞体积增大，胞质疏松淡然——细胞进一步增大，胞质近乎透明
│   │   │   └─ 肉眼视　器官体积增大，重量增加，颜色变淡，色膜紧张
│   │   └─ 影响与结局　变性的细胞功能降低。及时祛除病因，病变可恢复；否则可导致细胞死亡
│   ├─ 脂肪变性
│   │   ├─ 概念　非脂肪细胞的胞质内，甘油三酯蓄积
│   │   ├─ 病理变化
│   │   │   ├─ 光镜下　胞质中出现大小不等的脂滴空泡
│   │   │   └─ 肉眼观　器官体积增大，颜色淡黄，质地变软，包膜紧张，切面手感油腻
│   │   └─ 影响与结局　轻度变性，细胞功能无明显变化；严重变性，细胞功能降低。及时祛除病因，病变可恢复；否则可导致细胞死亡
│   └─ 玻璃样变性
│   ├─ 概念　细胞内或细胞间质中出现半透明状蛋白质蓄积
│   └─ 类型
│   ├─ 细小动脉壁玻璃样变性　血管壁增厚变硬，弹性下降，血管腔变窄
│   ├─ 纤维结缔组织玻璃样变性　结缔组织中胶原纤维增宽粘连，呈半透明状
│   └─ 细胞内玻璃样变性
└─ 细胞死亡
    ├─ 凋亡
    └─ 坏死
        ├─ 基本病理变化　细胞核固缩、碎裂、溶解
        ├─ 类型
        │   ├─ 凝固性坏死
        │   ├─ 液化性坏死
        │   ├─ 纤维素样坏死
        │   └─ 坏疽　较大范围组织坏死，继发腐败菌感染而形成的特殊形态
        └─ 结局
            ├─ 溶解吸收
            ├─ 分离排除
            │   ├─ 糜烂
            │   ├─ 溃疡
            │   ├─ 窦道
            │   ├─ 瘘管
            │   └─ 空洞
            └─ 机化、包裹、钙化

达 标 自 测

一、名词解释

1. 细胞水肿　2. 脂肪变性　3. 玻璃样变性　4. 坏疽　5. 机化　6. 糜烂　7. 溃疡

8. 窦道　9. 瘘管　10. 空洞

二、填空题

1. 细胞坏死时,光镜下可见核的形态变化包括(　　)(　　)和(　　)。

2. 坏疽包括(　　)(　　)和(　　)三种类型。

3. 组织坏死后的结局包括(　　)(　　)(　　)(　　)和(　　)。

三、选择题

1. 关于细胞水肿变性的器官肉眼所见形态变化,下列说法错误的是:(　　)

A. 体积增大　　B. 颜色变淡　　C. 包膜紧张　　D. 重量增加　　E. 颜色淡黄

2. 关于脂肪变性的器官肉眼所见形态变化,下列说法错误的是:(　　)

A. 体积增大　　B. 质地变硬　　C. 包膜紧张　　D. 重量增加　　E. 颜色淡黄

3. 高血压患者血管壁玻璃样变性常发生于:(　　)

A. 大动脉　　B. 中动脉　　C. 小动脉　　D. 细动脉　　E. 微动脉

4. 关于动脉壁玻璃样变性的描述,错误的是:(　　)

A. 由于血管壁中蛋白质过量沉积所致　　　　B. 血管壁增厚

C. 血管腔无明显变化　　　　D. 血管壁硬化　　E. 影响组织供血

5. 关于结缔组织玻璃样变性的描述,错误的是:(　　)

A. 病变发生于胶原纤维　　　　B. 玻璃样变性后,组织易发生收缩

C. 变性的组织呈灰白色半透明状　　　　D. 可见于瘢痕组织

E. 可发生于机体任何部位的结缔组织

6. 细胞坏死在形态学上的主要标志是:(　　)

A. 细胞质的变化　　B. 细胞膜的变化　　C. 细胞核的变化　　D. 细胞间质的变化

E. 细胞器的变化

7. 液化性坏死好发生于下列何种器官:(　　)

A. 心　　B. 肝　　C. 脾　　D. 肺　　E. 脑

8. 干酪样坏死属于下列哪种类型的坏死:(　　)

A. 凝固性坏死　　B. 液化性坏死　　C. 纤维素样坏死　　D. 干性坏疽　　E. 湿性坏疽

9. 胃黏膜坏死脱落后形成深达肌层的缺损称为:(　　)

A. 糜烂　　B. 空洞　　C. 溃疡　　D. 窦道　　E. 瘘管

10. 肉芽组织取代坏死组织的过程称为:(　　)

A. 增生　　B. 化生　　C. 再生　　D. 机化　　E. 分化

11. 关于湿性坏疽的特点,下列说法不正确的是:(　　)

A. 多发于肺、肠等与外界相通的内脏器官　　　　B. 坏死组织边界不清

C. 常有恶臭　　D. 颜色污黑　　E. 全身中毒症状不明显

12. 下列关于凋亡的描述,正确的是:(　　)

A. 单个细胞的死亡,并可引发炎症反应　　　　　　　B. 单个细胞的"主动性"死亡

C. 大块组织的坏死　　　　　　　　　　　　　　　　D. 凋亡细胞的结构将崩解溶解

E. 细胞的凋亡是可逆的

13. 最常发生脂肪变性的器官是:(　　)

A. 肺　　　　　　B. 肝　　　　　　C. 肾　　　　　　D. 骨　　　　　　E. 脑

参 考 答 案

一、名词解释

1. 细胞水肿:是指受损伤的细胞内部发生了钠离子和水分的过多积聚,从而引起细胞体积增大并常伴随功能下降的病理现象。

2. 脂肪变性:是指非脂肪细胞的胞质中出现甘油三酯蓄积的现象。

3. 玻璃样变性:是指细胞内或细胞间质中出现半透明状蛋白质蓄积的病理现象。

4. 坏疽:指较大范围组织坏死后进而继发了腐败菌或感染,而呈现的特殊形态。

5. 机化:较大坏死组织位于机体内部无法分离排出时,周围存活组织会生出肉芽组织长入其中,处理坏死组织后取代之,并逐渐转变为瘢痕组织的过程,称为机化。

6. 糜烂:皮肤黏膜的大块坏死组织分离排出后,局部形成的浅表缺损称为糜烂。

7. 溃疡:皮肤黏膜的大块坏死组织分离排出后,局部形成较深的缺损称为溃疡。

8. 窦道:组织坏死分离排除后,局部形成一端开口于皮肤或黏膜的较深盲管称为窦道。

9. 瘘管:组织坏死分离排除后,若形成两端开口于有腔器官或有腔器官与体表之间的病理性通道,则称为瘘管。

10. 空洞:肺或肾等器官内组织坏死后,与周围组织分离,通过支气管输尿管等通道排除,局部残留的空腔称为空洞。

二、填空题

1. 核固缩,核碎裂,核溶解

2. 干性坏疽,湿性坏疽,气性坏疽

3. 溶解吸收,分离排除,机化,包裹,钙化

三、选择题

1. E　2. B　3. D　4. C　5. E　6. C　7. E　8. A　9. C　10. D　11. E　12. B　13. B

第三节　损伤的修复

当机体局部组织受到损伤而缺失之后,临近的健康组织会对局部进行修复。损伤的修复有两种基本方式:再生和纤维性修复。

再生是指组织的缺失由周围同种细胞增生进行修复的过程。再生能够恢复原有组织的结构与功能。再生包括生理性再生和病理性再生两种。生理性再生,如机体表皮与黏膜上皮的正常新旧更替,血

细胞的正常更新等。病理性再生是指组织发生病理性缺失后的再生修复过程。人体组织的再生能力强弱不同，再生能力较强的组织损伤较轻时，可通过完全再生来完成修复；再生能力弱，或没有再生能力，或尽管再生能力强，但组织损伤范围较大时，则需要进行纤维性修复。纤维性修复是指组织的缺损由新生的肉芽组织修补，并逐渐成熟为瘢痕组织的修复过程。

一、人体细胞根据再生能力分类

人体细胞可根据再生能力的强弱分为三类：

1. 不稳定细胞　不稳定细胞又称持续分裂细胞，这类细胞能够不断地进行增殖以代替因衰老而被清除的细胞，即具有持续的生理性再生的特性。此类细胞的再生能力最强，如皮肤表皮与黏膜上皮细胞、淋巴及造血细胞、间皮细胞等。

2. 永久性细胞　永久性细胞又称非分裂细胞，此类细胞没有再生能力，包括神经细胞、心肌细胞和骨骼肌细胞。如果受到破坏，则会永久性缺失。

3. 稳定细胞　稳定细胞又称静止细胞。此类细胞在没有受到损伤时不进行增殖，但当其受到损伤而缺失时，存活的同种细胞能够进行增殖以修补缺失。除上述两类细胞外，其余的细胞皆属此类。此类细胞再生能力强弱不同，如肝细胞再生能力较强，而平滑肌的再生能力较弱。

二、肉芽组织

肉芽组织是由新生的薄壁毛细血管和增生的成纤维细胞构成的幼稚结缔组织，其中伴有大量炎细胞的浸润。

肉芽组织中的毛细血管由病灶周围健康组织中的血管壁内皮细胞分裂增生而逐渐形成。血管壁通透性较高，引起血管内液体和白细胞的渗出。肉芽组织中的成纤维细胞源于病灶周围的间充质细胞或纤维细胞，新生的成纤维细胞继续分裂增生，成为肉芽组织的重要成分。

（一）肉芽组织的形态

肉眼观察，肉芽组织颜色鲜红，表面颗粒状，质地柔软湿润，触之易出血。

镜下观察，肉芽组织内含有丰富的新生毛细血管及内皮细胞增生形成的实性细胞索。毛细血管垂直于创面生长，并形成袢状弯曲的血管网，血管周围有丰富的成纤维细胞和炎细胞，炎细胞主要为巨噬细胞，还有数量不等的中性粒细胞和淋巴细胞。如图1-19。

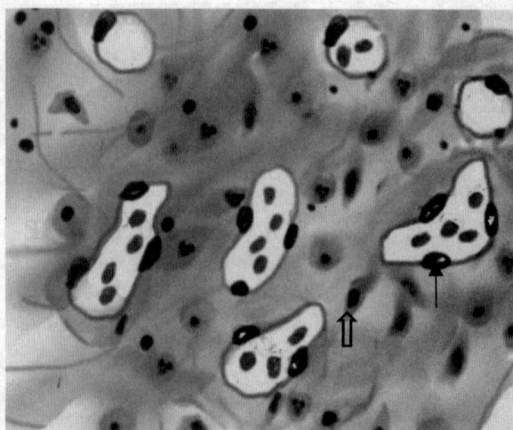

图1-19　肉芽组织结构模式图
箭头↑所示为新生毛细血管，箭头⇑所示为增生的成纤维细胞

（二）肉芽组织的作用与结局

1. 作用

（1）抗感染。肉芽组织中含有丰富的炎细胞，具有吞噬作用、免疫作用，能够杀伤病原体，清除杂质异物，对局部创面起到保护作用。

（2）机化包裹坏死组织及其他异物。

（3）修补组织缺损。

2. 结局

肉芽组织从伤口周围向中心处生长，抗感染并机化坏死组织及其他异物，填补创口。随后肉芽组织按其生成的先后顺序逐渐成熟，其形态结构变化表现为：组织内水分逐渐被毛细血管吸收；炎细胞逐渐减少，部分消失；毛细血管部分闭合消失，部分根据需要改建为小动脉和小静脉；成纤维细胞产生胶原纤维，纤维含量逐渐增多，同时成纤维细胞数量日趋减少并逐渐转变为纤维细胞。最终形成以胶原纤维的致密排列形式为主要结构，并含有少量血管和纤维细胞的瘢痕组织。

三、瘢痕组织

瘢痕组织是由肉芽组织成熟改建形成的纤维结缔组织。

（一）形态

镜下观察：由大量平行或交错排布的胶原纤维束构成，含有少量纤维细胞和血管，胶原纤维多已发生玻璃样变性，增宽、粘连。如图 1 - 20。

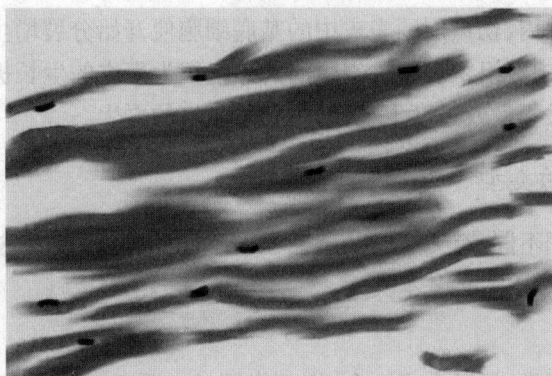

图 1 - 20　瘢痕组织结构模式图

肉眼观察：颜色苍白、半透明、呈收缩状态、质地硬韧。

（二）对机体的影响

1. 有利方面

（1）填补组织缺损，保持组织器官的完整性。

（2）较肉芽组织具有更强的抗拉力，使损伤的修复更牢固。

2. 不利方面

（1）瘢痕内胶原纤维玻璃样变性后易发生收缩，影响局部组织器官的功能，如关节附近瘢痕收缩时使关节活动受限；胃幽门附近溃疡底部的瘢痕收缩时，可引起幽门梗阻。

（2）粘连：器官表面形成瘢痕，易导致相邻器官之间或器官与临近腹壁之间发生粘连，可影响器官的功能活动。

四、创伤愈合

创伤是指在机械外力的作用下,皮肤等组织发生离段或缺失的现象。此后发生的修复过程称为创伤愈合,皮肤的创伤愈合在临床上最为常见。下面我们来学习皮肤创伤愈合的基本过程及临床类型。

(一)皮肤创伤愈合的基本过程

轻度的皮肤创伤限于表皮层,可通过周围基底细胞的增生分化而完成再生修复;较重者,皮肤及皮下组织断裂,此时的创伤愈合过程较为复杂,现以皮肤的手术切口为例,阐述皮肤创伤愈合的基本过程。

1. 伤口早期病变

①皮肤断裂,部分组织坏死,局部血管断裂出血;②数小时内局部发生炎症反应,血管充血,血管内液体及白细胞渗出,清理坏死组织,并具有防御作用;③逸出的血液成分形成血凝块,表面形成痂皮。

2. 伤口收缩

2~3 d 后,伤口周围的皮肤及皮下组织向伤口处移动,使伤口缩小。

3. 组织修复

(1)肉芽组织增生:约从第 3 d 开始,伤口底部及周围生出肉芽组织填补伤口;第 5~6 d 开始,肉芽组织中成纤维细胞产生胶原纤维,逐渐的肉芽组织成熟为瘢痕组织,在伤后 1 个月左右,瘢痕完全形成。

(2)表皮再生:伤后 24 h 内,伤口周围表皮中的基底细胞便开始分裂增生,逐渐向伤口重心迁移,再生的基底细胞覆盖于增生的肉芽组织表面。健康的肉芽组织为表皮的生长提供支撑、营养及生长因子。肉芽组织如果生长缓慢,生长不良或过度生长,均不利于表皮的再生。

(二)皮肤创伤愈合的类型

皮肤的创伤,因损伤范围不同,有无感染及感染程度不同等因素,使其愈合的过程及愈合效果亦不同。皮肤的创伤愈合可分为以下两种基本类型:

1. 一期愈合

伤口处组织缺损少,无感染,经黏合或缝合,切面能够对合严密。局部形成少量血凝块,炎症反应轻微。伤后 48 h 内表皮再生覆盖伤口,第 3 d 肉芽组织生成填补伤口,5~7 d 肉芽组织内有胶原纤维生成,连接伤口两侧,此时已达临床愈合标准,切口可以拆线。经一至数月后,形成白色线状瘢痕。

2. 二期愈合

伤口处组织缺损较大,创缘不整,无法对合严密或伴有感染,此种伤口需待炎症消退,坏死组织清除之后才能进行修复,与一期愈合相比,因缺损较大需生成较多的肉芽组织进行修补,愈合时间较长,形成瘢痕较大。

五、影响创伤愈合的因素

包括全身性因素和局部因素两个方面。

(一)全身性因素

1. 年龄　儿童、青少年的组织再生能力较强,愈合较快,老年人的组织再生能力较弱,愈合较慢,这与老年人动脉硬化、组织供血不足有关。

2.营养 组织的修复过程需要充分的营养供应,尤其是蛋白质、维生素 C 和锌。如果营养缺乏,则伤口愈合延迟。

(二)局部因素

1.感染与异物 伤口如有感染,可加重组织的损伤。感染导致大量炎性渗出,可增加局部组织的张力,使正在愈合的或已缝合的伤口开裂。局部的坏死组织及其他异物,也可妨碍组织修复,并容易引发感染。需将坏死组织及其他异物清除,感染控制及炎症消退后,组织才能顺利进行修复。

2.局部血液循环 血液循环为组织的再生提供营养和氧,并在坏死物质的吸收及控制感染方面发挥重要作用,血液循环良好会促进组织修复,反之则伤口愈合迟缓。

3.神经支配 运动神经不仅能够支配效应器的功能活动,而且对其具有一定的营养作用,自主神经可通过调节血管的功能状态而影响组织的血液供应,因而神经损伤不利于组织的修复。

4.电离辐射 电离辐射能够损伤细胞,损害血管,因而阻碍组织的修复。

小 结

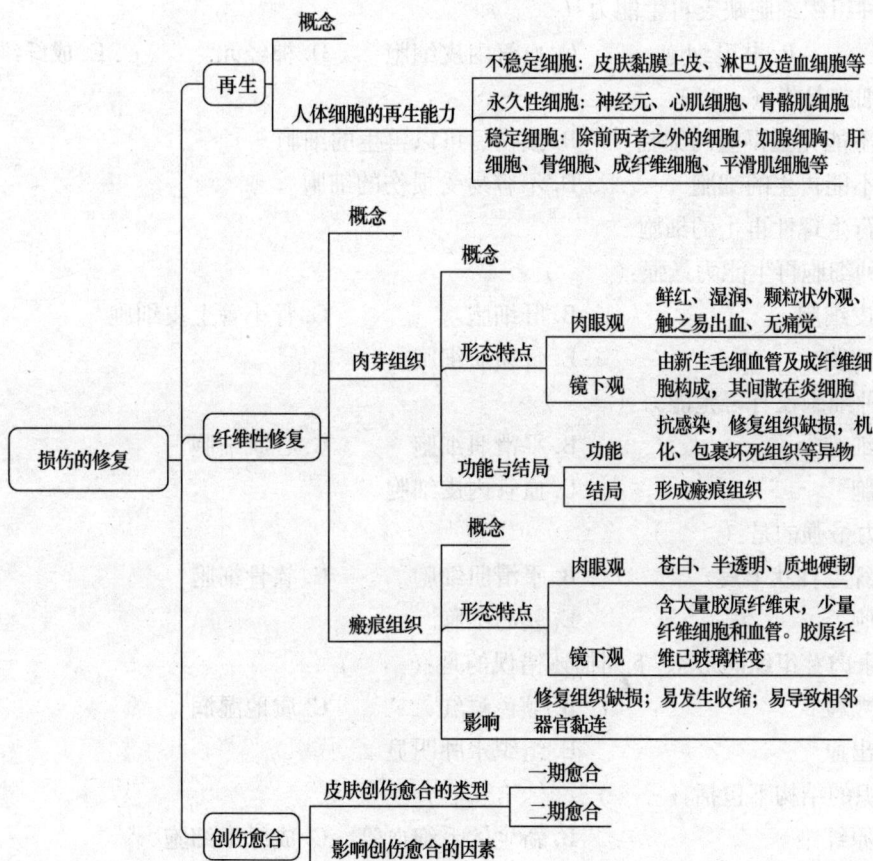

达 标 自 测

一、名词解释

1.再生   2.纤维性修复   3.肉芽组织   4.瘢痕组织

二、填空题

1.人体再生能力最强的细胞是(   )。

2.人体无再生能力的细胞包括(   )(   )和(   )。

3.人体细胞的再生能力分为三个等级,分别为(   )(   )和(   )。

4.肉芽组织的成分主要包括(   )(   )和(   )。

5.瘢痕组织的主要成分是(   )。

6.皮肤创伤愈合的基本类型包括(   )和(   )。

三、选择题

1.下列哪种组织细胞缺乏再生能力:(   )

A.肝细胞　　　　B.淋巴细胞　　　C.血管内皮细胞　　　D.神经元　　　　E.成纤维细胞

2.不稳定细胞是指:(   )

A.损伤后不能完全再生的细胞　　　　B.损伤后可以再生的细胞

C.损伤后不能再生的细胞　　　　D.不容易受损伤的细胞

E.能够进行生理性再生的细胞

3.下列哪种细胞再生能力最强:(   )

A.皮肤表皮细胞　　　　B.肝细胞　　　　C.肾小管上皮细胞

D.成纤维细胞　　　　E.骨骼肌细胞

4.下列哪种细胞没有再生能力:(   )

A.乳腺腺细胞　　　　B.平滑肌细胞　　　C.心肌细胞

D.脂肪细胞　　　　E.血管内皮细胞

5.再生能力最强的是:(   )

A.假复层纤毛柱状上皮　　　　B.平滑肌细胞　　　C.软骨细胞

D.纤维细胞　　　　E.胰岛细胞

6.关于健康肉芽组织的形态,下列描述错误的是:(   )

A.表面呈颗粒状　　　　B.颜色鲜红　　　C.质地湿润

D.触之易出血　　　　E.组织水肿明显

7.肉芽组织的结构不包括:(   )

A.大量胶原纤维　　　　B.新生的毛细血管　　C.成纤维细胞

D.巨噬细胞　　　　E.中性粒细胞

8.肉芽组织的功能不包括:(   )

A.抗感染　　　B.保护创面　　　C.填补伤口　　　D.机化坏死组织　　E.导致器官粘连

9.肉芽组织中的抗感染主要成分是:(   )

A.毛细血管　　B.成纤维细胞　　　C.基质　　　　D.炎细胞　　　　E.纤维

10. 瘢痕组织对机体的影响不包括：( )

A. 瘢痕收缩导致管腔狭窄　　　　B. 引起邻近器官粘连

C. 组织内广泛的瘢痕形成，可导致器官硬化

D. 使组织具有良好的柔韧性　　　E. 保持组织器官完整性和坚固性

11. 下列哪项不属于化生：( )

A. 宫颈柱状上皮转变为鳞状上皮　B. 胃黏膜上皮转变为肠上皮

C. 胃窦胃体部腺体由幽门腺所取代 D. 纤维组织变为骨组织

E. 肉芽组织转变为瘢痕组织

12. 手术切口一般 5~7 d 拆线是因为：( )

A. 创口内已填满肉芽组织　　　　B. 创口两侧出现胶原纤维连接

C. 创口处炎症已消退　　　　　　D. 伤口内成纤维细胞增生达高峰

E. 伤口表面表皮已再生

13. 下列哪项不符合一期愈合的特点：( )

A. 创口组织缺损小　　　　　B. 创缘整齐　　　　C. 创缘对合严密

D. 伤口内有感染　　　　　　E. 伤口内无杂质异物

14. 影响创伤愈合的局部因素不包括：( )

A. 局部血液循环　　　　　　B. 是否感染　　　　C. 神经支配是否完好

D. 是否有杂质异物　　　　　E. 是否高脂饮食

参 考 答 案

一、名词解释

1. 再生：是指组织的缺失由周围同种细胞增生进行修复的过程。

2. 纤维性修复：是指组织的缺损由新生的肉芽组织修补，并逐渐成熟为瘢痕组织的修复过程。

3. 肉芽组织：是由新生的薄壁毛细血管和增生的成纤维细胞构成的幼稚结缔组织，其中伴有大量炎细胞的浸润。

4. 瘢痕组织：是由肉芽组织成熟改建形成的纤维结缔组织。

二、填空题

1. 不稳定细胞

2. 心肌细胞、神经细胞、骨骼肌细胞

3. 不稳定细胞、稳定细胞、永久性细胞

4. 新生毛细血管、增生的成纤维细胞、炎细胞

5. 胶原纤维

6. 一期愈合、二期愈合

三、选择题

1. D　2. E　3. A　4. C　5. E　6. A　7. E　8. D　9. D　10. B　11. E　12. B　13. D　14. E

（杨 莹）

第二章　局部血液循环障碍

学习目标

掌握：1. 淤血、血栓形成、血栓、栓塞、栓子、梗死的概念；

　　　2. 淤血的原因、病理变化、结局、重要器官淤血；

　　　3. 血栓形成的条件、结局、对机体的影响；

　　　4. 栓子运行的途径；

　　　5. 梗死的原因。

熟悉：1. 充血的概念及病理变化；

　　　2. 血栓形成的过程、形态类型；

　　　3. 栓塞的类型、对机体的影响；

　　　4. 梗死的病理类型。

了解：充血类型、原因、影响、结局。

　　在我们的机体内有血液循环系统，由心和血管组成，为全身的器官、组织、细胞输送营养和氧，并将其代谢产物送至相应部位，从而维持内环境稳定。如果血液循环发生障碍，必然会导致器官、组织、细胞代谢功能紊乱，甚至形态结构的异常改变。血液循环障碍及其所致的病变，在疾病中广泛存在。血液循环障碍可分为全身性和局部性两大类。本章我们来学习局部血液循环障碍，包括充血与淤血、血栓形成、栓塞和梗死。

第一节　充血和淤血

一、充血

（一）概念

器官、组织内动脉血管输入血量增多的现象，称为动脉性充血，简称充血。

（二）类型及原因

　　动脉血管的舒缩状态，主要受自主神经及体液因素的调节。动脉性充血的发生，有生理性的也有病理性的。

　　生理性充血如进食后的胃肠道充血、运动时的骨骼肌充血等，是为适应机体当时的生理功能需要而发生的充血。

　　病理性充血是疾病状态下的充血。如炎症早期的充血，是由于致炎因子的损伤作用引起反射性舒血管神经兴奋而导致细动脉扩张;另外也与局部产生的炎症介质的作用有关。再如减压后充血,即长期受压的组织器官,当压力突然解除时,局部细动脉会反射性扩张发生充血。

（三）病变及后果

肉眼观察,动脉性充血的组织器官体积轻度增大,颜色鲜红,因代谢增强使组织温度升高。镜下观察,组织内细动脉及毛细血管扩张,血细胞增多。

动脉性充血通常都是短暂的,对机体不产生不良影响。但如果是高血压或动脉粥样硬化患者,病变的血管管腔变窄,管壁弹性下降,脆性增强,若发生充血,易导致血管破裂,引起严重后果。

二、淤血

（一）概念

器官组织的静脉中,血液回心受阻,而在局部小静脉及毛细血管内积聚增多,称为静脉性充血,简称淤血。

（二）原因

1. 静脉受压

静脉受压,使局部血管腔狭窄,阻碍血液向心回流而导致淤血。如妊娠子宫压迫髂总静脉,引起下肢淤血水肿;肠扭转、肠套叠时,局部肠系膜静脉血管受压引起淤血。

2. 静脉管腔阻塞

如静脉壁血栓形成等,使血管腔狭窄,阻碍血液回流。我们机体组织内静脉血管丰富,并且相互吻合,只有当静脉阻塞而侧支循环又不能有效建立时,才会发生淤血。

3. 心力衰竭

心有泵血功能,心动周期中心舒期时,外周静脉内血液回心,先入心房,再到心室。心缩期时,心室收缩将心腔内血液射入动脉,从而推动血液循环。心力衰竭时心肌收缩力减弱,心室泵入动脉内的血量减少,则心缩期末心室内残余血量增多,和/或心舒张功能的障碍,均可使外周静脉内血液回心量减少,导致外周静脉淤血。如果左心衰竭,则肺循环淤血;右心衰竭则导致体循环淤血。

（三）病理变化及后果

1. 基本病理变化

肉眼观察,淤血的组织器官,体积肿大,颜色暗红或青紫(发绀),温度降低。血液的颜色与血红蛋白有关,氧和血红蛋白是鲜红色的,脱氧血红蛋白是青紫色的。正常人动脉血中富含氧和血红蛋白,因而血液为鲜红色。血液流经毛细血管时,部分氧气释放入组织,因而静脉血中含有一部分脱氧血红蛋白,使血液呈暗红色。淤血时,随着时间的延长,血管内氧气逐渐被过度利用,血液中脱氧血红蛋白的比例逐渐增加,使淤积的血液颜色由暗红逐渐趋向于青紫色。组织温度降低是由于动脉血液灌注不足,组织代谢活动减弱所致。

光学显微镜下观察,可见组织内细静脉及毛细血管扩张,血细胞含量增多。

2. 后果

(1)水肿。淤血时,毛细血管内流体静压升高,促进血管内液体逸出。淤血缺氧时,血管壁损伤,通透性增强,进一步促进水肿形成。

(2)出血。随着血管壁通透性逐渐增强或管壁破裂,可导致红细胞溢出,发生小灶性出血。

（3）实质细胞病变及间质纤维化。若长期淤血，可由于营养与氧的缺乏及代谢产物蓄积，引起实质细胞萎缩、变性、甚至坏死。同时间质中纤维结缔组织增生，网状纤维可聚合形成胶原纤维，使组织逐渐变硬，称为淤血性硬化。

（四）重要器官的淤血

1. 肺淤血 多由左心衰竭引起。

（1）急性肺淤血：

肉眼观察，肺体积增大，颜色暗红，重量增加，切开时可见泡沫状粉红色液体流出。如图2－1。

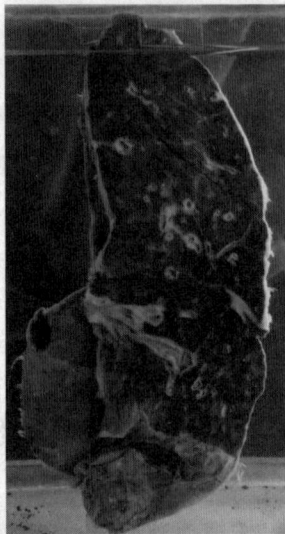

图2－1 急性肺淤血（固定标本）

光镜下观察，肺间隔中毛细血管扩张，血细胞含量增多，可见肺间隔水肿，部分肺泡腔中充满水肿液，还可见漏出的红细胞。

（2）慢性肺淤血：

光镜下观察，除可见上述病变外，后期可见肺间隔纤维化，肺泡腔中含有心衰细胞（肺泡腔中有红细胞漏出时，可被巨噬细胞吞噬。红细胞在巨噬细胞内被分解，产生含铁血黄素颗粒，在巨噬细胞胞浆中积聚，呈棕褐色，此时的巨噬细胞称为心力衰竭细胞，简称心衰细胞）。如图2－2。

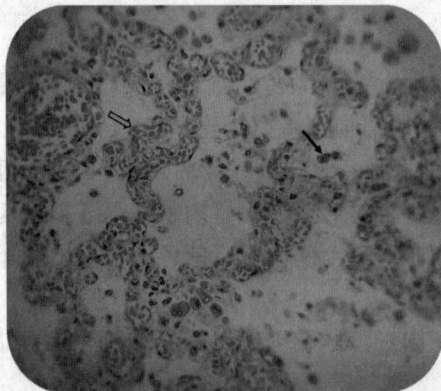

图2－2 慢性肺淤血（HE染色，高倍镜）
⇧所示为肺间隔中扩张的毛细血管，↓所示为心衰细胞

肉眼观察,晚期慢性肺淤血,肺组织质地变硬,棕褐色,称为肺褐色硬化。

👁 **思考题**

肺淤血患者临床上可出现呼吸困难、咳粉红色泡沫痰等症状,请分析其出现上述症状的病理学基础是什么?

2.肝淤血　多由右心衰竭引起。

(1)急性肝淤血

肉眼观察,肝体积增大,颜色暗红。

光镜下观察,可见肝小叶中央静脉和肝血窦扩张,充满血细胞。严重者可见小叶中央区部分肝细胞坏死。

(2)慢性肝淤血

肉眼观察,肝的切面呈红黄相间的花纹状,与中药槟榔的形态相似,故又称为槟榔肝。长期严重的肝淤血,可使肝的质地逐渐变硬。如图2-3。

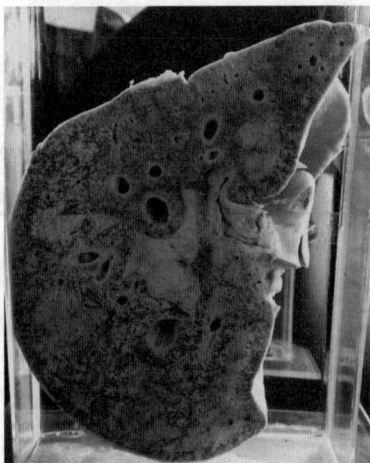

图2-3　慢性肝淤血(固定标本)

光镜下观察,可见肝小叶中央区血窦高度扩张,血细胞显著增多,并可见出血,肝细胞萎缩、坏死,数量减少;肝小叶周边区,可见肝细胞脂肪变性。长期严重的肝淤血,小叶中央区肝细胞消失,间质中纤维组织逐渐增多。如图2-4。

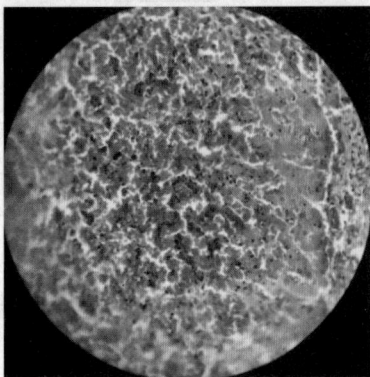

图2-4　慢性肝淤血

(HE染色,高倍镜)

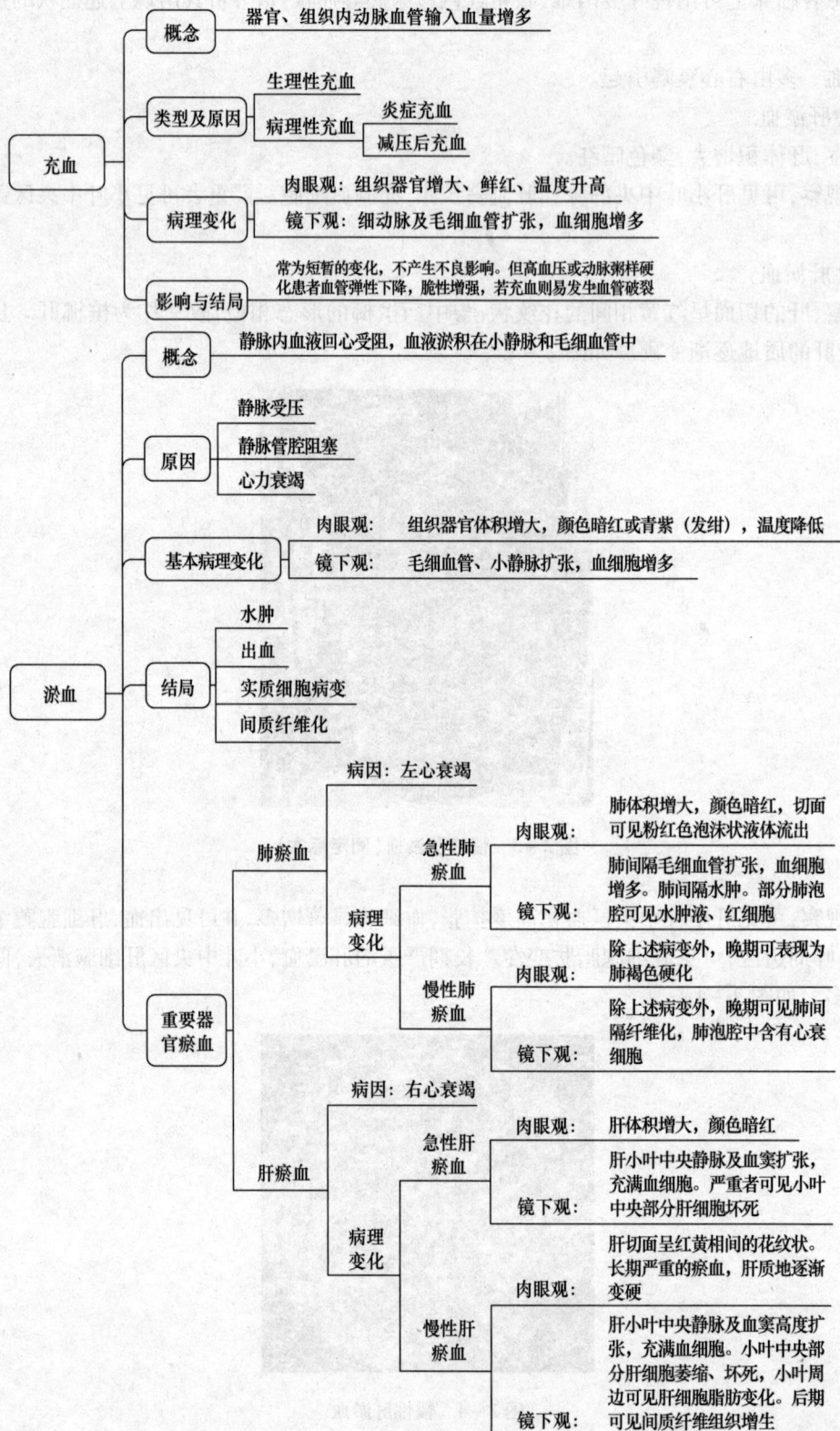

小　结

- **充血**
  - **概念** ── 器官、组织内动脉血管输入血量增多
  - **类型及原因**
    - 生理性充血
    - 病理性充血
      - 炎症充血
      - 减压后充血
  - **病理变化**
    - 肉眼观：组织器官增大、鲜红、温度升高
    - 镜下观：细动脉及毛细血管扩张，血细胞增多
  - **影响与结局** ── 常为短暂的变化，不产生不良影响。但高血压或动脉粥样硬化患者血管弹性下降，脆性增强，若充血则易发生血管破裂

- **淤血**
  - **概念** ── 静脉内血液回心受阻，血液淤积在小静脉和毛细血管中
  - **原因**
    - 静脉受压
    - 静脉管腔阻塞
    - 心力衰竭
  - **基本病理变化**
    - 肉眼观：组织器官体积增大，颜色暗红或青紫（发绀），温度降低
    - 镜下观：毛细血管、小静脉扩张，血细胞增多
  - **结局**
    - 水肿
    - 出血
    - 实质细胞病变
    - 间质纤维化
  - **重要器官淤血**
    - **肺淤血**
      - 病因：左心衰竭
      - 病理变化
        - 急性肺淤血
          - 肉眼观：肺体积增大，颜色暗红，切面可见粉红色泡沫状液体流出
          - 镜下观：肺间隔毛细血管扩张，血细胞增多。肺间隔水肿。部分肺泡腔可见水肿液、红细胞
        - 慢性肺淤血
          - 肉眼观：除上述病变外，晚期可表现为肺褐色硬化
          - 镜下观：除上述病变外，晚期可见肺间隔纤维化，肺泡腔中含有心衰细胞
    - **肝淤血**
      - 病因：右心衰竭
      - 病理变化
        - 急性肝淤血
          - 肉眼观：肝体积增大，颜色暗红
          - 镜下观：肝小叶中央静脉及血窦扩张，充满血细胞。严重者可见小叶中央部分肝细胞坏死
        - 慢性肝淤血
          - 肉眼观：肝切面呈红黄相间的花纹状。长期严重的淤血，肝质地逐渐变硬
          - 镜下观：肝小叶中央静脉及血窦高度扩张，充满血细胞。小叶中央部分肝细胞萎缩、坏死，小叶周边可见肝细胞脂肪变化。后期可见间质纤维组织增生

达 标 自 测

一、名词解释

1. 充血　　2. 淤血

二、填空

淤血的原因有(　　　)(　　　)和(　　　)。

三、选择题

1. 关于动脉性充血的病理变化,下列描述错误的是:(　　　)

A. 体积轻度增大　　　B. 颜色鲜红　　　C. 温度升高

D. 细动脉及毛细血管扩张　　　E. 发绀

2. 引起淤血的原因不包括:(　　　)

A. 静脉血管受压　　　B. 静脉壁血栓形成　　C. 左心衰竭　　D. 右心衰竭　　E. 血流缓慢

3. 右心衰竭对机体的不良影响,下列哪项除外:

A. 肺淤血　　　B. 肾淤血　　　C. 肝淤血　　　D. 下肢淤血　　　E. 胃肠淤血

4. 淤血时,血液主要淤积在:(　　　)

A. 微循环血管　　　B. 静脉　　　C. 动脉

D. 动脉和毛细血管　　E. 毛细血管和静脉

5. 淤血的后果不包括:(　　　)

A. 水肿　　　B. 出血　　　C. 组织器官硬化

D. 实质细胞损伤　　E. 组织含血量增多,代谢增强

6. 关于肺淤血的病理变化,下列说法不正确的是:(　　　)

A. 肺体积增大、暗红色、质地变实　　　B. 肺切面可流出淡红色泡沫状液体

C. 肺泡腔中可见水肿液、红细胞、心衰细胞　　D. 肺间隔中毛细血管扩张充血

E. 肺泡腔中可见大量白细胞渗出

7. 慢性肺淤血时,肺泡腔内的物质不包括:(　　　)

A. 水肿液　　　B. 红细胞　　　C. 纤维素　　D. 巨噬细胞　　E. 心衰细胞

8. 槟榔肝的病变主要是:(　　　)

A. 淤血、脂肪变性　　B. 淤血、细胞水肿　　C. 出血、脂肪变性

D. 淤血、玻璃样变性　　E. 出血、细胞水肿

参 考 答 案

一、名词解释

1. 充血:器官、组织内动脉血管输入血量增多的现象,称为动脉性充血,简称充血。

2. 淤血:器官组织的静脉中,血液回心受阻,而在局部小静脉及毛细血管内积聚增多,称为静脉性充血,简称淤血。

二、填空

静脉受压,静脉管腔阻塞,心力衰竭

三、选择题

1.E 2.E 3.A 4.E 5.E 6.E 7.C 8.A

第二节 血栓形成

血栓,想必同学都听说过,尤其是脑血栓。血栓的形成对人体有许多危害。那么什么是血栓？血栓是如何发生的？血栓生成后有怎样的发展结局？对机体有哪些影响？这是本节中,我们要来学习的主要内容。

一、什么是血栓

在我们活着的机体内,心和血管里面,有血液在流动,如果局部血液发生了凝固或者血液中某些有形成分析出,并凝集形成固体的质块,这种现象就称为血栓。

在我们的血液中,存在着凝血系统、纤溶系统和抗凝系统。正常时,凝血系统的活性,与纤溶系统和抗凝系统的活性力量是平衡的。所以保证了血液在血管中既不凝固,也不向外逸出。如果凝血系统力量强于纤溶系统和抗凝系统,则会发生血液凝固。反之,则会导致出血。

心血管内,血栓的形成,主要与以下三方面因素有关：

二、血栓形成的条件

(一)心血管内皮损伤

在我们的心血管壁腔面覆盖了一层光滑的单层扁平上皮,称为内皮。完整的内皮组织的覆盖是保证心血管里血液顺畅流动的重要条件。如果局部内皮受损,可引发血栓形成。其形成机制主要有：①内皮细胞损伤后,可释放出组织因子,激活外源性凝血途径,从而形成不溶性纤维蛋白；②内皮细胞受损脱落,其下结缔组织中,胶原纤维暴露于血液中,可激活内源性凝血途径；③血小板与暴露的胶原纤维相黏附之后,释放出活性物质,促进更多的血小板相互黏集,黏集之后再释放活性物质,使血小板的黏集不断增多。并且血小板还可以与纤维蛋白相互黏附,促进牢固的血栓形成。如图2-5。

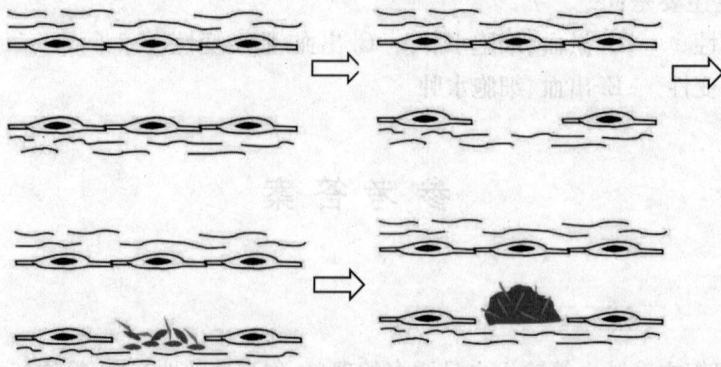

图2-5 心血管内皮损伤导致血栓形成的过程模式图

心血管内皮损伤是临床上血栓形成最重要、最常见的致病因素。心血管内皮损伤导致局部血栓形成，常见于心肌梗死波及心内膜、感染性心内膜炎、创伤累及血管、动脉炎、静脉炎等。而败血症、血液缺氧时，可引起心血管内皮的广泛损伤，导致弥散性血管内凝血（即微循环内广泛的微小血栓形成）。

（二）血流状态改变

血流状态改变包括血流缓慢和涡流形成。正常的血流状态，是血细胞位于血流的中轴部位，血浆位于边流。血浆将血细胞与血管壁分隔开，能够有效防止血栓形成。当血流缓慢或形成涡流时，血细胞可进入边流增加与血管壁黏附的机会，另外血流缓慢时可导致缺氧，使血管内皮受损，如前所述，可促进凝血系统的激活及血小板的黏集。

临床上静脉血栓的发生概率显著高于动脉，主要与以下因素有关：①静脉内血流速度相对缓慢；②体循环静脉中有静脉瓣，血液流经瓣膜时易形成涡流；③血液经毛细血管而进入静脉后，其黏稠度有所增加。进行体力劳动或体育锻炼时，血流速度得以加快，因而能够有效防止血栓形成。静脉曲张、动脉瘤及二尖瓣狭窄时的左心房易发生血流缓慢及涡流形成，因而易发生血栓形成。

（三）血液凝固性增强

血液凝固性增强是指由于血液中血小板和凝血因子增多或纤维蛋白溶解系统活性降低，导致凝血系统活性强于纤溶系统和抗凝系统的现象，又称为血液高凝状态，分为遗传性和获得性两种。

1. 遗传性高凝状态

如凝血因子 V 基因突变的患者，突变基因编码的凝血因子 V 能够抵抗蛋白酶对它的降解，使其在血液中浓度升高，使血液处于高凝状态，临床上患者易发生反复的深静脉血栓形成。

2. 获得性高凝状态

如某些恶性肿瘤晚期，肿瘤细胞广泛转移。由于肿瘤细胞能够释放组织因子等促凝物质，引起凝血因子激活，促发血栓形成，因而患者易出现多发性、反复性、血栓性、游走性脉管炎。再如严重创伤、大面积烧伤、大手术后血容量减少，机体产生凝血因子增加，释放入血；并且骨髓造血功能增强，产生的大量血小板往往还没有成熟就释放入血。幼质血小板的黏附性比成熟血小板更强，因而患者易发生广泛的血栓形成。

临床上血栓的形成往往是多因素共同作用的结果，如大面积烧伤患者可发生血管损伤，还可发生血浆外渗，使血液浓缩，凝血因子和血小板浓度升高，血液凝固性增强。血液浓缩黏稠，则血流速度减慢；血浆外渗使血容量减少，机体会产生大量凝血因子和幼稚血小板释放入血，并且组织大面积坏死，释放大量组织因子入血，激活凝血系统，这些因素均可增强血液的凝固性。多方面因素综合作用，共同促进了血管内广泛的血栓形成。

三、血栓形成的过程及血栓的类型

血栓的形成过程与发生部位、局部血流状态等因素有关，通常血栓起始于心血管内膜受损部位，局部因凝血系统激活而形成不溶性纤维蛋白，纤维蛋白可彼此交联，也可与暴露的内皮下纤维黏连蛋白相结合，同时血小板黏附于内皮下裸露的胶原纤维，并进而引起更多的血小板在局部黏附聚集。血小板尚可与纤维蛋白相黏附，从而在局部形成较牢固的白色血栓，白色血栓可以发生于心血管的任何部位，其成分以血小板为主，其中含有少量纤维蛋白。

血液流经血栓时，在其上游（动脉内）或下游（静脉内）易形成涡流，导致血小板在局部内膜表面黏附，形成血小板黏集堆，呈梁状，并可逐渐增多。相邻血小板梁间，血流极缓慢，激活的凝血因子积累增多，促进纤维蛋白大量生成，交联成网，网络红细胞，形成血凝块。此时血栓形成红（血凝块）白（白色血栓)相间的层状血栓,又称混合血栓。

混合血栓可逐渐加大,最终阻塞血管。静脉内混合血栓下游,血流停滞,局部血液凝固,形成红色血栓。在静脉内延续性血栓的起始部——白色血栓称为血栓头,混合血栓部分称为血栓体,红色血栓称为血栓尾。还有一种血栓称为透明血栓或称微循环纤维素血栓,发生于毛细血管,是由于局部血液中凝血系统激活形成的纤维蛋白阻塞于血管中。光镜下观察,该血栓嗜酸性染色,半透明状。

四、血栓的结局

(一)溶解吸收

血栓形成后,血栓内包含的纤溶酶可被激活,血栓内白细胞崩解也可释出蛋白溶解酶,将血栓成分溶解,血栓软化。小的血栓可被快速完全溶解。

(二)软化脱落

较大的血栓不易完全溶解,部分被溶解软化后,可由于血流的冲击作用而发生整体或部分脱落。脱落的血栓,可随血液流动而阻塞于与其直径相当的血管腔中,引起血栓栓塞。

(三)机化、再通

如果血栓较长时间未被完全溶解或脱落,则可被机化。在血栓形成之后 1~2 d,局部血管壁组织生出肉芽组织,长入血栓中,处理血栓成分并取代之,此过程称为血栓机化。在机化过程中,由于血栓内水分被肉芽组织中毛细血管吸收,或由于血栓局部被溶解,使血栓内出现裂隙,血栓周围血管壁内皮细胞增生,长入其中,覆盖于裂隙表面,从而形成新的血管。血栓内部的裂隙可以相互沟通,形成新的血流通道,此现象称为血栓再通。

(四)钙化

血栓形成后,未彻底溶解,又为完全机化时,可发生钙盐沉积,称为钙化。血栓机化后,纤维组织玻璃样变性时,也可发生钙盐沉积。血栓钙化后,称为动脉石或静脉石。

五、血栓对机体的影响

血栓形成对机体的影响既有利也有弊。有利的一面是当局部血管损伤破裂时,血栓形成可起到有效止血的作用。不利的影响是多方面的,包括:

(一)阻塞血管

血栓发生于动脉时,可导致组织供血不足,甚至缺血坏死。发生于静脉时可引起淤血。

(二)栓塞

当血栓发生脱落时,可随血流运行,遇到与其口径相当的血管时,引起血管腔阻塞,这种现象称为栓塞。栓塞我们将在下一节中学习。

(三)心瓣膜变形

患风湿性心内膜炎或感染性心内膜炎时,心瓣膜反复受损,反复发生血栓形成,继而机化,瘢痕形成,使心瓣膜增厚变硬、弹性下降、瓣膜卷曲、腱索增粗缩短,可导致心瓣膜关闭不全。反复的血栓机化过程,可导致瓣膜之间粘连,造成心瓣膜狭窄。心瓣膜狭窄与心瓣膜关闭不全,可显著影响心泵血功能,对人体产生很大危害。

（四）广泛出血

见于弥散性血管内凝血(广泛的微循环内透明血栓形成)。由于大量微血栓的形成,消耗了大量凝血因子,并且凝血过程又激发纤溶系统,从而使血栓形成之后,凝血系统的功能显著低于纤溶系统和抗凝系统,患者出现不凝血现象,可发生全身广泛性出血。

小 结

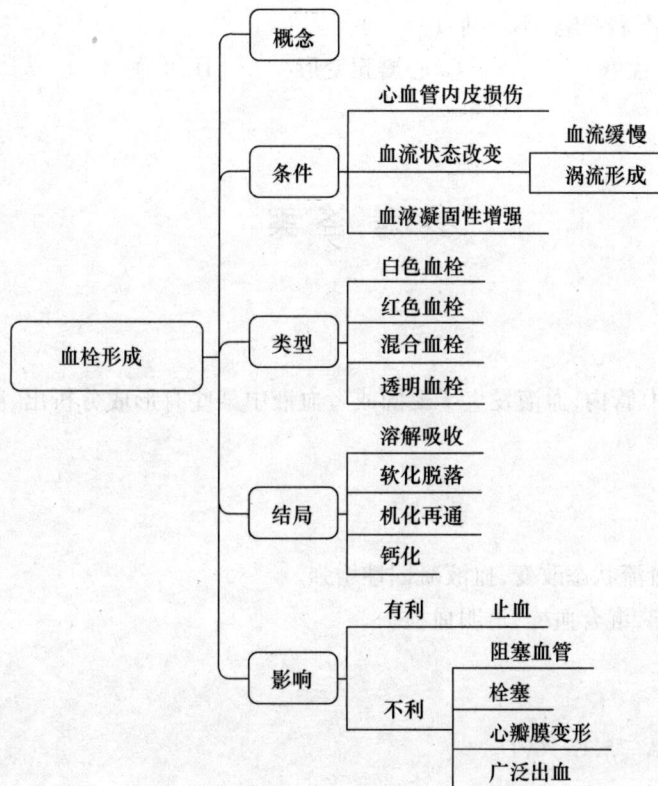

达 标 自 测

一、名词解释

血栓形成

二、填空

1.血栓形成的条件有（　　）（　　）和（　　）。

2.血栓的类型包括（　　）（　　）（　　）和（　　）。

三、选择题

1.最重要、最常见的血栓形成条件是：（　　）

A.心血管内膜损伤　　　B.血流缓慢　　　C.涡流形成

D.凝血因子、血小板增多　　　　　E.纤维蛋白溶解系统活性降低

2.血栓形成多见于:(　　)

A.动脉　　　B.静脉　　　C.毛细血管　　　D.心瓣膜　　　E.心室壁

3.白色血栓的主要成分是:(　　)

A.白细胞　　　B.纤维蛋白　　　C.血小板　　　D.钙盐　　　E.纤维组织

4.透明血栓的成分是:(　　)

A.血小板　　　B.纤维蛋白　　　C.白细胞　　　D.细胞碎片　　　E.脂质晶体

5.肉芽组织逐渐取代血栓的过程称为:(　　)

A.化生　　　B.再通　　　C.机化　　　D.溶解　　　E.脱落

6.血栓形成对机体的不利影响,不包括:(　　)

A.阻塞血管　　　B.栓塞　　　C.心瓣膜变形　　　D.止血　　　E.广泛出血

参 考 答 案

一、名词解释

血栓形成:活体的心血管内,血液发生了凝固或者血液中某些有形成分析出、凝集形成固体质块的过程,称为血栓形成。

二、填空

1.心血管内皮损伤,血流状态改变,血液凝固性增强。

2.白色血栓,红色血栓,混合血栓,透明血栓。

三、选择题

1.A　2.B　3.C　4.A　5.C　6.D

第三节　栓　塞

当心血管内出现不溶于血液的异物随血流运行,而阻塞于与其口径相当的血管腔的现象称为栓塞。不溶于血液的异物称为栓子。栓子可以是固体(如脱落的血栓)、液体(如羊水)或气体(如进入血管内的空气),其中最常见的是血栓栓子。

一、栓子的运行途径

源于心血管内不同部位的栓子,其运行路径及引起栓塞的位置可有所不同,栓子的运行途径主要有:

(1)来自体循环静脉及右心的栓子,随血流运行,经右心而进入肺循环动脉,将栓塞于与其口径相当的动脉血管中。某些较小而富于弹性的栓子,如脂肪栓子,可通过肺循环毛细血管回流至左心,进而进入体循环动脉,栓塞于动脉小分支中。

（2）来自左心及体循环动脉的栓子，随血流运行，将栓塞于体循环动脉分支中。

（3）来自门静脉系统的栓子，随血流运行，经门静脉进入肝内门静脉分支，栓塞于与其口径相当的分支中。

二、栓塞的类型及对机体的影响

栓塞的类型主要是依据栓子的种类进行划分的，常见类型有：

（一）血栓栓塞

血栓栓塞是由心血管壁上脱落的血栓所引起的栓塞，约占所有栓塞的99%以上。血栓栓子的生成部位不同、大小不同，则其栓塞的位置便不同，对机体的影响也不同。根据栓塞部位的不同，我们将血栓栓塞分为肺动脉栓塞和体循环动脉栓塞两种。

1. 肺动脉栓塞

引起肺动脉栓塞的血栓栓子源于体循环静脉或右心，95%以上来自下肢深静脉。栓子大小数量不同，产生的后果亦不同。①若栓子小而少，则一般不产生严重后果；②若栓子较大，可栓塞于肺动脉干或其较大分支中，可导致急性呼吸衰竭，患者出现突然的呼吸困难，皮肤黏膜发干，严重者也可发生急性肺循环衰竭、体循环衰竭而导致猝死。③若栓子小而多，可广泛栓塞于肺循环动脉的小分支中，可显著增加循环阻力，引起急性右心衰竭，甚至猝死。

2. 体循环动脉栓塞

引起栓塞的栓子约80%源于左心腔，如心肌梗死时形成的附壁血栓发生脱落；感染性心内膜炎时，由坏死组织和血栓等成分形成的混合物等；其次是体循环动脉血管发生动脉粥样硬化时，局部形成的血栓发生脱落。体循环动脉栓塞的后果取决于栓塞的部位，局部组织的侧支循环情况及组织对缺氧的耐受能力。若动脉栓塞时局部组织缺乏侧支循环，则可发生梗死。梗死我们将在下一节中学习。

（二）脂肪栓塞

栓子为脂肪滴，常源于长骨骨折或体内脂肪组织损伤，脂肪细胞破裂，脂滴溢出，经由局部受损破裂的静脉入血；也可发生于脂肪肝，肝受到外力撞击，挤压肝细胞破裂，脂滴逸出入血，入血的脂滴随血流进入右心，然后进入肺循环动脉，可导致动脉分支或毛细血管的栓塞。较小的栓子，可通过肺循环毛细血管，经右心进入体循环动脉可导致多器官动脉分支和毛细血管的栓塞，最常发生于脑。脂滴栓塞于肺，对机体的影响与肺循环血栓栓塞相似。栓子通过肺循环毛细血管，进入体循环，引起器官栓塞时，对机体的影响与栓塞的部位、栓子的数量有关。栓塞于脑时，可引起烦躁、谵妄、昏迷等症状。

（三）气体栓塞

由于大量空气快速进入血液，或原本溶解于血液中的气体迅速游离出来，形成气泡，随血流运行而阻塞心血管的现象，称为气体栓塞。根据气体栓子的来源及成分的不同，将气体栓塞分为空气栓塞和氮气栓塞两种类型。

1. 空气栓塞

空气栓塞多由于手术或外伤导致静脉破裂，静脉内血压较低，外界空气由静脉损伤处进入血液；静脉输液时，操作不当也可导致空气进入血液。进入血液中的空气量如果很少，会很快溶解于血液中，不发生栓塞；如果大量气体（大于100毫升）快速进入静脉，随血流进入右心，在右心搏动过程中，血液与气体混合形成气泡血，充满心腔，阻碍血液向肺动脉的摄入及外周静脉血回心，导致急性循环障碍。患者可因急性循环衰竭、呼吸衰竭而猝死。

2. 氮气栓塞

氮气栓塞见于沉箱病,或称潜水员病。患者在高气压环境中(如深海潜水时)吸入的气体可大量溶解于血液中,当人体迅速进入常压或低气压环境时,原溶解于血液中的气体会迅速游离出来,形成气泡。氧气和二氧化碳能够再溶于血液,而氮气不易再溶解,形成的气泡可持续存在。若气泡量较多,可引起多器官损伤,严重者可因急性循环衰竭、呼吸衰竭而猝死。

小　结

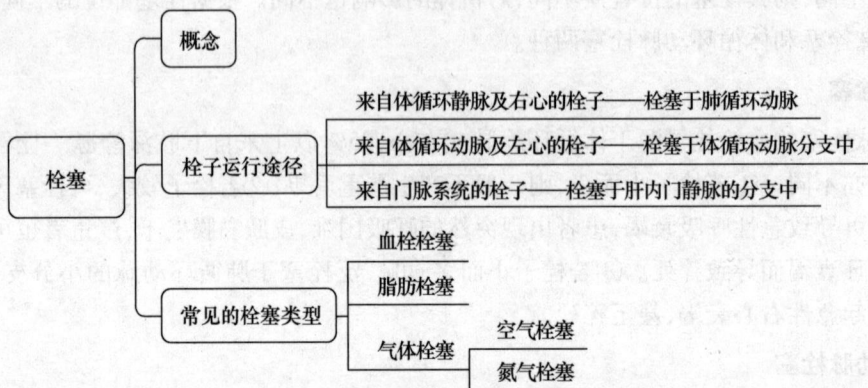

达 标 自 测

一、名词解释

栓塞

二、选择题

1.临床上最常见的栓塞是:(　　　　)

A. 肿瘤栓塞　　　　B. 空气栓塞　　　　C. 血栓栓塞　　　　　D. 羊水栓塞　　　　E. 脂肪栓塞

2.股静脉内的血栓脱落后最可能栓塞的部位是:(　　　　)

A. 脑　　　　B. 肝　　　　C. 肾　　　　D. 肺　　　　E. 骨

3.王叔叔,49 岁,车祸中股骨骨折,被及时送往医院进行手术治疗。但术后约 6 h 突然出现呼吸困难、发绀、心率加快、烦躁不安,此时,王叔叔极有可能发生了下列哪种栓塞:(　　　　)

A. 血栓栓塞　　　　B. 空气栓塞　　　　C. 氮气栓塞　　　　D. 脂肪栓塞　　　　E. 羊水栓塞

4.张阿姨,35 岁,分娩时胎膜早破,病人突然出现呛咳、烦躁、呼吸困难、发绀、血压明显下降、抽搐、休克,经抢救无效而死亡。尸检时,在肺小动脉和毛细血管内见角化上皮、胎毛、胎粪等物。请问:张阿姨最准确的诊断是:(　　　　)

A. 空气栓塞　　　　B. 脂肪栓塞　　　　C. 羊水栓塞　　　　D. 心力衰竭　　　　E. 急性呼吸衰竭

5.刘爷爷,67 岁。肺癌手术后第 7 d,出现左下肢明显肿胀伴剧痛和压痛。临床诊断:下肢深静脉血栓形成。请问该患者血栓形成的主要原因是:(　　　　)

A. 血管内膜损伤　　B. 血液涡流形成　　C. 血液凝固性增高

D. 血流缓慢　　　　E. 纤溶系统活性升高

6. 赵叔叔,40岁,以往身体健康。前一日曾潜入深海底,上岸后突然倒地、昏迷。你认为此时赵叔叔最可能的病因是:(　　)

A. 高血压　　　B. 低血糖　　　C. 血栓栓塞　　　D. 脑出血　　　E. 氮气栓塞

参 考 答 案

一、名词解释

栓塞:心血管内不溶于血液的异物,随血流运行,阻塞于与其口径相当的血管腔的现象,称为栓塞。

二、选择题

1. C　2. D　3. D　4. C　5. D　6. E

第四节　梗　死

梗死,是指机体局部组织器官因血管阻塞,血流停止,组织缺氧而发生的坏死。

一、原因

(1)血栓形成。是梗死最常见的原因。

(2)动脉栓塞。

(3)动脉痉挛。当动脉的原有病变已使血管腔部分阻塞时,若再发生动脉持久而强烈的痉挛,则可导致组织梗死。如果血管壁结构正常,仅单纯的痉挛,不至于导致组织梗死。

(4)血管受压闭塞。例如肿瘤对局部血管的严重挤压;肠扭转时,肠系膜动静脉严重受压等。

受上述因素影响,局部血管腔严重阻塞,但组织是否发生梗死,还与以下因素有关:

(1)是否建立有效侧支循环。有些组织器官内部动脉血管丰富,相互之间有较多的吻合支,如肝、肺、前臂、手等处,此时某处的动脉阻塞不易导致组织梗死;而有些组织器官内动脉间缺乏吻合支,当某处动脉突然阻塞时,侧支循环不能及时建立,容易导致组织梗死。倘若血管阻塞进展缓慢,则局部组织可逐渐建立侧支循环,此时组织亦可不发生梗死。

(2)与组织对缺血的耐受力有关,脑神经元对缺血的耐受力最低。缺血3~4 min即可引起脑梗死。心肌严重缺血20~30 min会发生死亡。骨骼肌和纤维结缔组织对缺血耐受力最强。

二、梗死的类型

梗死根据发生过程及病理变化的不同,可分为三种类型。

(一)贫血性梗死

发生于组织内动脉血管间缺乏混合支的器官,如心、脑、肾、脾等。由于局部动脉阻塞,而侧支循环尚未建立,使组织缺血缺氧而发生坏死。机体内动脉血管当其局部管腔完全阻塞时,血管易发生痉挛,使阻塞处下游动脉血管及其分支内的血液较快地通过毛细血管而流入静脉,局部组织严重缺血,因而称为贫血性梗死。

梗死组织颜色灰白或灰黄,梗死灶的形状与血管分支分布特点有关。如肾、脾的动脉血管近似于树枝状分布,因而梗死灶形状近似锥体型(如图2-6)。心的动脉血管分布不规则,因而心肌梗死灶为不规则的地图形。早期梗死灶周围可出现暗红色充血出血带,是由于坏死区产生的物质刺激周围正常组织发生的炎症反应,血管扩张充血,通透性增强,严重时发生出血。数日后漏出的红细胞被局部巨噬细胞吞噬分解,产生含铁血黄素,使局部组织呈棕黄色,因水分逐渐减少,质地变得干燥而坚实。脑组织例外,脑组织为液化性坏死。早期坏死组织质软疏松,久之液化而形成囊状。

(二)出血性梗死

多发生于动脉血管间吻合支丰富的组织器官,严重的淤血是组织发生出血性梗死的重要前提条件,如淤血之后发生动脉阻塞,可因静脉和毛细血管内压升高,而阻碍侧支循环供血,导致组织梗死。组织坏死时血管损伤,淤积的血液逸出,形成所谓的出血性梗死。发生出血性梗死的组织通常结构较疏松,如肺、肠能够容纳大量血液的逸出。出血性梗死组织颜色暗红、肿胀湿润。肺梗死时,梗死灶呈锥体形,尖端指向肺门,底部朝向肺表面,因大量出血而质地变实。肠梗死时,梗死灶呈节段性,质脆易破裂(如图2-7)。

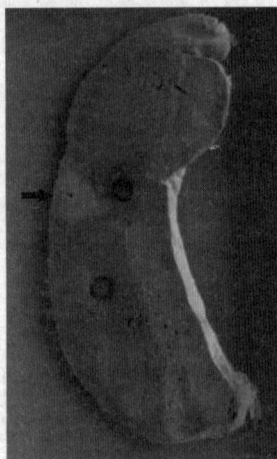

图2-6 脾贫血性梗死(固定标本)
图中箭头所示为梗死灶

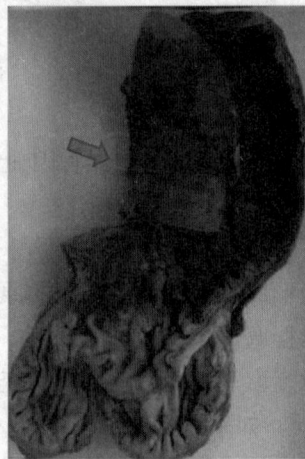

图2-7 肠出血性梗死(固定标本)
图中箭头所示为梗死灶

(三)败血性梗死

由混有细菌的栓子阻塞血管而导致的梗死,称为败血性梗死。如急性感染性心内膜炎时,心瓣膜表面形成由坏死组织、炎细胞、细菌及血栓成分构成的赘生物,脱落时随血流运行,可栓塞于动脉血管中,引起败血性梗死。梗死灶内可见细菌团及大量炎细胞浸润,可见脓液形成。

三、梗死的影响与结局

(一)影响

梗死对机体的影响取决于梗死发生的器官部位及梗死灶大小,重要器官大面积梗死,导致器官功能严重障碍甚至死亡,如大面积心肌梗死,可导致急性心力衰竭休克,甚至死亡,大面积脑梗可导致瘫痪。甚至死亡,肾脾的梗死通常不引起显著的器官功能障碍,只发生局部症状,如肾梗死时出现腰痛和血尿,肺梗死可出现胸痛,卡血肠梗死可出现剧烈腹痛、血便腹膜炎等症状,肢体或与外界相通的器官梗死后,若继发腐败菌感染,可导致坏疽。

（二）结局

梗死灶形成后早期即可引起周围组织发生炎症反应,血管扩张充血,中性粒细胞和巨噬细胞渗出。24~48 h 后,会有肉芽组织生成长入坏死组织内。较小的坏死灶可被机化,最终形成瘢痕。较大的坏死灶可形成包裹,内部可发生钙化。脑组织梗死后,质地变软疏松。小的梗死灶可逐渐液化吸收局部由星形胶质细胞和胶质纤维填充取代,形成胶质瘢痕。较大的梗死灶液化后形成囊腔,周围有胶质瘢痕包裹。

小　结

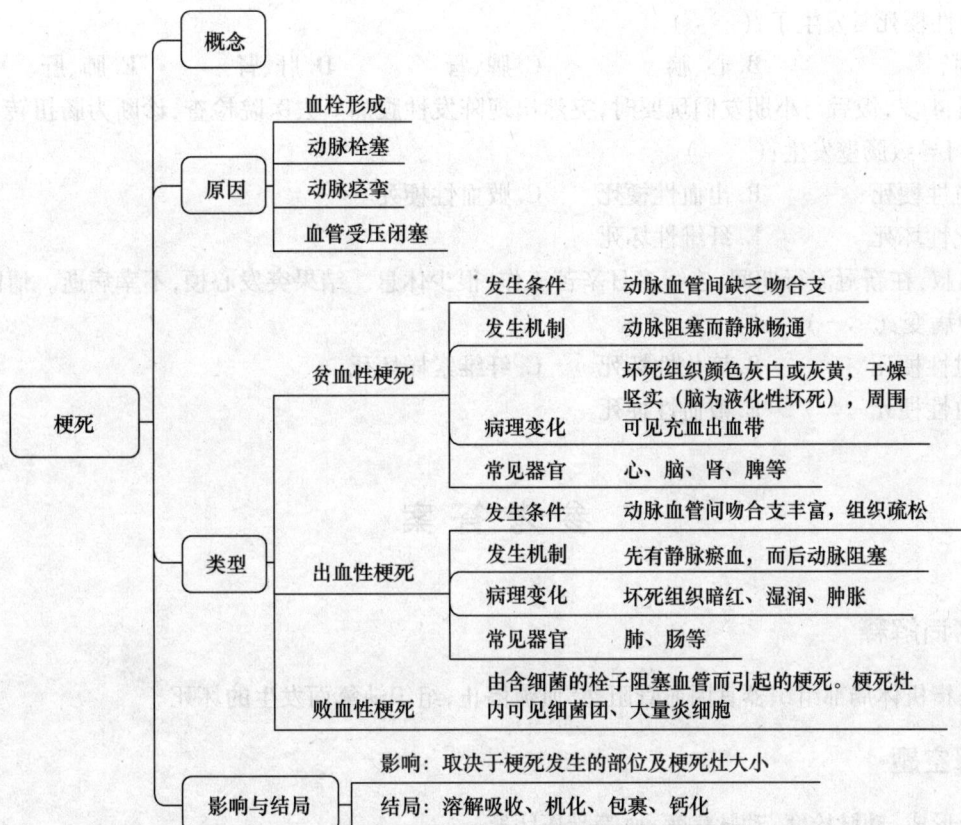

达 标 自 测

一、名词解释

梗死

二、填空题

1. 梗死的原因有（　　　）（　　　）（　　　）和（　　　）。
2. 梗死的类型包括（　　　）（　　　）和（　　　）。

三、选择题

1.梗死最常见的原因是:(　　　)

A.动脉血栓形成　　　　B.动脉栓塞　　　　C.动脉痉挛

D.动脉受压闭塞　　　　E.贫血

2.关于贫血性梗死,下列描述错误的是:(　　　)

A.好发于脾、肾、心、脑　　　　　　B.梗死灶呈灰白色

C.梗死灶与正常组织界限清楚　　　　D.均为凝固性坏死

E.梗死灶周围可见充血、出血带

3.梗死灶呈节段形的器官是:(　　　)

A.心　　　　　　B.脑　　　　　　C.肠　　　　　　D.肾　　　　　　E.胃

4.出血性梗死常发生于:(　　　)

A.肺、肠　　　　B.心、脑　　　　C.脾、肾　　　　D.肝、肾　　　　E.肺、肝

5.小刚,4岁,饭后与小朋友们玩耍时,突然出现阵发性腹痛。去医院检查,诊断为肠扭转。如不能及时复位,可导致肠壁发生:(　　　)

A.贫血性梗死　　　　B.出血性梗死　　　　C.败血性梗死

D.液化性坏死　　　　E.纤维性坏死

6.王叔叔,在新冠流行期间,连续多日辛苦工作,很少休息。结果突发心梗,不幸病逝。请问心梗属于下列哪种病变:(　　　)

A.贫血性梗死　　　　B.液化性坏死　　　　C.纤维素样坏死

D.出血性梗死　　　　E.败血性梗死

参 考 答 案

一、名词解释

梗死是指机体局部组织器官因血管阻塞,血流停止,组织缺氧而发生的坏死。

二、填空题

1.血栓形成,动脉栓塞,动脉痉挛,血管受压闭塞。

2.贫血性梗死,出血性梗死,败血性梗死。

三、选择题

1.A　2.D　3.C　4.A　5.B　6.A

（杨　莹）

第三章 炎 症

学习目标

掌握：1. 炎症的概念、原因、基本病理变化；
　　　2. 炎症局部临床表现与全身性反应；
　　　3. 急性炎症的类型和病理变化；
　　　4. 一般慢性炎症的病理变化特点；
　　　5. 肉芽肿性炎的概念。
熟悉：1. 渗出液与漏出液的区别；
　　　2. 炎性息肉的概念；
　　　3. 炎症的结局。
了解：1. 炎症的原因；
　　　2. 炎症的血流动力学变化和血管通透性增高的机制；
　　　3. 白细胞渗出过程。

炎症是一种很常见的病理现象，如肺炎、胃炎、肝炎、阑尾炎、肾炎等。炎症的本质是机体受到损伤时发生的一系列以防御作用为主的综合性反应。炎症的意义在于控制、清除有害物质和坏死组织，并进行损伤的修复，但有时也会对组织产生不同程度的危害。本章我们要来学习炎症的原因、基本病理变化、局部临床特点、全身性反应及临床病理类型。

第一节　炎症概述

一、炎症的概念

炎症是由血管系统的活体组织受到损伤时发生的以防御作用为主的病理过程。期间血管反应发挥了重要的防御作用。血管内容物的渗出，对于控制、清除病原体、异物、坏死组织等起到重要作用。机体的防御反应还包括局部细胞组织的增生、修复，吞噬细胞及免疫细胞的增生等等。没有血管系统的低等生物体受到损伤时也会发生防御性反应，如单细胞生物受到有害因素刺激时，可将其包绕、吞噬并降解，但这些反应不能称为炎症。事物都具有两面性，炎症反应也不例外，它在发挥防御作用的同时也会带来不同程度的不良影响。

二、炎症的原因

炎症是因组织受损而引发的，因而能够导致组织损伤的因素都能引起炎症反应。炎症的原因主要有：

1. 生物因素　是炎症最常见的原因,主要包括病原微生物和寄生虫。

2. 物理性因素　如高温、低温、机械外力、放射线、紫外线等。

3. 化学性因素　包括外源性物质(如强酸强碱、有机磷农药、重金属铅、汞等)和内源性物质(如坏死组织的分解产物,肾功衰竭时,组织内积聚的尿素等)。

4. 变态反应。

三、炎症的基本病理变化

局部组织发生炎症时,主要有三方面的病理变化:变质、渗出和增生。

(一)变质

变质是指局部组织受到的损伤,如细胞水肿、脂肪变性、凝固性坏死、液化性坏死、纤维素样坏死等。组织的损伤可由致病因子直接作用引起,也可由于炎症过程中发生的血液循环障碍或炎症反应产物导致。

(二)渗出

渗出是炎症的特征性病变,是机体的重要防御性反应。渗出是指炎症局部血管内容物通过血管壁而进入组织间隙、体腔、体表的过程。渗出的成分包括血浆中物质和血细胞(主要是白细胞)。病因不同、病因强弱不同、病变部位不同,则渗出物的成分含量会有差异,也使病变组织呈现不同的外观特征(这方面内容我们将在后面炎症的类型中学到)这成为我们诊断疾病的重要依据。

渗出反应具有重要的防御作用:①渗出的液体可稀释局部的毒素,减轻对组织的损伤;②渗出的抗体、补体有利于消灭病原体;③渗出的纤维蛋白原在组织内可转变为纤维素,并相互交织,限制病原体的扩散;④渗出的白细胞具有吞噬作用和免疫作用,能够有效清除有害物质,保护机体。但渗出物过多也会产生一系列不良影响,如鼻黏膜急性炎症时渗出液体过多导致鼻黏膜肿胀,病人出现通气困难。大叶性肺炎时,若渗出纤维素过多,不易被完全溶解吸收,可被机化,使病变肺泡中形成大量瘢痕,而发生通气换气功能障碍,我们将在呼吸系统疾病中学到。

炎症过程中渗出的液体和细胞成分总称为渗出液或渗出物。渗出液积聚于组织间隙或体腔中,分别称为炎性水肿和炎性积液。

(三)增生

组织损伤导致局部生长因子的合成与释放,促进组织细胞的增生。局部实质细胞的增生对损伤有修复作用,间质细胞如内皮细胞和成纤维细胞增生后,形成肉芽组织,有修复缺损、抗感染和机化坏死组织及其他异物的作用。巨噬细胞的增生能够增强组织的防御能力。如果组织增生过度也会产生不良影响,如鼻黏膜慢性炎症时,局部黏膜组织过度增生,形成肿物突向鼻腔,可导致呼吸困难;急性肾炎时,肾小球毛细血管内皮细胞过度增生,使血管腔狭窄阻碍尿液的生成。

四、炎症的局部临床表现和全身性反应

(一)局部临床表现

1. 红　与局部血管扩张,血液含量增多有关。

2. 肿　急性炎症时组织肿胀主要与渗出有关;也有与组织损伤有关的,如急性普通型病毒性肝炎,肝脏体积明显肿大,主要由于肝细胞广泛发生细胞水肿变性。而慢性炎症组织肿胀主要与局部组织增生有关。

3. 热 炎症病变处组织温度升高,主要由于局部动脉血管扩张充血,组织得到更加充分的营养和氧的供应,代谢增强所致。

4. 痛 由于某些炎症介质的释放,刺激了局部感觉神经末梢引起痛觉。也可由于渗出物过多压迫了神经末梢导致。

5. 功能障碍 局部组织的损伤可引起器官功能障碍。渗出物过多也可通过挤压临近组织或阻塞局部管腔而导致器官功能障碍。

(二)全身性反应

当局部组织的炎症病变比较严重时,可以引起一系列全身性反应,主要有:

1. 发热

发热是由于机体内出现了致热物质,引起体温调节中枢的体温调定点上升,而后通过对神经、体液因素的调节,使机体产热增加,散热减少,实际体温便逐渐上升,达到新的调定点水平。当实际体温超过正常值 0.5℃ 以上时即称为发热。发热是当机体体温调定点上移后,出现的一种主动调节性体温升高现象。根据体温升高程度的不同,可分为:①低热,体温在 38℃ 以下;②中热,体温为 38.1～39℃;③高热,体温为 39.1～41℃;④极高热,体温为 41℃ 以上。发热可引起头痛、头晕、呼吸频率加快、心率加快、食欲下降、厌食便秘等临床表现。

2. 末梢血白细胞计数增加

主要见于病原体感染引起的炎症,尤其是细菌感染。炎症过程中,体内白细胞释放的致热物质,如白细胞介素 I 和肿瘤坏死因子等可促进骨髓内生成的白细胞向外周血中释放,因而可见病人血中有相对不成熟的杆状核中性粒细胞。持续的感染还可促进体内产生集落刺激因子,促进相应的白细胞的生成。通常细菌感染引起中性粒细胞增加;寄生虫感染和过敏反应时,嗜酸性粒细胞增加;某些病毒感染引起单核巨噬细胞或淋巴细胞比例增加。但多数病毒、立克次体、原虫感染和极少数的细菌感染(如伤寒杆菌)引起血中白细胞计数减少。

五、炎症的分类

(1)按炎症的病变程度分类:可分为轻度、中度和重度炎症。

(2)按炎症的基本病变特点分类:炎症的基本病理变化包括变质、渗出和增生。局部组织发生炎症的过程中,往往以其中某一病变为主,以变质为主的称为变质性炎,以渗出为主的称为渗出性炎,以增生为主的称为增生性炎。渗出性炎可根据渗出的主要成分分类,分为浆液性炎、纤维素性炎、化脓性炎和出血性炎等。

(3)按炎症的持续时间分类:分为急性炎症和慢性炎症。急性炎症起病较迅速,病程短,常持续几天,一般不超过 1 个月,多以渗出病变为主。慢性炎症病程较长,可持续数月至数年,通常以增生病变为主。

第二节 急性炎症

急性炎症起病迅速,通常局部病变以血管反应和白细胞反应为主,即急性炎症多为渗出性炎症。

一、急性炎症的血管反应

急性炎症过程中,血管的反应主要包括血流动力学变化和血管壁通透性增强。

（一）血流动力学变化

急性炎症时的血流动力学变化,包括血管口径、血流量和血流速度的变化,依次表现为:

1. 细动脉短暂收缩

组织受损伤时,细动脉立即出现痉挛,但仅持续几秒钟便缓解。细动脉的短暂痉挛是由于神经的调节和体液因素作用的结果。

2. 血管扩张和血流加速

在神经因素和体液因素的调节作用下,细动脉扩张动脉血液输送增多,继而毛细血管扩张,组织内血流增多加快使组织发红发热。

3. 血流速度减慢

血流速度减慢是由于微血管通透性增强,血浆成分渗出,使血管内血细胞浓度增加,血液逐渐浓稠,流速减慢,甚至淤滞。血流缓慢、淤滞,利于白细胞靠近、黏附血管壁,进而向外伸出。

（二）血管壁通透性增加

炎症区血管壁通透性增强,利于血浆中液体物质和血细胞(主要是白细胞)的渗出。导致血管壁通透性增强的因素有:

1. 内皮细胞收缩

炎症过程中,局部组织会产生一些活性物质称为炎症介质(将在本节的后面学到),有些炎症介质(如组胺、缓激肽、白细胞三烯等)可作用于血管内皮,引起内皮细胞收缩。

2. 内皮细胞损伤

可由于病因的损害而导致血管内皮坏死脱落,微血管壁通透性增强;也可由于白细胞黏附于内皮后,释放毒性产物引起。

3. 内皮细胞穿胞通道增多增大

正常内皮细胞中存在着一定数量的穿胞孔道,使血浆中大分子物质如蛋白质可随液体通过穿胞孔道而穿越内皮细胞。炎症过程中局部血管内皮中的穿胞孔道数量增多,孔道口径增大,促进血管内物质的渗出。

二、急性炎症的白细胞反应

炎症过程中,血液中白细胞渗出到病变组织中,发挥吞噬作用和免疫作用,以清除有害物质和坏死组织。在此过程中白细胞还可释放出一些物质,导致局部组织的损伤。

（一）白细胞渗出

白细胞的渗出过程包括以下几个环节:

1. 边集和滚动

随着微血管壁通透性的增强,血浆中液体物质外渗,使血液中血细胞占比增加,使白细胞向血管边缘部移动。另外红细胞体积小,运动速度较快,可将体积较大而运动较慢的白细胞由血流的中轴部,推向边缘部。白细胞逐渐向血管壁靠近,接触到血管壁后,在内皮细胞表面向前翻滚。

2. 黏附

接触到血管壁的白细胞逐渐与血管内皮相黏附。

3. 游出

黏附到血管内皮的白细胞,受到病变区某些化学因子的吸引,以类似阿米巴原虫的变形运动方式,从内皮细胞的连接处穿越血管壁进入到周围组织中。

4. 趋化作用

白细胞从血管内游出,进入组织中,会向病灶处聚集。能够吸引白细胞做定向移动的化学物质,称为趋化因子。白细胞沿趋化因子的浓度梯度向其做定向移动,这一过程称为趋化作用。趋化因子可以是外源性的(如细菌产物等),也可以是内源性的(如补体成分、白细胞三烯等)。趋化因子对白细胞的吸引作用具有特异性,有些趋化因子只吸引中性粒细胞,而另一些趋化因子吸引单核细胞和嗜酸性粒细胞。

(二)白细胞激活

白细胞在趋化因子的作用下,移动到病变区后,可识别病原体、坏死组织等异物,并被激活,进而发挥吞噬作用、免疫作用,从而杀伤病原体,清除异物,保护机体,具有重要的防御作用。

(三)白细胞的组织损伤作用

白细胞在发挥吞噬作用的过程中,可发生溶酶体内溶解酶的释出,使正常的细胞和组织受到损伤。白细胞内溶酶体酶的逸出,其发生机制与以下因素有关:①当吞噬物尚未被白细胞的细胞膜完全包被时,若与溶酶体相融合,则可导致溶酶体酶的外溢。②当某些异物不易被吞噬时,白细胞可将溶酶体酶释放到细胞外,发挥对异物的溶解作用。③有时白细胞吞噬的某些异物可损坏溶酶体膜,导致溶解酶外溢,损伤正常组织。

三、炎症介质在炎症过程中的作用

炎症介质是一系列参与、介导炎症反应的化学活性物质。炎症介质在血管反应和白细胞反应中发挥了重要作用。炎症介质分为血浆源性和白细胞源性两类。血浆源性炎症介质主要是在肝内合成的,肝细胞合成其前体释放入血需要时经酶水解而被激活。细胞源性炎症介质主要是由中性粒细胞、单核细胞、巨噬细胞和肥大细胞产生。此外内皮细胞、平滑肌细胞、成纤维细胞等也可产生炎症介质。

细胞源性的炎症介质主要有:血管活性胺,包括组胺和5-羟色胺;花生四烯酸代谢产物,包括前列腺素(PG)、白细胞三烯(LT)和脂质素(LX);血小板激活因子(PAF);细胞因子,如肿瘤坏死因子(TNF)、白细胞介素;活性氧、一氧化氮(NO)、白细胞溶酶体酶、神经肽(如P物质)。血浆源性炎症介质主要有:缓激肽、激肽原酶、C3a、C3b、C5a、C5b、凝血酶、纤维蛋白多肽、凝血因子Xa等。

主要炎症介质的作用见表3-1:

表3-1　主要炎症介质及其作用

作用	主要炎症介质
扩张血管	组织胺、5-羟色胺、缓激肽、PGD2、PGE2、PGF2、PGI2、NO
提高血管壁通透性	组织胺、5-羟色胺、缓激肽、LTC4、C3a、C5a、PAF
趋化作用	C5a、LTB4、IL-1、IL-8、TNF、细菌产物
发热	IL-1、IL-6、PGE2、TNF-α
疼痛	PGE2、缓激肽
组织损伤	溶酶体酶、氧自由基、NO

四、急性炎症的病理类型

急性炎症过程通常以渗出病变为主,即急性炎症多为渗出性炎症。根据渗出物主要成分的不同,可将急性渗出性炎症分为浆液性炎、纤维素性炎、化脓性炎和出血性炎。

(一)浆液性炎

此种急性渗出性炎症,以浆液的大量渗出为主要病变。浆液清澈稀薄,含 3% ~ 5% 的蛋白质(主要为白蛋白),含少量中性粒细胞和纤维素。浆液性炎多发生于皮肤、黏膜、浆膜及疏松结缔组织等组织疏松的部位。如皮肤 II 度烫伤时,浆液性物质大量渗出,在局部积聚形成水泡。感冒初期,鼻流清涕,即为鼻黏膜发生了浆液性炎。浆液大量渗出沿鼻黏膜表面向下流淌。黏膜的浆液性炎又称为浆液性卡他。卡他是指渗出物沿黏膜表面向下流淌的意思。急性心包炎时可有大量浆液渗出,进入心包腔,导致心包腔积液,严重影响心的泵血功能。

(二)纤维素性炎

这一类渗出性炎症,渗出物中含大量纤维蛋白原。纤维蛋白原在组织中可转变为纤维蛋白(纤维素)。后者肉眼观察呈灰白色。镜下观察,HE 染色,呈嗜伊红染色、颗粒状、条状或交织呈网状。此类炎症局部血管通透性较大。多由肺炎球菌、痢疾杆菌和白喉杆菌等细菌感染引起。细菌毒素对血管壁构成了明显的损伤。也见于尿毒症,高浓度的尿素可造成血管壁的损伤。汞中毒也可引起纤维素性炎。纤维素性炎多发生于黏膜、浆膜或肺。

黏膜的纤维素性炎,渗出的纤维素、炎细胞、感染的细菌及坏死的黏膜组织等混合在一起,形成灰白色的膜状物称为假膜。若假膜位于气管壁腔面(如白喉),易脱落而阻塞气道,可导致窒息死亡。若位于肠壁腔面(如细菌性痢疾),脱落后,局部形成溃疡。

浆膜的纤维素性炎,如急性心包炎,心包腔内可有大量纤维素形成,在心搏动的过程中,纤维素被摩擦,形成细碎绒毛状,故而称之为绒毛(如图 3-1)。心搏动时,胸膜受到摩擦而产生疼痛症状。肺的纤维素性炎,如大叶性肺炎,病变区肺毛细血管通透性增强,可有大分子纤维蛋白原渗出进入肺泡腔并转变为纤维素,使肺组织质地变实,通气与换气受阻。渗出进入胸膜腔的纤维素,在呼吸运动过程中使胸膜受到摩擦产生疼痛。

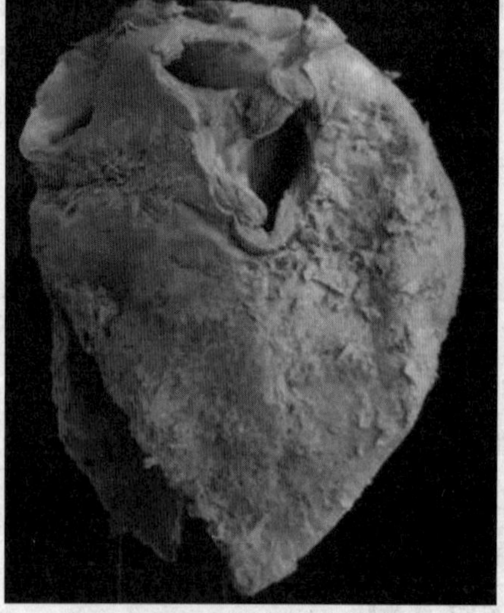

图 3-1　绒毛心(固定标本)

（三）化脓性炎症

此类渗出性炎症,渗出的成分中含有大量中性粒细胞。由细菌感染所致。细菌可对中性粒细胞产生趋化作用,引起中性粒细胞大量渗出。中性粒细胞可对细菌进行吞噬与杀伤,随后中性粒细胞可发生变性坏死。变性坏死的中性粒细胞称为脓细胞。脓细胞可释出溶解酶,将局部的坏死组织溶解液化。在病灶中,由大量的细胞、被液化的坏死组织及感染的病原菌等在一起,形成了一种混浊的凝乳状液体,称为脓液。脓液的颜色因病原菌而异,可为淡黄色、乳白色、灰黄色或黄绿色等。能够引起化脓性炎症的细菌称为化脓菌,常见的有葡萄球菌、链球菌、大肠杆菌、脑膜炎双球菌等。化脓性炎根据病变特点的不同,可分为脓肿、蜂窝织炎、表面化脓和积脓。

1. 脓肿

脓肿是组织器官内的一种局限性化脓性炎症。病灶与周围正常组织分界清楚。肉眼可见局部形成充满脓液的腔(如图3-2)。脓肿病变主要由金黄色葡萄球菌感染所致,该菌可产生凝血酶,使渗出的纤维蛋白原转变为纤维素,限制细菌的扩散,使病变局限。细菌产生毒素,可导致局部组织坏死,中性粒细胞大量渗出,吞噬杀伤细菌进而转变为脓细胞,并释放溶解酶,使坏死组织溶解液化,局部形成含有脓液的腔。脓肿形成后,其周围会逐渐形成肉芽组织,能够吸收脓液,并限制炎症扩散。小的脓肿易被吸收消散。较大脓肿不易彻底吸收,需切开排脓或穿刺抽脓以促进愈合。脓液清除后,局部常有肉芽组织修复,最终形成瘢痕。

我们皮肤形成的疖,即发生于局部毛囊、皮脂腺及其周围邻近组织的脓肿。痈是多个疖的融合,需及时切开排脓。

2. 蜂窝织炎

蜂窝织炎是发生于疏松结缔组织的弥漫性化脓性炎症。病变与周围组织界限不清。蜂窝织炎多由溶血性链球菌感染所致。溶血性链球菌可产生透明质酸酶,能够分解结缔组织中的透明质酸,其产生的链激酶可溶解纤维素,因而细菌在疏松结缔组织中容易扩散,引起大量中性粒细胞的弥漫浸润,通常不发生组织的明显坏死,治愈后一般不留痕迹。蜂窝织炎常发生于皮肤、肌肉或阑尾(如图3-3)。

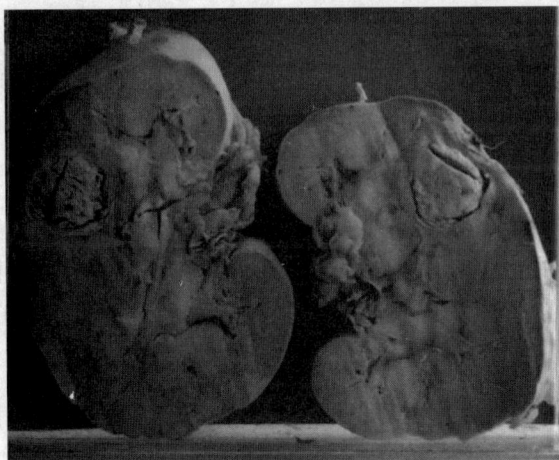

图3-2　肾脓肿(固定标本)

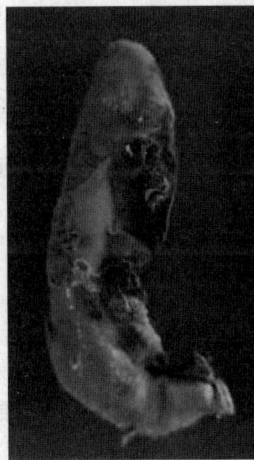

图3-3　阑尾蜂窝织炎(固定标本)
阑尾充血肿胀,表面可见脓性渗出物

3. 表面化脓和积脓

表面化脓和积脓是发生于黏膜或浆膜浅层的化脓性炎。病变区中性粒细胞大量渗出到黏膜或浆膜表面,而向深部组织浸润不明显。渗出的中性粒细胞可吞噬杀伤细菌,清除异物,随后转变为脓细胞,释放溶解酶,溶解坏死组织。大量脓细胞及液化的坏死组织、病原菌等形成脓液沿黏膜、浆膜表面向下流淌,因而黏膜或浆膜的表面化脓又称为脓性卡他。如化脓性尿道炎,脓液可沿尿道黏膜向下流淌。化脓性支气管炎时,支气管黏膜表面形成大量脓液,因而患者咳脓痰。若化脓性炎发生于浆膜、胆囊黏膜或输卵管黏膜,则脓液可积存在浆膜腔、胆囊腔或输卵管腔中,此现象称为积脓。

（四）出血性炎

出血性炎是由于炎症病变组织中血管壁损伤严重,导致红细胞的大量渗出,如鼠疫、流行性出血热等。

五、急性炎症的结局

（一）痊愈

如果致病因素被及时清除,局部组织坏死范围较小,炎性渗出物、坏死组织及其他异物被溶解吸收或排出,周围存活的同种组织细胞具有较强的再生能力,则能够通过再生而将组织完全修复,恢复其原有的正常结构与功能,称为完全痊愈。如果局部坏死组织范围较大或组织再生能力较弱,甚至缺乏再生能力,则损伤的修复需肉芽组织参与,最终形成瘢痕称为不完全痊愈,如大面积烧伤、流行性乙型脑炎、心肌炎等。

（二）迁延不愈,转为慢性炎症

若机体抵抗力较低或治疗不彻底,使致病因素在体内长期存在,则导致组织持续性损伤,炎症由急性转为慢性,病情可时轻时重。

（三）蔓延扩散

在机体抵抗力低,感染的病原体毒力强、数量多,又未能及时有效治疗时,病原体可繁殖,向周围组织中蔓延,亦可借助血道、淋巴道而到达其他部位组织器官,引起炎症的扩散。

1. 局部蔓延

病变处病原体繁殖,可通过组织间隙向周围组织蔓延,也可通过局部的自然管道向邻近组织扩散,如上呼吸道感染未及时控制,病原体繁殖侵入下呼吸道,引起气管炎、支气管炎,甚至肺炎。尿道炎时未及时控制,病原体繁殖,可向上蔓延,引起膀胱炎、输尿管炎,甚至波及肾盂肾盏。

2. 淋巴道蔓延

急性炎症病灶中的渗出液,可部分经淋巴管道回流。渗出液中所含的细菌等病原微生物也可随之进入淋巴管道,从而导致淋巴管炎和局部淋巴结炎,甚至经淋巴管道进入血液循环,通过血道蔓延扩散。

3. 血道蔓延

炎症病灶中的病原微生物或其毒性代谢产物,可侵入血液循环也可经淋巴管道进入血液,随血流进入其他器官引起炎症病变。

（1）菌血症。病原菌侵入血液循环,但未在血液中繁殖,也没有释放毒素,经过血液循环而到达其他的组织器官内,引起炎症病变。

（2）毒血症。病原菌在局部组织中繁殖,释放出毒素,毒素扩散入血,引起机体中毒症状,如高热、心肝肾等实质器官损伤等,但血培养查不到致病菌。

（3）败血症。病变区细菌侵入血管,在血液中大量繁殖并释放毒素。患者可出现毒血症的表现,并可出现皮肤和黏膜的多发性瘀点、瘀斑及肝、脾、淋巴结肿大等。

（4）脓毒败血症。化脓菌引起败血症时，细菌栓子可导致多发性栓塞，并可在栓塞处引起局部组织脓肿病变，称为多发性栓塞性脓肿或转移性脓肿。

第三节　慢性炎症

慢性炎症病程持续数月甚至数年。慢性炎症可由急性炎症迁延而来，也可没有急性炎症过程，隐匿发生，缓慢发展。在慢性炎症的进程中也可伴随急性炎症的反复发作。慢性炎症的发生多与以下因素有关：①感染的病原体难以清除，对机体构成持续的损伤；②长期接触到内源性或外源性的毒性因子；③发生了自身免疫反应。慢性炎症多以增生性病变为主，根据病变特点的不同可分为一般慢性炎症（非特异性慢性炎症）和肉芽肿性炎（特异性慢性炎症）。

一、一般慢性炎症

一般慢性炎症的病变特点主要有：

（1）病灶内浸润的炎细胞主要为淋巴细胞、浆细胞、单核细胞等。

（2）组织的持续性损伤与致炎因子及炎细胞释放的产物有关。

（3）常有明显的被覆上皮、腺上皮、纤维结缔组织增生；成纤维细胞、血管内皮增生形成肉芽组织，最终转变为瘢痕。

如慢性支气管炎时，可见黏膜下层中黏液腺增生肥大，浆液腺上皮发生黏液腺化生，使黏液分泌亢进，导致患者咳出大量黏痰，后期还可见管壁中纤维组织明显增生。慢性肥厚性胃炎时，可见黏膜中腺体肥大增生。慢性萎缩性胃炎时，可见黏膜中纤维组织增生。慢性阑尾炎时也可见管壁中明显的纤维组织增生。

黏膜组织慢性炎症时，可发生被覆上皮、腺上皮、成纤维细胞、血管内皮细胞的过度增生，向黏膜表面突出，形成顶端略粗、根部略细的肿物样结构，称为炎性息肉，如鼻息肉、宫颈息肉、肠息肉等。

二、肉芽肿性炎

此种慢性炎症，病灶中可见特征性的巨噬细胞增生聚集，并发生形态演变，从而在局部形成境界清楚的结节状病灶，称为肉芽肿。肉芽肿通常直径 0.5～2.0 mm。肉芽肿内巨噬细胞演变形成的细胞，主要有上皮样细胞和多核巨细胞。不同病因导致的肉芽肿，其形态往往不同，因而可依据肉芽肿的形态特点做出病因诊断。

由于异物侵入机体，长期刺激而导致的肉芽肿，称为异物肉芽肿。由于病原体感染所引起的肉芽肿，称为感染性肉芽肿。其形成多是由于入侵的病原体不易被吞噬杀伤，而刺激机体发生细胞免疫反应所致，不同病原体感染所致的肉芽肿，其形态会有所不同，具有诊断价值。

小　结

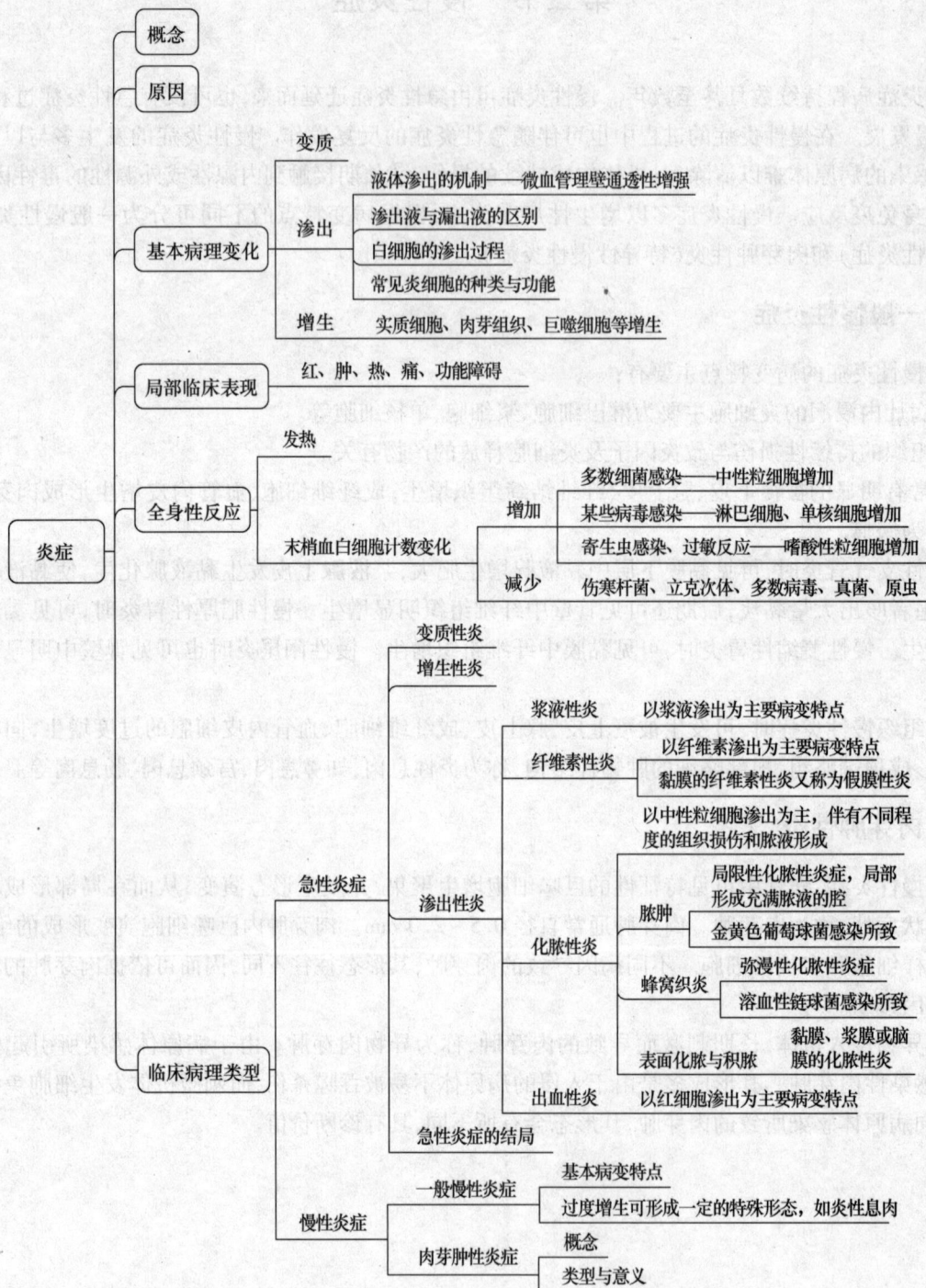

达 标 自 测

一、名词解释

1. 炎症　　2. 变质　　3. 浆液性炎　　4. 纤维素性炎　　5. 化脓性炎　　6. 脓肿　　7. 蜂窝织炎

8. 炎性息肉　　9. 肉芽肿性炎

二、填空

1. 炎症的基本病理变化包括( )( )和( )。

2. 炎症的局部临床表现包括( )( )( )( )和( )。

3. 渗出性炎症的基本类型包括( )( )( )和( )。

三、选择题

1. 关于炎症的概念,下列说法正确的是:( )

A. 炎症是机体在病因的作用下所发生的各种损伤现象的统称

B. 炎症是生物体的抗损伤反应

C. 任何生物均可发生炎症反应

D. 炎症是具有血管系统的生物体对损伤所发生的以防御为主的综合性反应

E. 生物体受到损伤时,都会有炎症反应出现

2. 最常见的致炎因子是:( )

A. 生物因子　　　　B. 化学因子　　　　C. 物理因子　　　　D. 变态反应　　　　E. 坏死组织

3. 炎症的局部基本病理变化包括:( )

A. 充血、水肿、化生　　B. 变性、渗出、增生　C. 变质、渗出、增生

D. 变质、肥大、化生　　E. 变性、坏死、红肿

4. 渗出液在组织间隙中积聚,称为:( )

A. 炎性充血　　　　B. 炎性水肿　　　　C. 炎性出血　　　　D. 炎性积水　　　　E. 炎性积液

5. 关于炎症介质的作用,下列说法错误的是:( )

A. 扩张血管　　　　B. 增加血管壁通透性　　　　　　C. 促进组织分解代谢

D. 致痛　　　　　　E. 趋化作用

6. 炎细胞自血管内游出,向病变区定向移动的现象称为:( )

A. 吞噬作用　　　　B. 炎性渗出　　　　C. 趋化作用

D. 炎细胞浸润　　　E. 阿米巴样运动

7. 炎症时,下列改变最具有防御意义的是:( )

A. 炎症局部钾离子浓度增高　　　　B. 炎症局部组织分解代谢增强

C. 炎性充血　　　　D. 白细胞渗出　　　　E. 液体渗出

8. 渗出液的特点不包括:( )

A. 外观混浊　　　　B. 不能自凝　　　　C. 蛋白含量大于30g/L

D. 比重大于1.018　　E. 有核细胞数大于 $0.50 \times 10^9/L$

9. 化脓性炎症病灶中浸润的炎细胞主要是:( )

A. 中性粒细胞　　　　B. 巨噬细胞　　　　C. 嗜碱性粒细胞

D. 单核细胞　　　　　E. 淋巴细胞

10. 炎性肉芽肿主要是由哪种细胞增生聚集演变而形成:(　　)

A. 淋巴细胞　　　B. 巨噬细胞　　　C. 浆细胞　　　D. 成纤维细胞　　　E. 中性粒细胞

11. 脓细胞源于下列哪种细胞:(　　)

A. 单核细胞　　　B. 中性粒细胞　　　C. 淋巴细胞

D. 血管内皮细胞　　　E. 组织细胞

12. 下列哪个部位形成的假膜最危险(　　)

A. 咽喉　　　　B. 气管　　　　C. 结肠　　　D. 鼻　　　E. 心外膜

13. 假膜的主要成分是:(　　)

A. 坏死的黏膜组织　　B. 纤维素　　　C. 中性粒细胞　　D. 淋巴细胞　　E. 红细胞

14. 慢性炎症导致器官肿胀的主要原因是:(　　)

A. 变质性病变　　　B. 渗出性病变　　　C. 增生性病变

D. 炎细胞浸润　　　E. 组织损伤

15. 细菌扩散入血,在血中繁殖并产生毒素,引起全身中毒症状,称为:(　　)

A. 菌血症　　　B. 毒血症　　　C. 败血症　　　D. 脓毒败血症　　　E. 血道播散

16. 引起蜂窝织炎的主要致病菌是:(　　)

A. 葡萄球菌　　　B. 大肠杆菌　　　C. 溶血性链球菌

D. 流感杆菌　　　E. 脑膜炎球菌

17. 引起脓肿的主要致病菌是:(　　)

A. 皮肤癣菌　　　B. 伤寒杆菌　　　C. 溶血性链球菌

D. 流感杆菌　　　E. 金黄色葡萄球菌

18. 绒毛心属于下列哪种性质的炎症:(　　)

A. 变质性炎　　　B. 增生性炎　　　C. 纤维素性炎

D. 化脓性炎　　　E. 一般慢性炎症

19. 关于炎症时,外周血中白细胞的变化,下列说法不正确的是:(　　)

A. 慢性炎症时外周血中性粒细胞增多　　B. 严重感染时可见核左移

C. 病毒感染时外周血淋巴细胞增多　　D. 化脓性炎症时中性粒细胞增多

E. 变态反应性炎症时嗜酸粒细胞增多

20. 下列哪项不是渗出性炎症:(　　)

A. 皮肤烫伤形成的水泡　　　　B. 白喉　　　C. 宫颈息肉

D. 脓肿　　　E. 绒毛心

参 考 答 案

一、名词解释

1. 炎症:炎症是由血管系统的活体组织受到损伤时发生的以防御作用为主的病理过程。

2. 变质:组织发生的各种损伤统称为变质。

3. 浆液性炎:以浆液的大量渗出为主要病变的炎症。

4. 纤维素性炎:以纤维素的大量渗出为主要病变的炎症。

5. 化脓性炎:以中性粒细胞的大量渗出为主的炎症,伴有不同程度的组织坏死与脓液形成。

6.脓肿:组织器官内的局限性化脓性炎症。

7.蜂窝织炎:发生于疏松结缔组织的弥漫性化脓性炎症。

8.炎性息肉:黏膜组织慢性炎症时,被覆上皮、腺上皮、成纤维细胞、血管内皮细胞过度增生,向黏膜表面突出,形成顶端略粗、根部略细的肿物样结构,称为炎性息肉。

9.肉芽肿性炎:炎症病灶中由巨噬细胞增生聚集,并发生形态演变,从而在局部形成境界清楚的结节状病灶,称为肉芽肿。

二、填空

1.变质,渗出,增生

2.红,肿,热,痛,功能障碍

3.浆液性炎,纤维素性炎,化脓性炎,出血性炎

三、选择题

1. D　2. A　3. C　4. B　5. C　6. C　7. D　8. B　9. A　10. B　11. B　12. B　13. B　14. C　15. C
16. C　17. E　18. C　19. A　20. C

（杨　莹）

第四章 肿 瘤

学习目标

掌握：1.肿瘤的概念；
2.肿瘤的异型性、生长、扩散、对机体的影响；
3.良恶性肿瘤的区别；
4.肿瘤的命名原则。

熟悉：1.常见肿瘤的形态；
2.癌前病变、非典型性增生及原位癌。

了解：肿瘤的代谢、分类、分期、病因及发病机制。

第一节 肿瘤的概念

肿瘤,是机体在各种致瘤因素的作用下,局部组织细胞在基因水平上失去了对其生长和分化的正常调控,发生异常增生而形成的新生物。这种新生物常表现为局部肿块。肿瘤组织起源于机体正常组织细胞,但由于基因的异常变化,使组织细胞失去了分化成熟的能力,代谢、功能及形态结构发生异常。肿瘤细胞的增生具有高度自主性,不受机体神经体液因素的调控。即使致瘤因素不存在,肿瘤仍能持续生长,所以肿瘤的增生不仅与机体不协调,而且对机体有害。肿瘤性增生与非肿瘤性增生有明显的不同(表4-1)。

表4-1 肿瘤性增生与非肿瘤性增生的区别

	肿瘤性增生	非肿瘤性增生
病因	致瘤因素	某些生理状态;炎症等病理状态
细胞分化	不成熟	成熟
增生的特点	高度自主性,与机体极不协调	受机体调控,与机体相互协调
对机体影响	对机体有害	通常符合机体需要

第二节　肿瘤的形态

一、肿瘤的大体形态

肿瘤的大体形态包括形状、颜色、质地、大小、数目等方面的特征。

（一）形状

肿瘤的形状多种多样（如图4-1），形状的差异常与其发生部位、起源组织及肿瘤的良恶性质有密切关系。生长在体表、体腔表面或自然管道表面的肿瘤，常呈乳头状、息肉状、蕈状、菜花状和溃疡状等。发生于深部组织的良性肿瘤，常呈结节状，有的呈分叶状；恶性肿瘤多呈浸润性。起源于腺上皮的肿瘤可呈囊状。

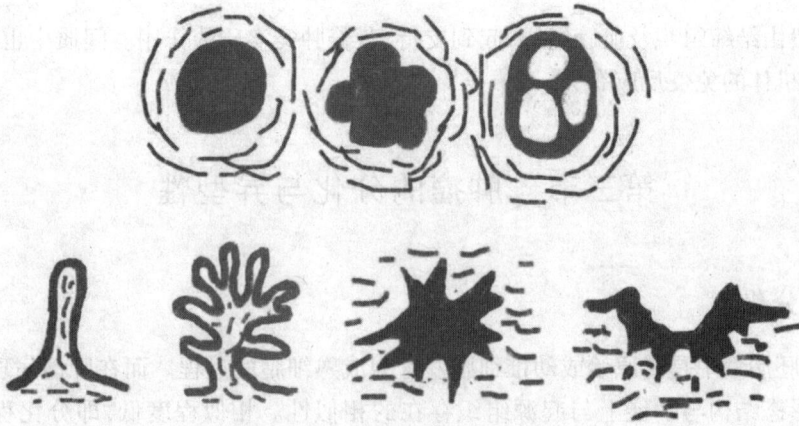

图4-1　肿瘤的常见形状模式图

（二）颜色

肿瘤组织的颜色与起源组织有关，如脂肪瘤呈黄色，血管瘤呈红色。肿瘤组织有时会发生一些继发性改变，如坏死、出血等，使肿瘤原有颜色发生变化，呈现多种颜色混杂现象。有的肿瘤可产生色素，如黑色素瘤细胞可产生黑色素，使肿瘤呈黑褐色。

（三）质地

肿瘤组织的质地与起源组织、肿瘤细胞与间质的比例及继发性改变有关。如脂肪组织的肿瘤较软，骨组织的肿瘤较硬；间质纤维多的乳腺癌质地较硬，间质纤维少而细胞成分多的乳腺癌则较软；肿瘤组织发生坏死时局部质地变软。

（四）大小

肿瘤的大小可以有很大差别，与生长时间、肿瘤的良恶性质和发生部位等因素有关。生长在体表或较大体腔（如腹腔）内的肿瘤，有足够的生长空间，因而可长得较大；生长在密闭狭小腔道（如椎管、颅腔）内的肿瘤，通常长得较小。良性肿瘤因其对机体危害小，如有足够空间且生长时间充分，则可长得较大；而恶性肿瘤在体积较小时便可引起显著的不良影响，甚至导致病人死亡，因此通常体积不大。

（五）数目

肿瘤通常单发，有些肿瘤也可多发，如子宫肌瘤。临床上对肿瘤病人进行检查时，要全面仔细，避免只注意到最明显的肿瘤，而忽略了肿瘤多发的可能。

二、肿瘤的组织形态

肿瘤组织由实质与间质两部分组成。

（一）肿瘤实质

肿瘤实质，即肿瘤细胞，是肿瘤的主要成分。多数肿瘤只含有一种实质成分，如脂肪瘤、平滑肌瘤；也有少数肿瘤可含有两种或两种以上的实质成分。肿瘤的生物学特点主要取决于肿瘤实质。光镜观察肿瘤实质的形态，可以识别肿瘤的组织起源、判断肿瘤的良恶性质。

（二）肿瘤间质

肿瘤间质一般由结缔组织及血管组成，起到支持、营养肿瘤实质的作用。间质中也可见巨噬细胞和淋巴细胞，可能与机体的免疫反应有关。

第三节　肿瘤的分化与异型性

一、肿瘤的分化

分化，在组织胚胎学中是指原始或幼稚细胞发育为成熟细胞的过程。而在肿瘤病理学中，分化用于描述肿瘤组织在形态结构与功能上与起源组织存在的相似性。相似程度低，即分化程度低；相似程度高，即分化程度高。

二、肿瘤的异型性

肿瘤的细胞形态及组织结构与起源组织存在着不同程度的差异，这种差异性称为肿瘤的异型性。异型性小的肿瘤分化程度高，异型性大的肿瘤分化程度低。肿瘤的异型性是诊断肿瘤、区别肿瘤良恶性质的重要组织学依据。

肿瘤的异型性包括肿瘤细胞的异型性和肿瘤组织结构的异型性两个方面。

肿瘤细胞的异型性是指肿瘤与起源组织在细胞形态方面存在的差异。良性肿瘤通常细胞异型性不明显，而恶性肿瘤的细胞异型性明显表现为：

1. 肿瘤细胞的多形性

恶性肿瘤细胞通常比正常细胞大，且各个瘤细胞的大小和形态不一致。但少数分化很差的肿瘤，如肺的小细胞癌，癌细胞较小、圆形、大小也比较一致。良性肿瘤的细胞异型性通常不明显。

2. 肿瘤细胞核的异常

肿瘤细胞核具有明显的多形性，表现为核大小、形状、染色和数量不一致。瘤细胞核一般比正常细胞核大，细胞核与细胞质的比例比正常增大（正常为 $1:4 \sim 1:6$，恶性肿瘤细胞可接近 $1:1$），核染色深（由于核内 DNA 增多），染色质呈粗颗粒状，分布不均匀，常堆积于核膜下，使核膜显得增厚（如图 4-2）。核分裂象增多，并出现病理性核分裂象（如不对称性核分裂、多极性核分裂等），对恶性肿瘤具有诊断意义（如图 4-3）。

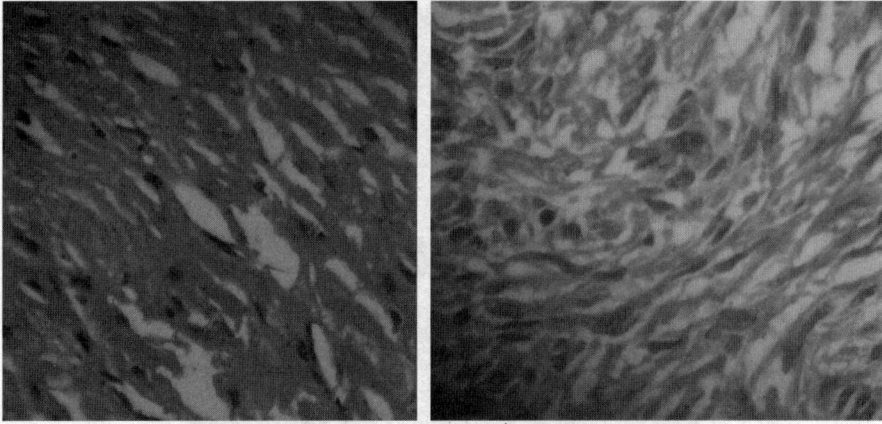

图4-2 良、恶性肿瘤细胞异型性比较(HE染色,高倍镜)
左图为纤维瘤(良性),右图为纤维肉瘤(恶性)

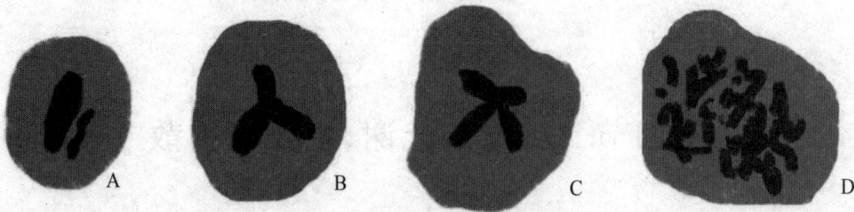

图4-3 病理性核分裂象模式图
A.不对称核分裂;B.三级核分裂;C.四级核分裂;D.顿挫型核分裂

3.肿瘤细胞胞质的改变

恶性肿瘤细胞胞质多呈嗜碱性(核蛋白体增多所至)。有些肿瘤细胞胞质内可产生某些异常物质,如肝癌细胞胞质内有时可见胆色素。

有些恶性肿瘤的细胞异型性显著,很难确定其组织起源,故称之为间变性肿瘤,通常为高度恶性肿瘤。

(二)肿瘤组织结构的异型性

肿瘤组织结构的异型性是指肿瘤组织在空间排列与起源组织的差异。良性肿瘤存在着不同程度的组织结构异型性。恶性肿瘤的组织结构异型性明显,而且通常较同种组织起源的良性肿瘤组织结构异型性更大。(图4-4和图4-5)

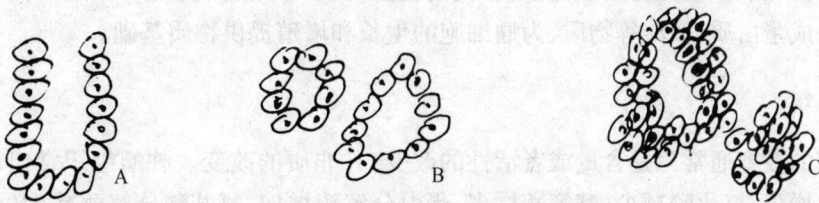

图4-4 良、恶性肿瘤异型性比较模式图
A.正常腺体;B.腺瘤;C.腺癌

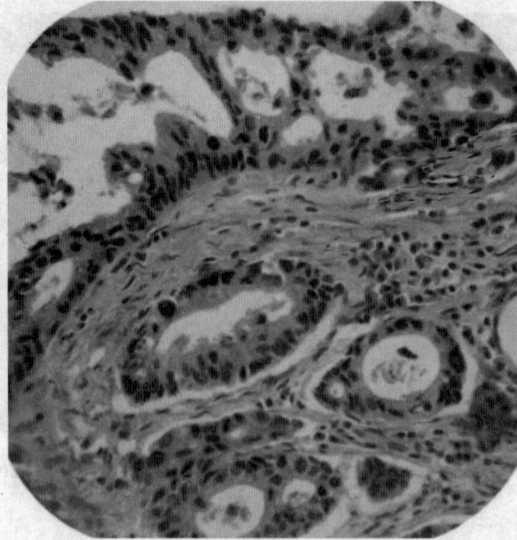

图 4 - 5　结肠腺癌(HE 染色,高倍镜)

第四节　肿瘤的代谢、生长与扩散

一、肿瘤的代谢

(一)核酸代谢

肿瘤细胞核酸的合成代谢增强,分解代谢减弱,因此核酸含量增多,在恶性肿瘤细胞内尤为明显。这一特点为肿瘤细胞的分裂与生长提供了物质基础。

(二)蛋白质代谢

肿瘤组织的蛋白质合成代谢与分解代谢都增强,但合成代谢速度大于分解代谢,为肿瘤的生长提供物质基础。肿瘤组织还可以合成特异性肿瘤蛋白,作为肿瘤特异抗原或肿瘤相关抗原,引起机体的免疫反应。有些肿瘤蛋白(如肝细胞癌合成的甲种胎儿蛋白、胃癌细胞产生的胎儿硫糖蛋白等)虽不具有肿瘤特异性,但检查这些抗原,并结合其他改变可帮助诊断相应的肿瘤和判断治疗后有无复发。

(三)糖代谢

肿瘤组织即使在氧供应充分的条件下,糖代谢也主要以无氧酵解为主。糖酵解的许多中间产物被肿瘤细胞用于合成蛋白质、核酸等物质,为瘤细胞的生长和增殖提供物质基础。

(四)酶系统

肿瘤组织酶的改变通常只是含量或者活性的改变,并非质的改变。肿瘤组织常出现核酸及蛋白质合成相关酶活性增强,氧化酶减少,酵解酶增多,蛋白分解酶增加,氨基酸分解酶减少(便于氨基酸被重新用于肿瘤组织的蛋白质合成)等。不同的肿瘤还可出现个性化的酶学改变。临床上对病人进行血清酶学检测,有助于肿瘤的诊断及预后判断。

二、肿瘤的生长

肿瘤组织在其生长过程中,会对机体产生诸多不良影响。肿瘤对机体危害的大小与其生长速度、生长方式有密切的关系。

(一)肿瘤的生长速度

不同的肿瘤,其生长速度可以有很大差别。通常分化好的良性肿瘤生长缓慢,分化差的恶性肿瘤生长较快。如果一个生长缓慢的良性肿瘤突然生长速度加快,应考虑其恶变的可能。

(二)肿瘤的生长方式

肿瘤的生长方式主要有三种:

1.膨胀性生长

膨胀性生长是大多数良性肿瘤的生长方式。肿瘤生长缓慢,不侵犯周围组织,与周围组织分界清楚。肿瘤的生长犹如逐渐膨大的气球,压迫推挤周围的组织、器官,可引起周围有腔器官的阻塞。肿瘤常有完整的纤维包膜,临床触诊时活动度好,手术易摘除,术后不易复发。

2.外生性生长

发生在体表、体腔内或管道器官(如消化道、泌尿生殖道)表面的肿瘤,常向表面生长,形成突起的乳头状、息肉状和蕈伞状等,此种生长方式称为外生性生长。良、恶性肿瘤均可呈外生性生长。但恶性肿瘤在外生性生长的同时,其底部还向周围组织中浸润。外生性生长的恶性肿瘤可由于生长迅速、供血不足,而发生坏死脱落,局部形成恶性溃疡,溃疡边缘隆起,底部高低不平。

3.浸润性生长

为大多数恶性肿瘤的生长方式。肿瘤组织没有包膜或包膜不完整。肿瘤生长时,犹如树根长入泥土般连续性地向周围组织侵入,破坏周围组织结构,这种生长方式称为浸润性生长(图4-5)。肿瘤与周围组织分界不明显,临床触诊活动度差。手术切除范围应该比肉眼所见范围大,因为肿瘤周围组织中可有肉眼不能察见的少量肿瘤细胞浸润。个别良性肿瘤,如血管瘤,也可呈浸润性生长。

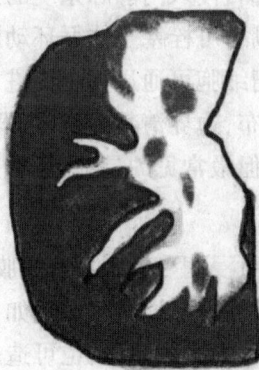

图4-6 肺癌的浸润性生长模式图
癌组织灰白色,呈树根状侵入周围组织

三、肿瘤的扩散

恶性肿瘤不仅可以在原发部位生长,还可侵入邻近组织或通过多种渠道到达身体其他部位继续生

长,这种现象称为肿瘤的扩散。这是恶性肿瘤的重要特征。恶性肿瘤的扩散方式有:

(一)直接蔓延

随着恶性肿瘤细胞的分裂增殖,瘤细胞会侵入邻近组织,沿着组织间隙、淋巴管、血管或神经束连续性浸润生长,破坏邻近组织、器官的结构,这种现象称为直接蔓延(direct spreading)。例如晚期食管癌可直接蔓延至气管,破坏气管壁,造成食管—气管瘘,引起进食时呛咳。晚期乳腺癌可以蔓延到胸肌、胸壁,甚至到达肺。

(二)转移

恶性肿瘤细胞从原发部位侵入淋巴管、血管、体腔,从而到达身体其他部位继续生长,形成与原发瘤同样类型的肿瘤,这个过程称为转移(metastasis)。所形成的肿瘤称为转移瘤或继发瘤。恶性肿瘤的转移途径主要有以下三种:

1.淋巴道转移

淋巴道转移是癌最常见的转移途径。肿瘤细胞侵入淋巴管后随淋巴流入淋巴结,先到达边缘窦,而后逐渐蔓延到整个淋巴结。淋巴结无痛性肿大,质地变硬,切面灰白色。当局部有多个淋巴结发生了瘤细胞转移,且瘤细胞侵袭破坏淋巴结包膜时,可见局部淋巴结融合成团、质硬、活动度差。淋巴结内的瘤细胞可随淋巴液流入下一级淋巴结,最终可经导管进入血液循环,继发血道转移。

2.血道转移

血道转移是肉瘤最常见的转移途径。另外,间质中富含薄壁血管癌(如肾细胞癌、肝细胞癌、甲状腺滤泡性癌及绒毛膜癌等),也容易较早发生血道转移。各种癌到晚期均可发生血道转移。由于毛细血管和小静脉血管壁较薄,血压较低,所以瘤细胞多由毛细血管和小静脉进入血液循环。少数瘤细胞可经淋巴管、毛细淋巴管与毛细血管之间的吻合而进入血液循环。进入血液中的瘤细胞若能与血液中的血小板、纤维蛋白等聚集成团,形成瘤栓,则不易被免疫细胞消灭。瘤栓在心血管中运行,当遇到与其直径相当的血管腔时,可引起栓塞。之后,瘤细胞可穿破血管壁,进入局部组织中继续生长,形成转移瘤(metastatic tumor),又称继发瘤(secondary tumor)。瘤栓的运行途径与栓子运行途径基本相同。如侵入体循环静脉的瘤细胞,常在肺内形成转移瘤;侵入门静脉系统的瘤细胞,在肝内形成转移瘤;侵入肺静脉血管的肺原发瘤或转移瘤细胞,形成瘤栓后,可栓塞于体循环动脉血管,进而形成转移瘤,常见于脑、骨、肾、肾上腺等处;侵入胸、腰、骨盆静脉的瘤细胞可通过吻合支进入脊柱静脉丛,在脊椎内形成转移瘤,并可进而转移至脑。转移瘤常多发,散在分布,边界清楚,多接近器官的表面。

肿瘤的血道转移可发生于任何器官,但最常见的是肺,其次是肝、骨。

3.种植性转移

体腔内器官发生恶性肿瘤时,瘤细胞可浸润蔓延到器官浆膜表面,进而像播种一样落至体腔内其他器官的表面,形成多个转移瘤,这种现象称为种植性转移。例如,胃癌细胞侵破浆膜层时,可种植到大网膜、腹膜、卵巢等处。另外,手术或检查过程中操作不当,也可造成医源性种植性转移。浆膜腔的种植性转移常伴有血性积液。血性积液的发生可能与以下因素有关:①瘤细胞侵袭破坏血管,引起出血。②浆膜下淋巴管被瘤栓阻塞,组织液淋巴回流受阻。积液中可含有瘤细胞,穿刺抽取积液,进行细胞学检查,是恶性肿瘤的重要诊断方法之一。

四、肿瘤的分期

肿瘤的临床分期,用于评估肿瘤的扩散程度,为制定治疗方案及判断预后提供依据。肿瘤的分期主要依据原发瘤的大小、浸润的深度、范围以及是否累及邻近器官,有无局部和远处淋巴结的转移,有无血道或其他(如脑脊液)远处转移等。国际上广泛采用 TNM 分期系统。T 描述肿瘤原发灶的情况,依据原发瘤体积及邻近组织受累范围的增加,依次用 T1 ~ T4 来表示;N 描述局部淋巴结受累情况,淋巴结未受累时用 N0 表示,随着淋巴结受累程度和范围的扩大,依次用 N1 ~ N3 表示;M 描述远处转移情况(通常是血道转移),无远处转移者用 M0 表示,有则用 M1 或 M2 表示。

第五节 肿瘤对机体的影响

一、良性肿瘤对机体的影响

良性肿瘤生长缓慢,且不向周围组织中浸润,因而通常对机体危害较小,主要是压迫周围组织和引起管腔阻塞。如甲状腺腺瘤可压迫气管,引起呼吸困难;压迫喉返神经,引起声音嘶哑。脑膜瘤可压迫脑组织,引起局部脑组织萎缩、脑室腔阻塞、颅内压升高等。另外,内分泌腺来源的良性肿瘤可发生激素分泌过多,如胰岛细胞瘤可分泌过多胰岛素,引起阵发性低血糖;垂体生长激素细胞腺瘤可分泌过多生长激素,引起巨人症或肢端肥大症。

二、恶性肿瘤对机体的影响

恶性肿瘤在其生长过程中也会压迫周围组织、引起管腔阻塞,并且由于浸润性生长、生长迅速、易发生转移等特点,可导致更严重的危害。

1. 破坏组织器官的结构和功能 如骨肉瘤的浸润性生长,引起病理性骨折;肝癌的浸润性生长,引起肝组织破坏、肝功能障碍。

2. 疼痛 肿瘤组织压迫、浸润局部神经可引起顽固性疼痛。

3. 出血 恶性肿瘤浸润破坏血管壁,可引起出血。如宫颈癌时阴道不规则流血、肺癌时痰中带血。

4. 发热 与肿瘤组织产生的致热原及合并感染有关。

5. 感染 肿瘤或其周围组织坏死易继发感染,如直肠癌组织坏死后,继发感染,引起脓血便。恶性肿瘤晚期,由于机体严重消耗及放化疗的影响使免疫系统功能下降,易发生严重感染,可导致死亡。

6. 恶病质 恶性肿瘤病人晚期出现严重消瘦、乏力、贫血和全身衰竭的状态,称为恶病质。其发生机制尚未完全阐明,可能与以下因素有关:①肿瘤组织合成代谢旺盛,消耗了机体大量营养物质。②出血、感染、发热等继发改变。③肿瘤组织的某些毒性产物引起机体代谢紊乱。④晚期顽固性疼痛影响病人的进食与休息等。

7. 副肿瘤综合征 是指一些并非原发肿瘤或转移瘤直接引起的,难以解释的临床综合征,常表现为异位内分泌综合征(一些非内分泌腺肿瘤产生和分泌激素或激素样物质而引起的内分泌紊乱临床综合征)、痛风、自身免疫性关节炎、肌无力、低血糖、高血钙、血液高凝状态引起静脉血栓形成、心内膜炎等,与肿瘤产物(如激素、生长因子和蛋白等)的作用、异常免疫反应(如交叉免疫、自身免疫和免疫复合物沉积等)等因素有关。

第六节 良性肿瘤与恶性肿瘤的区别

良性肿瘤和恶性肿瘤在生物学特点及对机体的影响方面存在着明显的不同。正确区别良性肿瘤与恶性肿瘤,对于肿瘤的诊断与治疗具有重要意义。良性肿瘤与恶性肿瘤的区别要点见表 4 - 2。

表4－2　良性肿瘤与恶性肿瘤的区别

	良性肿瘤	恶性肿瘤
分化程度	分化程度较高,异型性较小,细胞异型性常不明显,有不同程度的组织结构异型性	分化程度较低,异型性较大,有明显的细胞异型性和组织结构异型性
核分裂象	无或稀少,不见病理核分裂象	多见,并可见病理核分裂象
生长速度	缓慢	较快
生长方式	膨胀性或外生性生长,一般与周围组织分界清楚,活动度好	浸润性或外生性生长,一般与周围组织分界不清,活动度差
转移	不转移	常有转移
复发	手术后很少复发	经手术等治疗后仍易复发
对机体的影响	一般较小,主要为局部压迫与阻塞。内分泌腺来源的良性肿瘤可发生激素分泌过多	较大,除压迫和阻塞外,还可以破坏原发处和转移处的组织、引起坏死、出血、顽固性疼痛、感染、发热,甚至造成恶病质等

第七节　肿瘤的命名与分类

一、肿瘤的命名

(一)良性肿瘤的命名

良性肿瘤的一般命名原则是在起源组织的名称后面加"瘤"字(英文为后缀－oma)。如脂肪瘤、腺瘤、平滑肌瘤。有时结合肿瘤的形态特点命名,如皮肤乳头状瘤、卵巢囊腺瘤。

(二)恶性肿瘤的命名

在病理学中,上皮组织来源的恶性肿瘤称为癌(carcinoma);间叶组织(包括纤维结缔组织、肌肉、脉管、脂肪、骨、软骨等组织)的恶性肿瘤称为肉瘤(sarcoma)。临床泛指的"癌症"(cancer)是指所有恶性肿瘤。恶性肿瘤的一般命名原则见表4－3。

表4－3　恶性肿瘤的一般命名原则

起源组织	命名原则	举例
上皮组织	起源组织＋癌	鳞状细胞癌、移行细胞癌、腺癌
间叶组织	起源组织＋肉瘤	纤维肉瘤、脂肪肉瘤、骨肉瘤

(三)特殊命名

由于历史原因,有少数肿瘤的命名已经约定俗成,不完全依照上述原则,如:

(1)有些肿瘤的形态类似发育过程中的某种幼稚细胞或组织,故称之为"母细胞瘤"。良性的如骨母细胞瘤;恶性的如神经母细胞瘤、肾母细胞瘤等。

（2）被称为"病"或"瘤"，但实际为恶性肿瘤，如白血病、精原细胞瘤、多发性骨髓瘤等。

（3）有些恶性肿瘤，被直接称为"恶性……瘤"，如恶性黑色素瘤、恶性畸胎瘤、恶性脑膜瘤、恶性神经鞘瘤等。

（4）有的肿瘤以起初描述或研究该肿瘤的学者的名字命名，如尤文肉瘤（骨组织内未分化细胞发生的恶性肿瘤）、霍奇金淋巴瘤（源于淋巴结内 B 淋巴细胞的恶性肿瘤）。

（5）有些肿瘤以瘤细胞的形态命名，如透明细胞肉瘤（源于神经脊细胞的恶性肿瘤，瘤细胞多角形或梭形，胞浆透明）。

（6）以"……瘤病"，表示肿瘤多发的状态，如神经纤维瘤病、脂肪瘤病、血管瘤病等。

二、肿瘤的分类

肿瘤的分类主要依据肿瘤的组织起源和生物学行为。恰当的分类有助于明确诊断标准、统一诊断术语，也是制定治疗计划、判断病人预后的重要依据。统一的诊断标准和术语，也是疾病统计、流行病学调查、病因和发病学研究等工作的基本要求。常见肿瘤的简单分类（表4-4）。

表4-4 常见肿瘤的分类

组织来源	良性肿瘤	恶性肿瘤
上皮组织		
鳞状上皮	鳞状细胞乳头状瘤	鳞状细胞癌
基底细胞		基底细胞癌
腺上皮	腺瘤	腺癌
尿路上皮（移行细胞）	尿路上皮乳头状瘤	尿路上皮癌
间叶组织		
纤维组织	纤维瘤	纤维肉瘤
脂肪	脂肪瘤	脂肪肉瘤
平滑肌	平滑肌瘤	平滑肌肉瘤
横纹肌	横纹肌瘤	横纹肌肉瘤
血管	血管瘤	血管肉瘤
淋巴管	淋巴管瘤	淋巴管肉瘤
骨	骨瘤	骨肉瘤
软骨	软骨瘤	软骨肉瘤
滑膜		滑膜肉瘤
间皮		恶性间皮瘤
淋巴造血组织		
淋巴细胞		淋巴瘤
造血细胞		白血病
神经组织和脑脊膜		
胶质细胞	胶质瘤	恶性胶质瘤
神经细胞	节细胞神经瘤	神经母细胞瘤、髓母细胞瘤
脑脊膜	脑膜瘤	恶性脑膜瘤

续表 4－4

组织来源	良性肿瘤	恶性肿瘤
神经鞘细胞	神经鞘瘤	恶性神经鞘瘤
其他肿瘤		
黑色素细胞		恶性黑色素瘤
胎盘滋养叶细胞	葡萄胎	恶性葡萄胎、绒毛膜上皮癌
生殖细胞		精原细胞瘤
		无性细胞瘤
		胚胎性癌
性腺或胚胎剩件中全能细胞	畸胎瘤	恶性畸胎瘤

第八节　癌前疾病、非典型性增生、原位癌

一、癌前疾病

癌前疾病是指某些具有癌变潜在可能性的疾病或病变,若长期存在,可能转变为癌。发现癌前疾病,一定要及时治疗。常见的癌前疾病有:

1. 黏膜白斑　常发生于鳞状上皮覆盖的口腔、外阴、子宫颈、食管和阴茎等处黏膜。病变部位鳞状上皮过度增生、过度角化,并出现一定的异型性。肉眼观察局部形成白色斑块。如长期不治愈,可能转变为鳞状细胞癌。

2. 慢性子宫颈炎伴子宫颈糜烂　是妇女常发生的疾病,慢性宫颈炎时,宫颈阴道部鳞状上皮被宫颈管的柱状上皮代替,柱状上皮较薄,使上皮下血管易显露,宫颈局部呈粉红色或鲜红色,很像黏膜缺损,故称为宫颈糜烂。随后局部可发生鳞状上皮化生,少数病例可经不典型增生而发展为鳞状细胞癌。

3. 乳腺增生性纤维囊性变　主要病变为乳腺小叶导管及腺泡上皮细胞增生、导管囊性扩张、大汗腺化生、间质纤维组织增生。伴有导管上皮细胞乳头状增生者易恶变。

4. 结直肠息肉状腺瘤　可单发也可多发,家族性腺瘤性息肉病癌变率几乎为100%。

5. 慢性萎缩性胃炎及胃溃疡　慢性萎缩性胃炎伴肠上皮化生者可发展为胃癌。溃疡边缘的黏膜长期受刺激、不断增生,可转变为胃癌。

6. 慢性溃疡性结肠炎　可发展为结肠腺癌,癌变率约为25%。

7. 皮肤慢性溃疡　皮肤溃疡长期不愈合,可发生鳞状细胞癌。

8. 肝硬化　慢性乙型病毒性肝炎引起的肝硬化易发生肝细胞性肝癌。

二、非典型性增生

非典型性增生指增生的上皮细胞出现一定程度的异型性,但不足以诊断为癌。分为轻度(累及上皮层下部的1/3以下)、中度(累及上皮层下部的1/3～2/3)、重度(累及上皮层下部的2/3以上,但未到达全层)三级。轻度和中度者,在病因消除后可恢复正常;重度者可在数年后转变为原位癌。

三、原位癌

原位癌指非典型性增生已累及上皮全层,但尚未侵破基底膜向下浸润。原位癌不具有侵袭能力,但

可发展为具有侵袭能力的浸润癌,从而突破基底膜,浸润破坏深层组织。前述癌前病变多经过非典型性增生而发展为癌。

第九节　肿瘤的病因和发生机制

一、肿瘤发生的分子机制

大量研究表明,肿瘤的发生具有复杂的分子基础,包括:

(一)原癌基因激活

人们发现反转录病毒基因组中含有某些 RNA 序列,是病毒导致细胞恶性转化所必需的,称为病毒癌基因。后来人们在正常细胞的基因组中也发现了与病毒癌基因几乎完全相同的 DNA 序列,称为原癌基因。原癌基因正常时并不导致肿瘤。但当由于某些因素的作用发生结构改变时,可导致细胞恶性转化,此时的异常基因称为细胞癌基因。原癌基因转变为细胞癌基因的过程称为原癌基因的激活。

(二)肿瘤抑制基因异常

人们现已发现多种肿瘤抑制基因,如 RB 基因、p53 基因、NF1 基因等,它们的产物能够通过不同途径限制细胞的生长、增殖。当肿瘤抑制基因的两个等位基因都发生突变或丢失时,其功能丧失,结果促进了细胞的增殖,促进细胞向肿瘤细胞转化。

(三)DNA 修复基因异常

正常细胞内 DNA 的轻微损伤,可通过 DNA 修复机制进行修复。如果 DNA 修复基因异常,可使 DNA 的损伤保留下来,有可能在肿瘤的发生中起作用。

(四)凋亡调节基因异常

正常细胞,当基因有异常变化又不能修复时,可通过一定的机制引起细胞凋亡,从而阻止异常基因传递给子细胞,阻止肿瘤的形成。如果细胞内抗凋亡基因过度表达,将阻止细胞的凋亡,易导致肿瘤的发生。

(五)微小 RNA 调节紊乱

近年来研究发现,在真核细胞中存在着一类小 RNA 分子,能够调节编码蛋白质的 mRNA 分子,抑制其翻译或导致其降解。如果抑制癌基因表达的微小 RNA 表达降低或抑制肿瘤抑制基因表达的微小 RNA 表达过度,均可促进肿瘤的形成。

研究显示,细胞的完全恶性转化,通常需要多个基因的改变,这是一个长期的、多步骤过程。这也是癌症容易在年龄较大的人群中发生的原因之一。

肿瘤发生机制的研究不但具有理论意义,也具有重要的临床价值。一些明确的肿瘤分子改变,已应用于临床诊断、治疗及预后判定。

二、肿瘤的病因

(一)环境因素

环境致瘤因素通过影响上述分子途径而导致肿瘤的发生。可导致恶性肿瘤发生的物质,称为致癌

物。本身无致癌作用,但可增加致癌物致癌性的物质称为促癌物。常见的环境致瘤因素有:

1. 化学因素

不需在体内进行代谢转化即可导致恶性肿瘤的物质称为直接致癌物,种类较少。多数化学致癌物需在体内(主要是肝脏)代谢活化后才能致癌,称为间接致癌物。

(1)间接化学致癌物。

①多环芳烃:致癌性特别强的有 3,4 - 苯并芘,1,2,5,6 - 双苯并蒽等,存在于工厂排出的煤烟、烟草点燃后的烟雾中,与肺癌的发生有关。烟熏和烧烤的鱼、肉等食品中也含有多环芳烃,与胃癌的发生有关。

②芳香胺类:乙萘胺、联苯胺、4 - 氨基联苯等,与印染厂工人和橡胶厂工人的膀胱癌发生有关。氨基偶氮染料,如很久以前在食品工业中曾使用过的奶油黄(二甲基氨基偶氮苯)和猩红,可引起实验动物大白鼠发生肝癌。

③亚硝胺类:在肉、鱼类食品的保存剂与着色剂中含有亚硝酸盐;硝酸盐经细菌分解也可产生亚硝酸盐。在胃内的酸性环境下,亚硝酸盐与来自食物的各种二级胺合成亚硝胺。亚硝胺类物质可使许多实验动物诱发各种不同器官的肿瘤。

④真菌毒素:黄曲霉毒素可诱发肝细胞癌。黄曲霉菌广泛存在于高温潮湿地区的霉变食品中。黄曲霉毒素 B_1 的致癌性最强。此外,在我国食管癌高发地区居民食用的酸菜中分离出的白地霉菌,其培养物有促癌或致癌作用。

(2)直接化学致癌物。

①烷化剂与酰化剂:例如抗癌药中的环磷酰胺、氮芥、本丁酸氮芥、亚硝基脲等,这些药物可在应用相当长时间以后诱发第二种肿瘤,故应慎用。

②其他直接致癌物:金属元素如镍、铬、镉、铍等,对人类也有致癌的作用。一些非金属元素和有机化合物,如砷、氯乙烯、苯等,也有致癌性。

2. 物理因素

(1)电离辐射:包括 X 射线、γ 射线、亚原子微粒(β 粒子、质子、中子或 α 粒子)的辐射。辐射能激活癌基因或者灭活肿瘤抑制基因,所以长期接触容易导致恶性肿瘤。

(2)紫外线:紫外线的长期过度照射可引起外露皮肤的鳞状细胞癌、基底细胞癌和恶性黑色素瘤。其作用机制是使 DNA 中相邻的两个嘧啶连接,形成嘧啶二聚体,导致 DNA 分子复制错误。在正常人这种损害通常可被 DNA 修复酶所修复。如果先天性缺乏修复 DNA 所需的酶(如着色性干皮病的患者),机体不能修复紫外线所致的 DNA 的损害,故而易发生皮肤癌。

3. 生物因素

(1)DNA 肿瘤病毒:DNA 病毒致癌的机制可能是病毒基因整合到宿主的 DNA 中,并且作为细胞的基因加以表达,从而引起细胞转化。与人类肿瘤发生密切相关的 DNA 病毒有以下三种:

①人类乳头状瘤病毒(human papilloma virus,HPV):有多种类型,其中 HPV -6、HPV -11 与生殖道和喉等部位的乳头状瘤有关;HPV -16、HPV -18 与子宫颈等部位的原位癌和浸润癌等有关。

②Epstein - Barr 病毒(EBV):与伯基特淋巴瘤和鼻咽癌有关。

③乙型肝炎病毒(hepatitis b virus,HBV):HBV 的致癌作用与以下因素有关:a. HBV 导致的慢性肝损伤使肝细胞不断再生,这为另外的致癌因素(如黄曲霉毒素 B1)的致突变作用创造了机会。b. HBV 可编码一种称为 X 蛋白的物质,使受感染的肝细胞的原癌基因激活。c. 在某些病人,HBV 的整合可导致某些肿瘤抑制基因的失活。

(2)RNA 肿瘤病毒:RNA 肿瘤病毒是反转录病毒。可分为:①急性转化病毒,含有病毒癌基因,感染细胞后,将以病毒 RNA 为模板通过反转录酶合成 DNA 片断,整合到宿主的 DNA 中并表达,导致细胞的转化。②慢性转化病毒,本身并不含有癌基因,但是有促进基因转录的启动子或增强子。当感染宿主细胞后,经过反录而插入到宿主细胞 DNA 链中的原癌基因附近,引起原癌基因激活并且过度表达,促进宿主细胞向肿瘤细胞转化。

(二)机体内在因素

1. 遗传因素

有些肿瘤的发生与遗传因素有关,主要有以下三种情况:

(1)呈常染色体显性遗传:有些肿瘤,如视网膜母细胞瘤、肾母细胞瘤、神经节的神经母细胞瘤等,以常染色体显性遗传的规律出现。这些肿瘤都属单基因遗传(即遗传了一个异常的等位基因),这些肿瘤的发生需要二次突变(即两个等位基因都异常时发病)。

(2)呈常染色体隐性遗传的肿瘤综合征:有些常染色体隐性遗传病病人易患某种肿瘤。如 Bloom 综合征(先天性毛细血管扩张性红斑及生长发育障碍)病人易发生白血病及其他恶性肿瘤;着色性干皮病患者经紫外光照射后易患皮肤基底细胞癌、鳞状细胞癌或黑色素瘤。这些肿瘤易感性高的患者常伴有某种遗传缺陷,如 DNA 修复基因缺陷、肿瘤抑制基因缺陷等。

(3)一些肿瘤有家族聚集倾向:如乳腺癌、胃肠癌、食管癌、肝癌、鼻咽癌、白血病、子宫内膜癌等,这些肿瘤的发生是遗传因素与环境因素协同作用的结果,而环境因素更重要,决定这类肿瘤的遗传因素是属于多基因的。

事实上,直接遗传的肿瘤为数很少,遗传因素在大多数肿瘤发生中的作用是使个体具有对致瘤因素的易感性。

2. 免疫因素

机体的抗肿瘤免疫反应以细胞免疫为主,体液免疫为辅。免疫功能低下者,恶性肿瘤的发病率明显增加。但多数恶性肿瘤可发生于免疫功能正常的人群,据研究认为,与这些肿瘤能够逃脱免疫监视并破坏机体免疫系统有关。

3. 内分泌因素

内分泌紊乱与某些器官肿瘤的发生发展有密切的关系,如乳腺癌的发生发展可能与患者体内雌激素水平过高或雌激素受体的异常有关。乳腺癌在妊娠期和哺乳期发展得特别快,切除卵巢可使肿瘤明显缩小。

第十节 常见的肿瘤

一、上皮组织的肿瘤

(一)上皮组织良性肿瘤

1. 乳头状瘤

乳头状瘤是由非分泌性的被覆上皮(如鳞状上皮、移行上皮)形成的良性肿瘤。肉眼观察,肿瘤形成许多手指样或乳头状突起,并可呈菜花状或绒毛状外观,外生性生长(如图 4-7)。肿瘤根部常形成细蒂与正常组织相连。光镜观察,每一乳头表面为增生的被覆上皮,轴心为分支状结缔组织间质,其中含有血管。

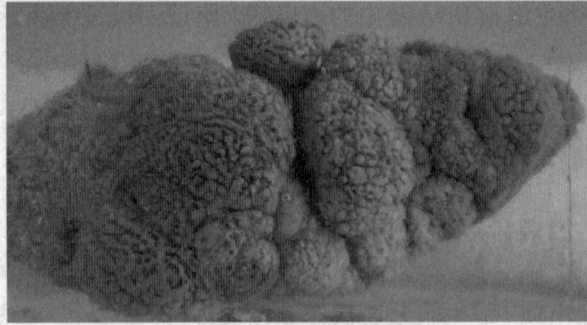

图4-7　皮肤乳头状瘤(固定标本)

2. 腺瘤

腺瘤由腺体、导管或分泌上皮发生的良性肿瘤。根据腺瘤的组成成分或形态特点,可将其分为:

(1)息肉状腺瘤:又称腺瘤性息肉。发生于黏膜,常见于结肠、直肠。肿瘤呈息肉状,根部有蒂与黏膜相连。可单发或多发,可癌变。

(2)结节状腺瘤、囊腺瘤:腺器官内的腺瘤多呈结节状,表面常有包膜,如甲状腺瘤。因肿瘤腺体无导管,其分泌物蓄积于腺腔,使腺腔逐渐扩大并融合形成肉眼可见的大小不等的囊腔,称囊腺瘤,如卵巢囊腺瘤(图11-6)。

(3)纤维腺瘤:多见于女性乳腺。光镜观察,乳腺导管扩张,上皮增生;乳腺纤维间质增生,有黏液样变,并压迫导管。以往认为肿瘤的腺体和间质共同构成肿瘤实质。但近来的研究证明,增生的间质是肿瘤的实质。

(4)多形性腺瘤:多见于唾液腺,尤其腮腺。一般认为此瘤是腮腺闰管上皮细胞和肌上皮细胞发生的一种良性肿瘤,肌细胞间出现黏液样基质,并可化生为软骨样组织,从而呈现多形性特征。

(二)上皮组织恶性肿瘤

1. 鳞状细胞癌

鳞状细胞癌简称鳞癌,是源于鳞状上皮的恶性肿瘤,既可发生于有鳞状上皮覆盖的部位,也可见于鳞状上皮化生处。肉眼观察,肿瘤常呈菜花状,表面可发生坏死脱落而形成溃疡,同时肿瘤底部向深层组织浸润(如图4-8)。光镜观察,癌细胞排列成巢状,与周围肿瘤间质分界清楚。分化好的鳞癌,癌巢外层细胞形似正常鳞状上皮的基底细胞,中层细胞形似棘细胞,癌巢中可见层状角化物,称为癌珠或角化珠,并可见细胞间桥;分化较差的鳞癌无角化珠,细胞间桥少或无(如图4-9)。

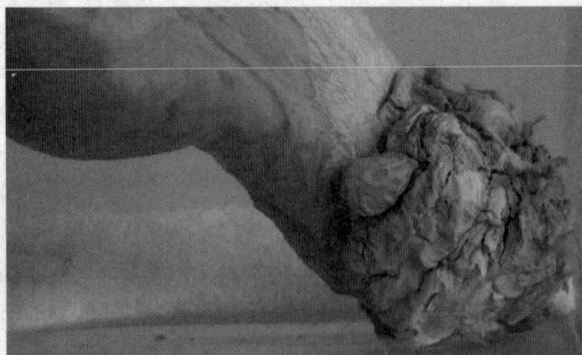

图4-8　皮肤鳞状细胞癌(固定标本)

2. 腺癌

腺癌是腺体、导管或分泌上皮的恶性肿瘤。根据组织形态分为：

(1)囊腺癌：肿瘤因腺腔高度扩张而呈囊状，内含瘤细胞分泌物。

(2)乳头状腺癌：腺癌具有大量乳头状结构。伴乳头状生长的囊腺癌，称为乳头状囊腺癌。

(3)管状腺癌：是分化较好的腺癌。癌细胞形成大小不等、形状不一的腺样结构。癌细胞不规则排列为多层，核大小不一，核分裂象多见。

(4)实性癌：分化程度低，癌细胞排列成实体癌巢，很少形成腺腔样结构，癌细胞异型性大。

(5)黏液癌：分化较差。光镜观察，癌细胞内大量黏液积聚，细胞核挤向一侧，细胞形如印戒，称为印戒细胞。黏液也可堆积在腺腔中，量多时导致腺体崩裂，形成黏液湖。肉眼观察，癌组织灰白色、湿润、半透明如胶冻状，故又称胶样癌。

二、间叶组织的肿瘤

(一)间叶组织良性肿瘤

1. 平滑肌瘤

平滑肌瘤多见于子宫，其次为胃肠道。肉眼观察，多呈结节状，无包膜，表面光滑，边界清楚，质韧，切面灰白色，呈漩涡状或编织状纹理(图4-10)。光镜观察，瘤细胞形态较一致，长梭形，漩涡状或束状编织排列。瘤细胞核长杆状，两端钝圆，核分裂象少见。

2. 纤维瘤

纤维瘤多见于皮下组织，常单发。肉眼观察，肿瘤呈结节状、有包膜、边界清楚、质地硬韧，切面见肿瘤组织灰白色或粉红色、呈编织状纹理(如图4-11)。光镜观察，肿瘤组织内胶原纤维束编织排列，纤维间可见纤维细胞。

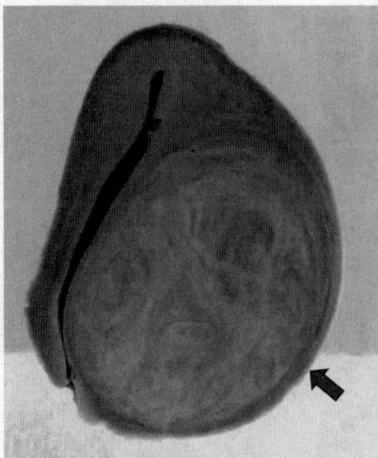

图4-10　子宫平滑肌瘤(固定标本)
图中箭头所示为子宫平滑肌瘤

图4-11　纤维瘤(固定标本)

3. 脂肪瘤

脂肪瘤是脂肪组织的良性肿瘤，多见于皮下组织，多为单发，也可多发。肉眼观察，分叶状或结节状、质软、有包膜、切面淡黄色且有油腻感(图4-12)。光镜观察，肿瘤组织内有明显的纤维间隔，瘤细胞与正常脂肪细胞极相似。

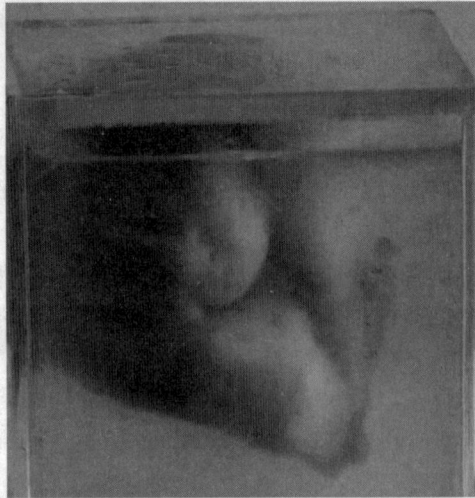

图 4 – 12　脂肪瘤(固定标本)

(二)间叶组织恶性肿瘤

1. 骨肉瘤

　　骨肉瘤是最常见的恶性骨肿瘤,多见于青少年,好发于长骨干骺端,尤其是股骨下端、胫骨和腓骨上端。肿瘤切面灰白色、鱼肉状,常见坏死、出血。肿瘤从骨髓腔开始,向骨骺端及另一端骨髓腔蔓延,并可浸润破坏骨皮质,向骨周围浸润,掀起骨外膜,在肿瘤上下两端骨皮质和掀起的骨外膜间,由于骨膜细胞受刺激而形成反应性新生骨,X 线检查呈三角形,称 Codman 三角(图 4 – 13)。在被瘤体掀起的骨外膜和骨皮质之间,形成与骨干垂直排列的反应性新生骨,X 线检查可见日光放射状阴影。Codman 三角和日光放射状阴影是骨肉瘤 X 线检查的特征性表现。

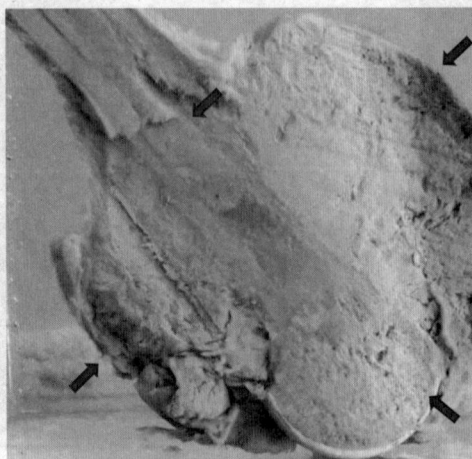

图 4 – 13　骨肉瘤(固定标本)
图中箭头所示灰白色组织即为肿瘤组织

2. 纤维肉瘤

　　纤维肉瘤多见于四肢皮下组织。肉眼观察,肿瘤多呈灰白色、鱼肉状,与周围组织分界不清。光镜观察,分化好者异型性小,与纤维瘤有些相似;分化差者,异型性大。

三、其他肿瘤和常见各器官肿瘤

(一)其他肿瘤

1. 髓性肿瘤

髓性肿瘤是骨髓内造血干细胞发生的肿瘤。根据 WHO 分类将髓性肿瘤分为:①急性髓性白血病(acute myelogenous leukemia, AML)。②慢性骨髓增生性疾病(chronic myeloproliferative disorders, CMPD)。③骨髓异常增生综合征(myelodysplastic syndrome, MDS)。④骨髓异常增生/骨髓增生性疾病(MDS/MPD),及同时具有 MDS 和 MPD 的临床特征。其中急性髓性白血病和慢性骨髓增生性疾病较为常见。

(1)急性髓性白血病。主要病变特点是:①骨髓内原始造血细胞弥漫增生,取代原骨髓组织。肿瘤细胞广泛浸润全身各器官、组织,主要累及淋巴结的副皮质区及窦内、脾脏红髓、肝脏血窦。有单核细胞的肿瘤可见皮肤、牙龈的浸润现象。②外周血中白细胞总数增多,以原始造血细胞为主。主要临床表现有贫血、出血倾向、易感染、乏力、骨痛等,还可出现轻度淋巴结、肝、脾肿大,晚期可发生恶病质。

(2)慢性骨髓增生性疾病。主要类型有:慢性髓性白血病、真性红细胞增多症、特发性血小板增多症、原发性骨髓纤维化。其中最常见的是慢性髓性白血病。

慢性髓性白血病的主要病变特点是:①骨髓内有核细胞增生活跃,取代脂肪组织。粒细胞以分叶核与杆状核细胞为主,巨核细胞数量增加,红系细胞数量正常或减少。②外周血白细胞数量增加,以中、晚幼粒细胞为主,原始粒细胞很少。③因髓外造血而致脾脏明显增大。临床上,本病起病隐匿,病人可有轻、中度贫血、易疲乏、食欲及体重下降、脾大不适等。

2. 淋巴瘤

淋巴瘤又称恶性淋巴瘤,是源于淋巴细胞或其前体细胞的恶性肿瘤。分为前体淋巴细胞肿瘤、成熟 B 细胞肿瘤、成熟 T 细胞肿瘤、NK 细胞肿瘤及霍奇金淋巴瘤。淋巴瘤可原发于淋巴结或结外淋巴组织。临床上常表现为局部或全身性淋巴结无痛性、进行性肿大,免疫功能异常(如因防御性免疫功能缺陷而致机体易感染、因免疫耐受的崩溃导致自身免疫反应)。淋巴细胞性白血病时,由于肿瘤细胞在骨髓内的浸润,引起造血功能障碍,病人可有贫血、出血等表现。

(二)常见各器官肿瘤

1. 肺癌

肺癌是最常见的恶性肿瘤之一,在我国许多大城市,肺癌的发病率及死亡率居恶性肿瘤的首位。

(1)病因:目前认为,肺癌的发生主要与以下因素有关:①吸烟:烟草燃烧的烟雾中含有尼古丁、苯并芘等多种致癌物。②空气污染:主要是交通工具和工业生产排放的废气造成的空气污染,污染的空气中含有苯并芘、二乙基亚硝胺等致癌物。③职业因素:长期接触放射性物质或长期吸入石棉、镍或砷粉的工人肺癌发生率较高。

(2)病理变化:根据肺癌的发生部位,可将其分为以下几种类型。

①中央型:此型最常见。癌发生于主支气管和叶支气管等大支气管。癌组织在支气管壁中弥漫浸润,也可突向管腔生长,随着病变的进展,癌组织可侵破支气管壁向周围肺组织浸润、扩展,在肺门部形成环绕支气管的结节状或巨块形肿物。癌细胞还可经淋巴道转移至支气管肺门淋巴结,常与肺门部肿物融合。

②周围型:癌发生于段以下支气管,常在靠近胸膜的肺组织中形成孤立的癌结节,无包膜,边界较清楚。

③弥漫型:较少见。癌组织起源于末梢肺组织,形成许多粟粒大小的灰白色癌结节,布满肺大叶的

一部分或全肺叶,也可散发于多个肺叶。

肺癌的常见组织学类型有:

①鳞状细胞癌:是最常见的类型,常由支气管黏膜上皮经鳞状上皮化生后恶变形成。肉眼观察,多为中央型。肿瘤生长缓慢,转移较晚。病人多有吸烟史。

②腺癌:发生率仅次于鳞癌,常发生于较小的支气管。肉眼观察,多为周围型肺癌。病人多为女性不吸烟者,临床疗效及预后不如鳞癌。

③小细胞癌:是肺癌中恶性度最高的一种,来源于支气管黏膜和腺体中的 Kulchitsky 细胞,有神经内分泌功能,能产生 5 – HT、ACTH 等。肉眼观察,多为中央型。生长迅速、转移早,5 年存活率仅 1% ~ 2% ,手术效果差,对放疗和化疗较敏感。病人 80% 以上为吸烟男性。

④大细胞癌:属于未分化癌,恶性程度高,生长快,转移早,生存期多在一年以内。

(3)扩散途径:

①直接蔓延:中央型肺癌可浸润蔓延至纵隔、心包及周围血管,也可沿支气管蔓延至同侧甚至对侧肺组织。周围型肺癌可蔓延至胸膜、胸壁。

②转移:肺癌淋巴道转移常发生较早,癌细胞首先转移到肺门淋巴结,后可经纵隔淋巴结到达锁骨上淋巴结、腋窝淋巴结等处。肺癌也可经血道转移,最常见的转移器官是脑、肾上腺和骨。

(4)临床病理联系:肺癌早期临床症状常不明显,随后可出现咳嗽、痰中带血、胸痛等症状。肺癌的临床表现尚与肿瘤的发生部位、大小及扩散范围有关。

如肿瘤侵犯胸膜可引起血性胸水;压迫上腔静脉,引起上腔静脉综合征,表现为面部水肿、颈胸部静脉曲张等;侵犯食管,引起支气管 – 食管瘘;侵犯交感神经链,引起交感神经麻痹综合征,表现为病侧眼睑下垂、瞳孔缩小、胸壁皮肤无汗等。有异位内分泌功能的肺癌,可引起副肿瘤综合征,如小细胞癌因分泌过多 5 – HT 而引起支气管哮喘、心动过速、皮肤潮红、水样腹泻等。

2. 食管癌

食管癌是食管黏膜上皮或腺体发生的恶性肿瘤,是我国常见恶性肿瘤之一,多见于华北及西北地区

(1)病因:食管癌的病因尚未完全阐明,其发病可能与以下因素有关:①长期进食过热、过硬、亚硝酸盐含量较多的食物。②由于环境因素导致食物中缺乏某些微量元素,如钼、锌。

(2)病理变化:食管癌最常见于食管中段。根据病理变化可分为早期癌和中晚期癌两类。早期癌临床上无明显症状,钡餐检查见食管基本正常或管壁轻度局限性僵硬。组织学检查见病变局限于黏膜层或黏膜下层。中晚期癌,又称进展期癌,病人已出现临床症状,此期根据肿瘤肉眼形态,可将其分为 4 型:

①髓质型:肿瘤在食管壁内浸润性生长,管壁均匀增厚,管腔变窄。切面见癌组织灰白色,质软似脑髓,表面可有浅表溃疡形成。

②蕈伞型:肿瘤呈扁平卵圆形,突入食管腔。

③溃疡型:肿瘤表面形成溃疡,边缘不规则隆起,底部不平坦,深达肌层。

④缩窄型:癌组织在食管壁内浸润生长,多累及食管全周,伴有纤维组织增生,局部管腔环形狭窄,狭窄处上端食管腔明显扩张。

食管癌的组织学类型有鳞状细胞癌、腺癌、小细胞癌、腺鳞癌等。

(3)扩散途径:

①直接蔓延:癌细胞可浸润、穿透食管壁,侵入邻近器官,如喉、气管、肺、心包等。

②转移:主要经淋巴道转移,食管上段癌常转移至食管旁、颈及上纵隔淋巴结;中段癌可转移至食管旁及肺门淋巴结;下段癌常转移至食管旁、贲门旁及腹腔上部淋巴结,晚期均可转移至左锁骨上淋巴结。晚期食管癌也可经血道转移,最常转移至肝、肺。

(4)临床病理联系:食管癌早起可无明显症状,或出现轻微胸骨后胀闷、疼痛、咽下食物哽噎感等。中晚期时,由于肿瘤的不断生长使病人出现进行性吞咽困难,甚至不能进食,导致恶病质、全身衰竭等。

3. 胃癌

胃癌是消化道最常见的恶性肿瘤之一,在我国许多地区,胃癌死亡率居恶性肿瘤首位或第二位。

(1)病因:胃癌的病因尚未完全明了,可能与以下因素有关:①摄入较多熏烤的鱼、肉等食品、被黄曲霉毒素污染的食物或含有较多亚硝酸盐、石棉纤维的食物。②幽门螺旋杆菌感染。③慢性萎缩性胃炎伴肠上皮化生、慢性胃溃疡等。

(2)病理变化:胃癌主要来源于胃腺颈部和胃小凹底部的干细胞,少数发生于胃黏膜肠上皮化生处,好发于胃窦部,尤其是胃小弯侧。胃癌根据病理变化可分为早期胃癌(病变限于黏膜层或黏膜下层)和进展期胃癌(癌组织侵入肌层或更深处)。根据肉眼形态的不同,前者可分为隆起型、表浅型和凹陷型,后者可分为:

①息肉型或蕈伞型:癌组织向黏膜表面生长,常呈息肉状或蕈伞状。

②溃疡型:癌组织部分坏死脱落,形成溃疡,多呈皿状(底较宽大,边缘稍隆起于黏膜表面),也可见火山口状(中央形成深溃疡,边缘围堤状隆起)。溃疡底部不平坦,直径 >2 cm,局部黏膜皱襞消失或增粗呈结节状(图4 - 14)。

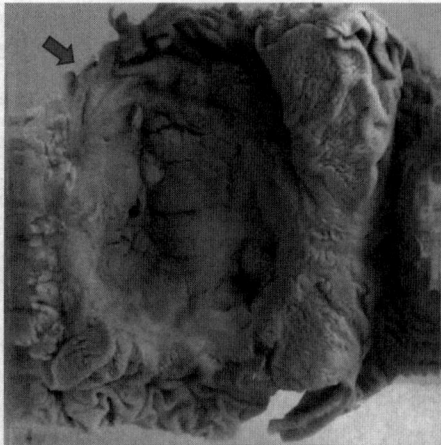

图4 - 14　胃癌(溃疡型,皿状)
图中箭头所示即为肿瘤组织

③浸润型:癌组织向胃壁内浸润生长,与周围正常组织无明显分界。弥漫性浸润时,胃壁增厚、变硬,胃腔缩小,黏膜皱襞大部分消失。典型的弥漫浸润型胃癌,胃似皮革制成的囊袋,称为革囊胃。

胃癌的组织学类型有:乳头状腺癌、腺癌(或管状腺癌)、黏液腺癌、印戒细胞癌、未分化癌等。

(3)扩散途径:

①直接蔓延:癌组织可浸润穿透胃浆膜层,蔓延至邻近组织、器官,如肝、胰腺、大网膜等。

②转移:主要经淋巴道转移,首先转移到胃冠状静脉旁及幽门下的局部淋巴结,进而可转移到腹主动脉旁、肝门、胰头上方及肠系膜根部等处的淋巴结。晚期可到达左锁骨上淋巴结。血道转移多发生在晚期,常转移到肝,其次是肺、骨及脑等处。另外,癌细胞穿破胃浆膜层时可发生种植性转移,到达腹壁、腹腔及盆腔器官的浆膜,形成多处转移瘤。

(4)临床病理联系:胃癌早期常无明显症状,之后可出现逐渐加重的上腹疼痛、食欲下降、消瘦,贲门口狭窄时可引起进食梗阻感,幽门梗阻时可引起恶心、呕吐宿食,肿瘤侵袭血管时可引起出血等。晚期可出现上腹肿块及其他因转移所致的症状、体征,最终可形成恶病质。

4. 结直肠癌

结直肠癌是结直肠腺体和黏膜上皮发生的恶性肿瘤,是世界第三大常见的恶性肿瘤,在我国发生率相对较低,但我国城市地区结肠癌发生率在逐渐上升,可能与生活水平提高、饮食结构的改变有关。

(1)病因:结直肠癌的病因尚未完全阐明。据临床观察与流行病学调查认为,其发生与以下因素有关:①饮食习惯。长期进食动物高蛋白、高脂食物(使粪便中甲基胆蒽增多,诱发大肠癌)而少纤维素、少消化残渣的食物(不利于规律排便,使致癌物与肠黏膜接触时间延长)。②遗传因素。遗传性结直肠癌主要有家族性腺瘤性息肉病和遗传性非息肉病性结直肠癌。③某些肠道疾病,如慢性溃疡性结肠炎、肠息肉状腺瘤、增生性息肉病、慢性血吸虫病等。

(2)病理变化:结直肠癌最常见于直肠,其次为乙状结肠。WHO 肿瘤分类对结直肠癌的定义是,结直肠肿瘤组织穿透黏膜肌层到达黏膜下层,才称为癌。根据大体形态特点,将其分为:

①隆起型:也称息肉型或蕈伞型。肿瘤呈息肉状或蕈伞状突向肠腔,表面常见浅表溃疡(图 4 - 15)。

②溃疡型:最常见。溃疡直径多在 2 cm 以上,形态不规则。有的肿瘤呈火山口状;有的肿瘤形成抵达肠壁深层的溃疡,溃疡底宽大,边缘由肠黏膜围绕,稍隆起。

③浸润型:肿瘤向肠壁深层弥漫浸润,常累及肠管全周,肠壁增厚。可伴有肠壁纤维组织增生,导致肠管局部环形狭窄(图 4 - 16)。

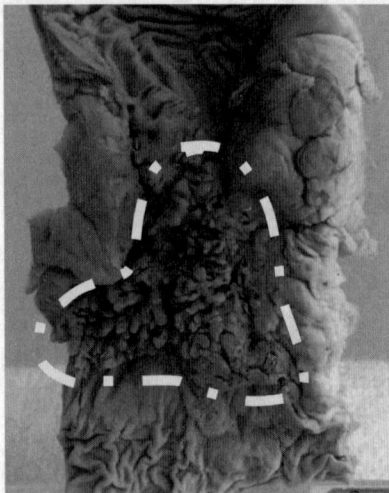

图 4 - 15 结直肠癌(隆起型)
图中虚线所示即为肿瘤组织

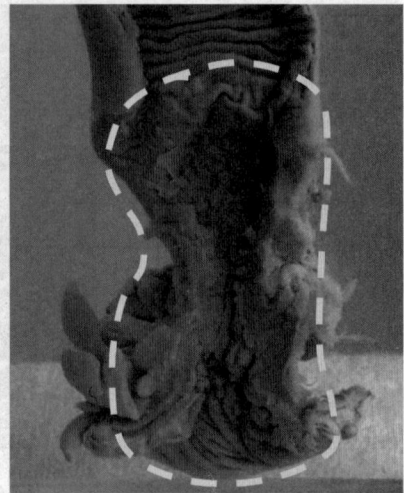

图 4 - 16 结直肠癌(浸润型)
图中虚线所示即为肿瘤组织

④胶样型:肿瘤表面及切面呈半透明胶冻状。

结直肠癌的组织学类型有:乳头状腺癌、管状腺癌、黏液腺癌、未分化癌、腺鳞癌、鳞状细胞癌等。

(3)扩散途径:

①直接蔓延:癌组织浸润穿破浆膜层时,可直接蔓延至邻近器官,如前列腺、膀胱及腹膜等处。

②转移:癌组织穿透肌层后易发生淋巴道转移,先到达局部淋巴结,再沿淋巴引流方向转移至远隔淋巴结,偶可见到达锁骨上淋巴结。晚期可经血道转移至肝,甚至到肺、脑等处。癌细胞穿破浆膜层时,也可发生种植性转移,常转移至膀胱直肠陷窝、子宫直肠陷窝。

(4)临床病理联系:直肠癌早期无明显症状或有少量便血,随病情发展可出现直肠刺激征,如便意频繁、排便不适、腹泻、肛门坠胀、里急后重、下腹痛等;由于癌组织坏死、出血、感染,可引起黏液血便、脓血便;发生肠梗阻时,引起腹胀、腹痛、排便困难等。结肠癌早期多无症状,随后可出现排便次数增多、腹泻、便秘、黏液血便、腹痛、肠梗阻、贫血、发热、消瘦、恶病质等。肿瘤发生转移时可出现相应症状、体征。

5.原发性肝癌

原发性肝癌是肝细胞或肝内胆管上皮细胞发生的恶性肿瘤,是我国常见恶性肿瘤之一,男性比女性多见,年死亡率居我国恶性肿瘤第二位。原发性肝癌的组织学类型有:肝细胞性肝癌、胆管细胞癌、混合型肝癌(有上述两种成分)三种。

(1)病因:肝细胞性肝癌的发生主要与以下因素有关:①肝硬化。70%以上的肝细胞性肝癌病人有肝硬化病史。②肝炎病毒感染。主要是乙肝病毒和丙肝病毒。③慢性酒精中毒。慢性酒精中毒可引起脂肪肝、肝硬化,进而促进肝癌的发生。④黄曲霉素 B₁。⑤遗传性代谢性疾病,如糖原贮积病、α1 - 抗胰蛋白酶缺乏症、遗传性酪氨酸血症等与肝细胞性肝癌的发生有关。胆管细胞癌的发病相关因素有:肝寄生虫(尤其华支睾吸虫)、肝胆管结石、原发性肝硬化性胆管炎、EB 病毒感染、丙肝病毒感染等。

(2)病理变化:早期肝癌,癌结节仅 1~2 个,结节直径总和<3cm。晚期肝癌,肝体积明显增大,重量增加,根据肉眼形态的不同,可分为:①巨块型。瘤体巨大,中心常有出血坏死,肿瘤周围常有多个卫星状癌结节。②多结节型。最常见,癌结节多个、圆形或椭圆形、散在分布或融合为大结节。③弥漫型。此型少见,癌组织弥散于肝内,不形成明显的结节,多发生于肝硬化的基础上。肝细胞性肝癌,癌组织质软,常有出血、坏死;胆管细胞癌质地硬韧、多为灰白色。

(3)扩散:

①肝内扩散:癌细胞在肝内蔓延,可侵入门静脉分支血管,沿其分支转移,可在肝内形成多处转移瘤。

②肝外扩散:癌细胞可通过淋巴道转移至肝门淋巴结、上腹部淋巴结、腹膜后淋巴结;晚期可发生血道转移,多经肝静脉转移至肺,甚至到达肾上腺、脑、肾等处;浸润到肝表面的癌细胞可脱落而发生种植性转移。

(4)临床病理联系:原发性肝癌早期可无明显症状和体征,随病变发展,可出现食欲减退、消瘦、乏力、出血、发热、肝区疼痛、肝大、腹水,晚期可因恶病质、肝性脑病等而死亡。

6. 胰腺癌

胰腺癌是一种较为少见的消化系统恶性肿瘤。胰腺癌一般指外分泌胰腺发生的癌。

(1)病因:胰腺癌的病因尚未完全研究清楚,目前认为与吸烟、慢性胰腺炎、长期接触某些化学物质(如联苯胺)、遗传因素等有关。

(2)病理变化:根据发生部位分为胰头癌、胰体癌、胰尾癌和全胰癌,其中胰头癌占60%~70%。癌组织大小形态不一,多数质地硬韧,与周围组织分界不清,切面灰白色或黄白色,有时可见出血、坏死,使肿瘤局部呈红褐色。胰腺癌的常见组织学类型有:导管腺癌、囊腺癌、黏液癌、实性癌等。

(3)扩散途径:

①直接蔓延:胰头癌早期即可蔓延至邻近器官如胆管、十二指肠。胰体癌、胰尾癌常直接浸润至门静脉、肠系膜上动静脉、腹腔神经丛,致使手术时难以完整切除肿瘤。

②转移:以淋巴道转移为主,先转移至局部淋巴结,之后可沿淋巴引流途径到达远隔淋巴结。血道转移最常转移至肝,其次是肺、骨等处。胰腺癌也可发生腹腔内种植性转移。

(4)临床病理联系:胰头癌的主要症状是无痛性黄疸(肿瘤侵犯胆管所致),胰体癌、胰尾癌的主要症状是腹痛(肿瘤侵犯腹腔神经丛所致)。此外,病人还可出现食欲减退、消化不良、乏力、消瘦等症状。

7. 肾细胞癌

肾细胞癌又称肾腺癌或肾癌,源于肾小管上皮细胞,是肾脏最常见的恶性肿瘤。

(1)病因:据流行病学调查认为,肾细胞癌的发生主要与吸烟有关,另外还与遗传、肥胖、高血压、长期接触石棉、重金属等因素有关。

(2)病理变化:肾细胞癌多位于肾的上、下两极。肉眼观察,多呈圆形,边界清楚。切面淡黄色或灰白色,发生出血、坏死或钙化等改变时,可呈现红、黄、灰、白等多种颜色相交错的外观。肾细胞癌的组织学类型主要有透明细胞癌、乳头状癌、嫌色细胞癌。

（3）扩散途径：

①直接蔓延：癌细胞可直接蔓延至肾盏、肾盂、输尿管等处。

②转移：肾细胞癌以血道转移为主，最常转移至肺和骨，也可发生淋巴道转移。

（4）临床病理联系：肾细胞癌早期常无明显症状，随病变发展可出现间歇性无痛性血尿（早期可仅为镜下血尿）、腰痛等。

8. 膀胱尿路上皮（移行上皮）癌

膀胱尿路上皮（移行上皮）癌是最常见的泌尿系统肿瘤。

（1）病因：膀胱癌的发生主要与吸烟、埃及血吸虫感染、接触芳香胺、辐射、膀胱黏膜慢性刺激等因素有关。

（2）病理变化：膀胱癌好发于膀胱侧壁和膀胱三角区近输尿管开口处，可单发或多发，呈乳头状、息肉状、扁平状或菜花状（图4-17）。肿瘤可为浸润性或非浸润性。

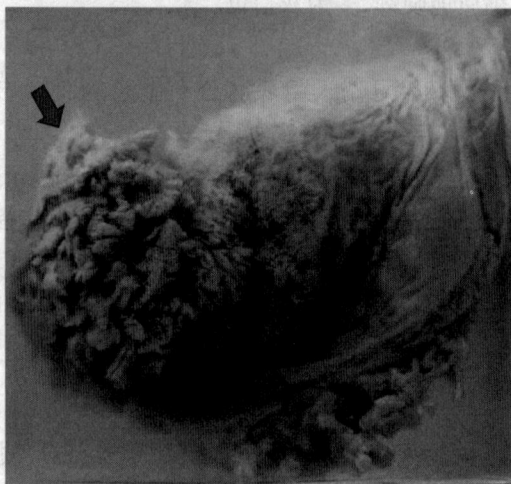

图4-17 膀胱移行细胞癌
图中箭头所示，膀胱内壁表面可见一菜花状肿物，外生性生长，即为肿瘤组织。

（3）扩散途径：

①直接蔓延：浸润性强的肿瘤可直接蔓延至邻近器官，如前列腺、输尿管。

②转移：约40%的浸润性肿瘤可经淋巴道转移至局部淋巴结；高度恶性的肿瘤晚期可发生血道转移，常转移至肝、肺、骨髓等处。

（4）临床病理联系：全程无痛性肉眼血尿常是膀胱癌最早出现和最常见的症状。晚期可因肿瘤侵犯膀胱壁或继发感染而引起膀胱刺激征，表现为尿频、尿急、尿痛。肿瘤阻塞输尿管口，可引起肾盂积水；阻塞膀胱出口，可引起排尿困难、尿潴留。

9. 子宫颈癌

子宫颈癌是女性的常见恶性肿瘤之一，发病年龄多在40~60岁。

（1）病因：子宫颈癌的病因尚未完全明了，现认为其发病与早婚、多产、宫颈裂伤、局部卫生不良、性生活紊乱、高风险型人类乳头瘤病毒（如HPV-16、HPV-18）感染等因素有关。

（2）病理变化：根据肉眼形态，可分为四种类型：

①糜烂型：病变处外观潮红，癌组织颗粒状、质脆、触之易出血，与良性子宫颈糜烂在外观上不易鉴别。

②外生菜花型：癌组织主要向宫颈表面生长，常呈乳头状或菜花状，表面常见坏死和浅表溃疡（图4-18）。

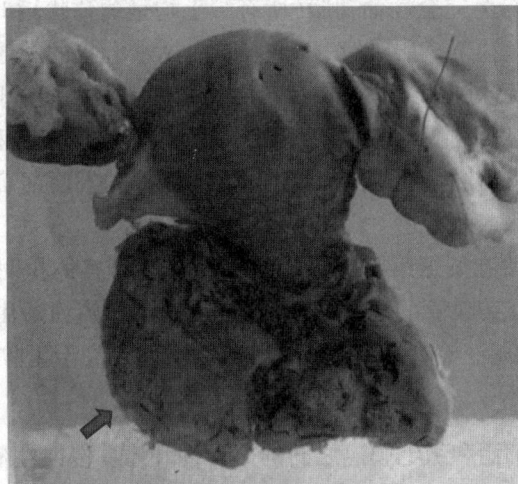

图 4-18 子宫颈癌(外生菜花型)

③内生浸润型:癌组织主要向子宫颈壁深层浸润生长,子宫颈前后唇增厚变硬,表面常较光滑。

④溃疡型:癌组织向宫颈深部浸润性生长的同时,表面大块坏死脱落,形成溃疡。

子宫颈癌组织学类型主要是鳞状细胞癌(多累及子宫颈鳞状上皮和柱状上皮交界处,即移行带,或宫颈管黏膜鳞状化生处),其次是腺癌。腺癌对放疗和化疗均不敏感,预后较差。

(3)扩散途径:

①直接蔓延:癌组织可蔓延至整段子宫颈、阴道、宫旁组织、输尿管、膀胱、直肠及盆壁组织。

②转移:最常见的是淋巴道转移,首先转移到子宫旁淋巴结,再依次到达闭孔、髂内、髂外、髂总、腹股沟及骶前淋巴结,晚期可至锁骨上淋巴结。血道转移少见,晚期可转移至肺、骨及肝等处。

(4)临床病理联系:子宫颈癌早期常无明显症状,随病变进展,可出现接触性出血、阴道不规则流血;癌组织刺激腺体分泌,引起白带增多;癌组织破溃,可产生浆液性分泌物;癌组织坏死继发感染时,排出脓性分泌物,可有特殊腥臭味;癌组织侵犯盆腔神经,引起下腹部、腰骶部疼痛。

10. 子宫内膜癌

子宫内膜癌源于子宫内膜上皮细胞,又称子宫内膜腺癌、子宫体癌,多见于绝经期和绝经期后女性。

(1)病理变化:根据肉眼形态,可分为:①弥漫型:子宫内膜弥漫增厚,灰白色,表面粗糙,质脆,常见出血坏死、溃疡形成。癌组织向子宫肌层浸润生长。②局限型:多位于子宫底或子宫角,常呈息肉状或乳头状,向宫腔内生长。

子宫内膜癌的组织学类型有:腺癌、腺癌伴鳞状上皮化生、透明细胞癌、浆液性腺癌。

(2)扩散途径:

①直接蔓延:是子宫内膜癌的主要扩散途径,癌组织可向上蔓延至子宫角、输卵管、卵巢和其他盆腔器官;向下可蔓延至子宫颈管和阴道;向外可侵及浆膜、腹膜和大网膜等处。

②转移:晚期可经淋巴道转移,宫底部癌多转移到腹主动脉旁淋巴结,宫角部癌可转移到腹股沟淋巴结,累及宫颈管的癌可转移到子宫旁淋巴结,再到髂内、髂外、髂总淋巴结。血道转移少见,晚期可转移至肺、肝等处。

(3)临床病理联系:子宫内膜癌早期可无任何症状,随病变发展可出现阴道不规则流血、阴道分泌物增多;若继发感染,可排出腥臭脓性分泌物;癌组织侵犯盆腔神经,引起下腹部、腰骶部疼痛。

11. 葡萄胎

葡萄胎又称水泡状胎块,是胎盘绒毛的一种良性病变。

（1）病理变化：葡萄胎可分为完全性葡萄胎（所有绒毛均呈葡萄状）和部分性葡萄胎（部分绒毛呈葡萄状，可伴有胎儿或其附属器官）。肉眼观察，于子宫腔内见水泡状的肿瘤组织，水泡薄壁、内含清亮液体，水泡间有蒂相连，状似葡萄。肿瘤组织未侵及肌层。光镜观察，绒毛间质高度水肿，其中血管消失或见少量无功能毛细血管，内无红细胞；滋养层细胞（包括合体滋养层细胞和细胞滋养层细胞）不同程度增生。正常绒毛在妊娠 3 个月后滋养层细胞仅剩合体滋养层细胞，而葡萄胎时，两种细胞持续存在，增生活跃，多层排列或聚集成片。

（2）临床病理联系：病人多在妊娠第 12～14 周出现症状。子宫体积明显增大，超过相应月份的正常妊娠子宫。由于滋养层细胞侵袭血管的能力强，引起不规则阴道流血。由于胚胎早期死亡，故无胎动，亦听不到胎心音。病人血液、尿液检查见绒毛膜促性腺激素明显高于正常妊娠。

12. 侵蚀性葡萄胎

侵蚀性葡萄胎是介于葡萄胎和绒毛膜癌之间的交界性肿瘤。侵蚀性葡萄胎和葡萄胎的主要区别是肿瘤具有侵袭性，常侵入子宫肌层，引起肌层组织出血坏死，甚至可蔓延到宫旁组织。肿瘤可侵入血管，栓塞于阴道、肺、脑等处，但肿瘤在栓塞部位会逐渐自然消退。光镜观察，滋养层细胞增生和异型性比葡萄胎显著，可见水泡状绒毛，组织有不同程度坏死出血。

侵蚀性葡萄胎在临床上主要表现为葡萄胎排除后，子宫体积仍不同程度增大、阴道流血、血液或尿液中绒毛膜促性腺激素持续阳性，虽多次刮宫仍未见好转。

13. 绒毛膜癌

绒毛膜癌是主要源自绒毛滋养层上皮的高度侵袭性恶性肿瘤。

（1）病理变化：肉眼观察，肿瘤多呈结节状，单个或多个，位于子宫的不同部位。由于易发生出血坏死，肿瘤多质软，暗红色或紫蓝色。癌组织可突入宫腔，亦可侵入子宫壁，甚至可达浆膜层。光镜观察，癌组织由分化不良的合体滋养细胞和细胞滋养细胞组成，细胞异型性明显，肿瘤细胞排列成巢状或条索状，不形成绒毛和水泡样结构，这是绒毛膜癌和侵蚀性葡萄胎的重要区别。

（2）扩散途径：

①直接蔓延：绒毛膜癌浸袭力强，常浸透子宫壁到达宫外邻近组织器官。

②转移：绒毛膜癌极易侵破血管，发生血道转移，最常转移至肺、阴道壁，

其次为脑、肝、脾等处。

（3）临床病理联系：绒毛膜癌在临床上主要表现为葡萄胎流产或妊娠数月或数年后，出现阴道不规则流血、子宫体积增大、血液或尿液中绒毛膜促性腺激素显著升高，如有转移可引起相应症状、体征。

14. 卵巢上皮性肿瘤

卵巢上皮性肿瘤是最常见的卵巢肿瘤，主要源于卵巢表面腹膜间皮细胞。

（1）病理变化：肿瘤多呈囊状，主要有浆液性肿瘤（肿瘤细胞可分泌浆液）和黏液性肿瘤（肿瘤细胞可分泌黏液），根据肿瘤性质分为良性、交界性及恶性。

①浆液性肿瘤：最常见。其中良性肿瘤称浆液性囊腺瘤，肉眼观察，典型者由单个或多个纤维组织分隔的囊腔组成，腔内可见清澈浆液，囊内壁光滑，一般没有囊壁上皮组织增生及乳头状突起。交界性浆液性囊腺瘤，切面可见囊壁组织形成较多乳头状肿物。恶性者称浆液性囊腺癌，是最常见的卵巢恶性肿瘤，切面常见大量实性组织和乳头形成，囊内液浑浊，有时呈血性。

②黏液性肿瘤：其中良性者称黏液性囊腺瘤，肉眼观察，肿瘤表面光滑，切面可见多个大小不等的囊腔，腔内充满胶冻状黏稠液体。交界性黏液性囊腺瘤，切面可见较多乳头状肿物。黏液性囊腺癌，切面见较多乳头和实性区域，半囊半实，囊液浑浊或呈血性。

（2）临床病理联系：良性卵巢肿瘤发展缓慢，早期多无症状。肿瘤长大时，可出现腹胀、腹部不适等症状，下腹部可触及囊性肿块。恶性卵巢肿瘤早期常无明显症状，随病变进展可出现腹胀、下腹部触及

肿块,肿瘤发生种植性转移时可形成血性腹水,压迫周围静脉血管引起淤血水肿,侵犯神经组织引起疼痛,晚期可出现恶病质。

15. 乳腺癌

乳腺癌源于乳腺终末导管小叶单元上皮,是女性最常见的恶性肿瘤。

(1)病因:可能与机体长期雌激素水平过高、长期接触大量放射线、遗传因素、妊娠多少、哺乳方式、饮食习惯等有关。

(2)病理变化:根据组织形态,可分为以下几种类型:

①非浸润性癌。包括:a.导管内癌。又称导管内原位癌,发生于乳腺小叶终末导管,导管明显扩张,癌细胞局限于导管内,导管基膜完整。b.小叶原位癌。癌细胞位于扩张的乳腺小叶末梢导管和腺泡内,呈实体团块状排列,未突破基膜。

②浸润性癌。主要有:a.浸润性导管癌。是最常见的乳腺癌类型,约占乳腺癌的70%左右。由导管内癌发展而来。癌细胞突破导管基膜向间质浸润。瘤细胞分化程度不同,肿瘤间质中有致密的纤维组织增生。根据实质与间质比例的不相同,将浸润性导管癌分为单纯癌(实质与间质比例大致相同)、硬癌(实质少而间质多)和髓样癌(实质多而间质少)。肉眼观察,肿瘤灰白色、质硬、无包膜、与周围组织分界不清,常呈树根状侵入邻近组织,活动度差。若癌组织侵及乳头,且有大量纤维组织增生时,可由于纤维组织的收缩导致乳头下陷。若癌组织阻塞真皮内淋巴管,可引起皮肤水肿,而毛囊汗腺处相对凹陷,使皮肤呈橘皮样外观(图4-19)。晚期癌组织可穿破皮肤,形成菜花状肿物,表面常见坏死出血、溃疡形成。b.浸润性小叶癌。由小叶原位癌发展而来,癌细胞突破基底膜侵入周围组织。肉眼观察,肿瘤切面灰白色,质地柔韧,似橡皮,与周围组织分界不清。c.特殊类型癌。主要有髓样癌伴大量淋巴细胞浸润、腺癌、黏液癌、浸润性乳头癌、化生性癌等。

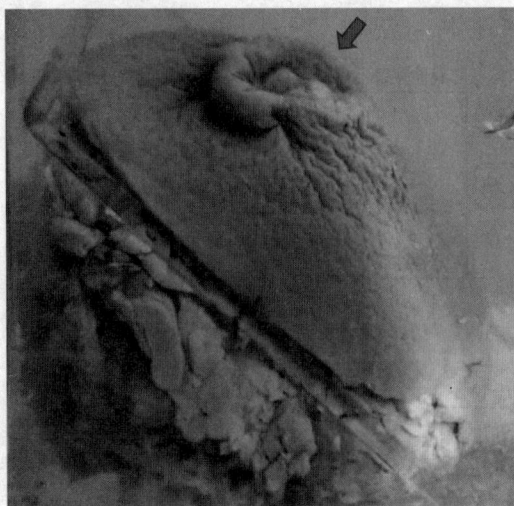

图4-19　乳腺癌
可见乳房表面皮肤呈橘皮样外观,乳头内陷(箭头所示)。

(3)扩散途径:

①直接蔓延:乳腺癌可沿乳腺导管直接蔓延,也可侵入周围脂肪组织,甚至侵及胸大肌、胸壁。

②转移:乳腺淋巴管丰富,淋巴道转移是乳腺癌最常见的转移途径,常首先转移到同侧腋窝淋巴结,晚期可转移至锁骨下淋巴结、锁骨上淋巴结。位于乳腺内上象限的乳腺癌常转移至乳内动脉旁淋巴结,进而到达纵隔淋巴结。晚期乳腺癌也可经血道转移至肺、骨、肝、肾上腺等处。

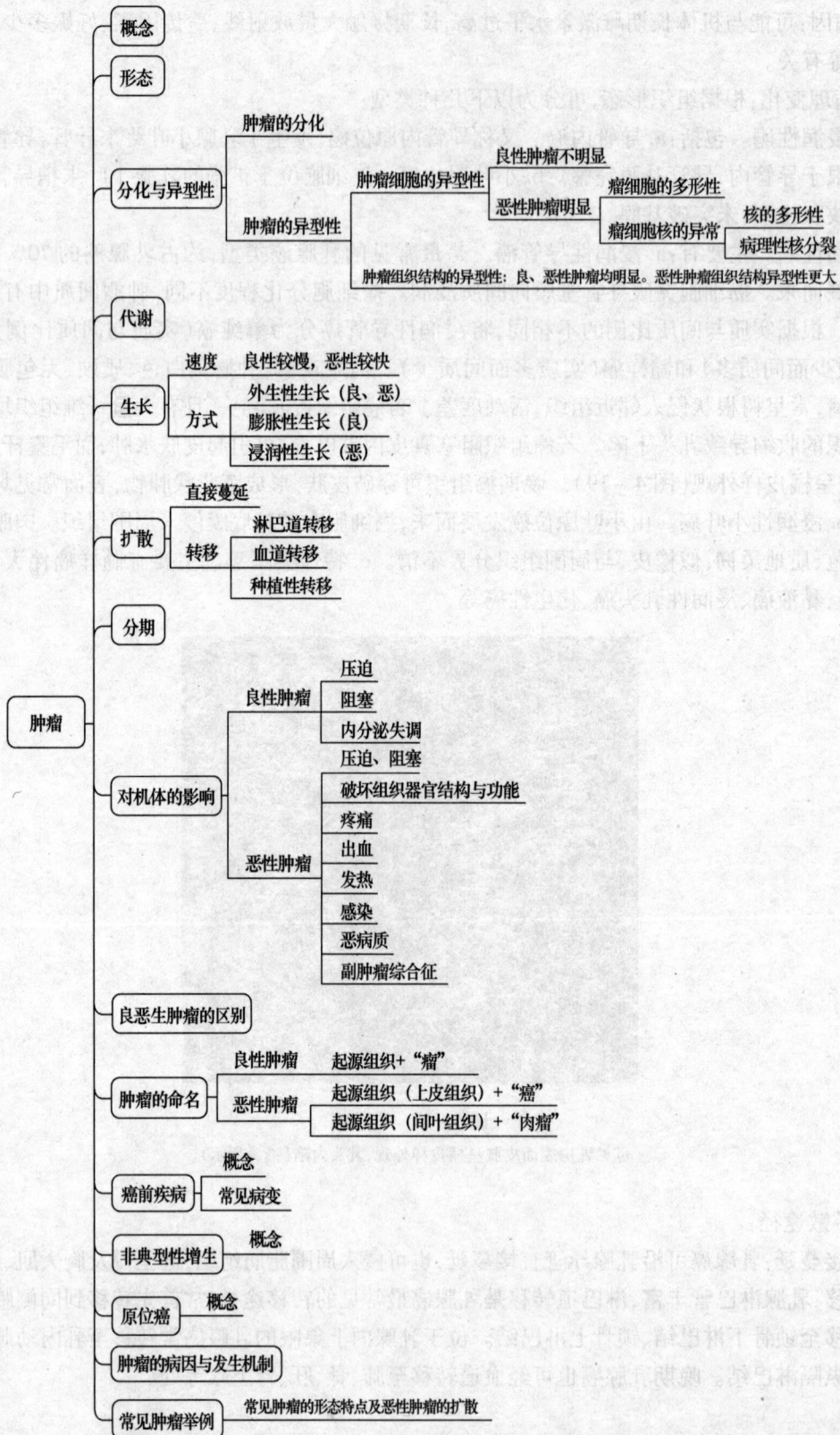

小　结

```
                    ┌─ 概念
                    │
                    ├─ 形态
                    │
                    │                    ┌─ 肿瘤的分化
                    │                    │
                    ├─ 分化与异型性 ─────┤              ┌─ 肿瘤细胞的异型性 ┌─ 良性肿瘤不明显
                    │                    │              │                  │                ┌─ 瘤细胞的多形性
                    │                    └─ 肿瘤的异型性 ┤                  └─ 恶性肿瘤明显 ──┤
                    │                                   │                                   └─ 瘤细胞核的异常 ┌─ 核的多形性
                    │                                   │                                                    └─ 病理性核分裂
                    │                                   └─ 肿瘤组织结构的异型性：良、恶性肿瘤均明显。恶性肿瘤组织结构异型性更大
                    │
                    ├─ 代谢
                    │
                    │          ┌─ 速度  良性较慢，恶性较快
                    ├─ 生长 ───┤         ┌─ 外生性生长（良、恶）
                    │          └─ 方式 ──┤ 膨胀性生长（良）
                    │                    └─ 浸润性生长（恶）
                    │
                    │          ┌─ 直接蔓延
                    ├─ 扩散 ───┤         ┌─ 淋巴道转移
                    │          └─ 转移 ──┤ 血道转移
                    │                    └─ 种植性转移
                    │
                    ├─ 分期
                    │
                    │                          ┌─ 压迫
  肿瘤 ─────────────┤          ┌─ 良性肿瘤 ───┤ 阻塞
                    │          │               └─ 内分泌失调
                    │          │               ┌─ 压迫、阻塞
                    ├─ 对机体的影响           │ 破坏组织器官结构与功能
                    │          │               │ 疼痛
                    │          └─ 恶性肿瘤 ───┤ 出血
                    │                          │ 发热
                    │                          │ 感染
                    │                          │ 恶病质
                    │                          └─ 副肿瘤综合征
                    │
                    ├─ 良恶生肿瘤的区别
                    │
                    │              ┌─ 良性肿瘤  起源组织+"瘤"
                    ├─ 肿瘤的命名 ─┤              ┌─ 起源组织（上皮组织）+"癌"
                    │              └─ 恶性肿瘤 ──┤
                    │                            └─ 起源组织（间叶组织）+"肉瘤"
                    │
                    │              ┌─ 概念
                    ├─ 癌前疾病 ───┤ 常见病变
                    │
                    ├─ 非典型性增生 ─── 概念
                    │
                    ├─ 原位癌 ─── 概念
                    │
                    ├─ 肿瘤的病因与发生机制
                    │
                    └─ 常见肿瘤举例  常见肿瘤的形态特点及恶性肿瘤的扩散
```

达 标 自 测

一、名词解释

1.肿瘤　2.异型性　3.癌　4.肉瘤　5.癌前疾病　6.非典型性增生　7.原位癌

二、填空题

1.肿瘤的异型性包括(　　　　)和(　　　　)两方面。

2肿瘤的生长方式包括(　　　)(　　　)和(　　　)三种。

3.肿瘤的转移途径有(　　)(　　)和(　　　)

4.(　　　)主要经淋巴道转移,(　　　)主要经血道转移。

三、选择题

1.关于肿瘤,下列说法不正确的是:(　　　)

A.肿瘤属于传染病

B.肿瘤起源于机体正常组织细胞

C.肿瘤的发生与细胞核内基因的异常变化有关

D.肿瘤细胞失去了分化成熟的能力

E.肿瘤细胞能够无限度增殖

2.关于肿瘤异型性的概念,下列说法正确的是:(　　　)

A.是指肿瘤与起源组织之间在代谢方面存在的差异

B.是指肿瘤与起源组织之间在生长方式上的差异

C.是指肿瘤细胞与起源组织细胞在功能上的差异

D.是指良性肿瘤与恶性肿瘤在形态结构方面的差异

E.是指肿瘤与起源组织之间在细胞形态与组织结构方面存在的差异

3.关于平滑肌瘤的细胞异型性,下列说法正确的是:(　　　)

A.细胞异型性不明显　　　　　　　　　B.肿瘤细胞具有明显的多形性

C.肿瘤细胞核具有显著的多形性　　　　D.可见病理核分裂象

E.胞质呈嗜碱性

4.鉴别肿瘤良恶性质的最权威依据是:(　　　)

A.肿瘤的形状　　　　B.肿瘤的大小　　　　C.肿瘤的异型性

D.肿瘤的活动度　　　E.肿瘤的颜色

5.皮肤乳头状瘤的生长方式是:(　　　)

A.外生性生长　　　　B.膨胀性生长　　　　C.浸润性生长

D.外生性及浸润性生长　　E.内生性生长

6.纤维瘤的生长方式是:(　　　)

A.外生性生长　　　　B.膨胀性生长　　　　C.浸润性生长

D.外生性及浸润性生长　　E.内生性生长

7.肝细胞癌的生长方式是:(　　　)

A.外生性生长　　　　B.膨胀性生长　　　　C.浸润性生长

D. 外生性及浸润性生长   E. 内生性生长

8. 下列肿瘤中,易发生淋巴道转移的是:(   )

A. 骨肉瘤   B. 乳腺癌   C. 纤维肉瘤   D. 甲状腺瘤   E. 脂肪瘤

9. 下列肿瘤中,最易发生血道转移的是:(   )

A. 胃癌   B. 肺癌   C. 骨肉瘤   D. 纤维瘤   E. 膀胱癌

10. 甲状腺腺瘤对机体的影响,下列说法正确的是:(   )

A. 引起发热   B. 浸润破坏周围组织

C. 可使气管受压,导致呼吸困难   D. 引起顽固性疼痛

E. 引起恶病质

11. 平滑肌的恶性肿瘤,应命名为:(   )

A. 平滑肌瘤   B. 平滑肌肉瘤   C. 平滑肌癌

D. 平滑肌母细胞瘤   E. 恶性平滑肌瘤

12. 腺上皮的恶性肿瘤,应命名为:(   )

A. 腺瘤   B. 腺肉瘤   C. 腺癌   D. 恶性腺瘤   E. 腺瘤病

13. 与恶性肿瘤的浸润性生长无关的是:(   )

A. 肿瘤的扩散   B. 血管壁损伤引起出血   C. 顽固性疼痛

D. 组织器官结构破坏   E. 副肿瘤综合征

14. 下列哪种组织的良性肿瘤称为乳头状瘤:(   )

A. 甲状腺腺上皮   B. 肠黏膜上皮   C. 鳞状上皮

D. 肾小管上皮   E. 肝细胞

15. 关于肿瘤的膨胀性生长,下列说法错误的是:(   )

A. 是良性肿瘤的常见生长方式   B. 可压迫周围组织

C. 肿瘤活动度较好   D. 肿瘤与周围组织分界不清

E. 术后不易复发

16. 髓性白血病的起源组织是:(   )

A. 骨髓造血干细胞   B. 外周血中白细胞   C. 血管内皮细胞

D. 成纤维细胞   E. 肥大细胞

17. 关于急性髓性白血病的病变特点,下列说法正确的是:(   )

A. 骨髓内原始造血细胞弥漫增生   B. 骨髓内分叶核粒细胞显著增生

C. 骨髓内巨核细胞明显增多   D. 骨髓内红系细胞数量正常

E. 外周血中白细胞以中、晚幼粒细胞为主

18. 关于脂肪瘤的大体形态,下列描述错误的是:(   )

A. 颜色淡黄   B. 质地软   C. 边界不清

D. 结节状或分叶状   E. 有包膜

19. 关于纤维瘤的大体形态,下列描述错误的是:(   )

A. 结节状   B. 质地软   C. 有包膜

D. 切面灰白色   E. 切面呈编织状纹理

20. 骨肉瘤的好发部位是:(   )

A. 颅骨   B. 椎骨   C. 肋骨   D. 肩胛骨   E. 长骨干骺端

21. 发生癌细胞转移的淋巴结,其大体形态特点不包括:(   )

A. 无痛性肿大   B. 质硬   C. 活动度差

D. 干酪样坏死   E. 邻近的淋巴结粘连

22.下列肿瘤中,属于恶性肿瘤的是:(　　　)

　　A.纤维瘤　　　　　　　B.侵蚀性葡萄胎　　　　C.囊腺瘤

　　D.血管瘤　　　　　　　E.淋巴瘤

23.淋巴瘤不包括下列哪种肿瘤:(　　　)

　　A.前体淋巴细胞肿瘤　　B.成熟 B 细胞肿瘤　　　C.成熟 T 细胞肿瘤

　　D.淋巴管瘤　　　　　　E.霍奇金淋巴瘤

24.乳腺癌最常见的类型是:(　　　)

　　A.导管内癌　　　　　　B.小叶原位癌　　　　　C.浸润性导管癌

　　D.浸润性小叶癌　　　　E.髓样癌伴大量淋巴细胞浸润

25.关于乳腺癌浸润性导管癌的大体形态,下列描述错误的是:(　　　)

　　A.肿瘤灰白色、无包膜　　B.肿瘤与周围组织分界不清

　　C.可引起乳头下陷　　　　D.可使皮肤呈橘皮样外观

　　E.肿瘤质地柔韧,似橡皮

26.王叔叔 63 岁,因上腹痛 7 日,黄疸 2 日来院就诊,经检查诊断为胰腺癌。
最易引起胆总管阻塞而导致黄疸的胰腺癌类型是:(　　　)

　　A.胰尾癌　　　　B.胰头癌　　　　C.胰体癌　　　　D.体尾癌　　　　E.全胰癌

27.赵阿姨,49 岁,因腹痛、腹胀、低热 1 个月入院。查体左上腹明显压痛,无反跳痛,可触及包块,
质地较硬,可活动。B 超检查见腹膜腔大量积液,腹水检验:黄色、微浊、内有癌细胞。临床诊断为结肠
癌。赵阿姨腹膜腔积液主要与以下哪种因素有关:(　　　)

　　A.结肠穿孔　　　　　　B.肿瘤种植性转移　　　　C.右心衰竭

　　D.营养消耗所至低蛋白血症　　　　E.肾功能衰竭

28.王叔叔,48 岁,3 日前偶然触及右上腹有质硬肿块,故来院就诊。经检查诊断为原发性肝癌。关
于晚期肝癌的大体形态,下列描述错误的是:(　　　)

　　A.肝体积增大　　　　　B.肝细胞性肝癌通常质软　C.胆管细胞癌一般质硬

　　D.肿瘤有完整包膜,膨胀性生长　　　　E.肿瘤常呈多结节型或巨块型

29.秦阿姨间歇性无痛血尿 15 日来院就诊,经检查诊断为肾细胞癌。如治疗不及时,易发生血道
转移,最常见的转移器官是:(　　　)

　　A.膀胱　　　　　B.脑　　　　　　C.肺　　　　　D.肝　　　　　E.胃

30.李姐姐,29 岁。妊娠 12 周,阴道不规则流血 10 日。经检查,子宫异常增大,宫腔内充满水泡状
肿物,病变未累及子宫肌层,李姐姐可能的诊断为:(　　　)

　　A.子宫肌瘤　　　　　　B.葡萄胎　　　　　　　　C.子宫内膜增生症

　　D.子宫内膜癌　　　　　E.绒毛膜癌

31.周阿姨,51 岁,因发现乳房无痛性肿块,来院就诊。体格检查,左乳房外上象限触及质硬包块,
活动度差,同侧腋窝触及淋巴结肿块。周阿姨最可能的诊断为:(　　　)

　　A.乳腺炎　　　　　　　B.乳腺癌　　　　　　　　C.乳腺纤维腺瘤

　　D.乳腺纤维囊性病　　　E.乳腺脓肿

32.陈妹妹,14 岁,因右股骨下端渐进性疼痛 3 个月,肿胀 10 日入院。查体见右股骨下段皮肤静脉
曲张,压痛明显,可触及梭形肿块包绕股骨下段,肿块质硬、凹凸不平。X 线检查见云絮状及斑块状密度
增高影围绕股骨下段,并见 Codman 三角和日光放射状阴影。陈妹妹的诊断应为:(　　　)

　　A.骨瘤　　　　　B.骨结核　　　　C.骨肉瘤　　　　D.腱鞘囊肿　　　　E.骨质增生

33.刘大姐,38 岁,因"子宫肌瘤"收入院,择期手术。术中见一肿物位于回肠壁表面,大小约
15 cm×17 cm×9 cm,质韧。病理检查,见肿物切面呈编织状纹理;镜下见病变组织由形态较一致的长

梭形细胞组成,细胞核长杆状,两端钝圆,核分裂象少见。细胞呈束状编织排列。刘大姐应诊断为:(　　)

    A.回肠纤维瘤　　　　　B.回肠纤维肉瘤　　　　C.回肠平滑肌瘤

    D.回肠平滑肌肉瘤　　　E.回肠腺瘤

34.赵阿姨,55岁,5个月前因阴道不规则流血,在当地医院就诊,病理提示子宫内膜腺瘤性息肉。因患甲亢,没能及时手术。1个月前开始阴道持续流血,患者重度贫血、间断腹痛。为求诊治而来我院。B超检查见子宫增大,子宫内膜实质性占位,大小约3.0 cm×3.8 cm。行诊刮术,病理检查,诊断为子宫内膜腺癌。子宫内膜腺瘤型息肉,如不能及时治疗,可恶变为子宫内膜腺癌,关于二者的组织形态比较,下列说法错误的是:(　　)

    A.腺瘤的细胞异型性小　　　　　　　　B.腺癌的细胞异型性较大

    C.腺瘤的组织结构异型性不明显　　　　D.腺癌的组织结构异型性较大

    E.腺癌可见病理性核分裂,而腺瘤没有

35.张叔叔,56岁,因无痛性肉眼血尿1个月来我院就诊。B超显示膀胱近尿道口处有一直径为3.3 cm的肿物。尿液镜检,见红细胞满视野,还可见大量成堆或散在的大细胞。进一步做尿液脱落细胞检查,发现成片脱落的异常移行细胞,细胞大小不同,胞质嗜碱性,核明显增大,核浆比例失调,核形状不一,可见病理性核分裂。张叔叔的诊断应是:(　　)

    A.急性膀胱炎　　　　　B.慢性膀胱炎　　　　　C.移行细胞乳头状瘤

    D.膀胱移行细胞癌　　　E.膀胱结石

四、简答题

试述良、恶性肿瘤的区别。

参 考 答 案

一、名词解释

1.肿瘤:是机体在各种致瘤因素的作用下,局部组织细胞在基因水平上失去了对其生长和分化的正常调控,发生异常增生而形成的新生物。

2.异型性:肿瘤的细胞形态及组织结构与起源组织存在着不同程度的差异,这种差异性称为肿瘤的异型性。

3.癌:上皮组织来源的恶性肿瘤称为癌。

4.肉瘤:间叶组织(包括纤维结缔组织、肌肉、脉管、脂肪、骨、软骨等组织)的恶性肿瘤称为肉瘤。

5.癌前疾病:指某些具有癌变潜在可能性的疾病或病变,若长期存在,可能转变为癌。

6.非典型性增生:指增生的上皮细胞出现一定程度的异型性,但不足以诊断为癌。

7.原位癌:指非典型性增生已累及上皮全层,但尚未侵破基底膜向下浸润。

二、填空题

1.肿瘤细胞的异型性,肿瘤组织结构的异型性

2.外生性生长,膨胀性生长,浸润性生长

3.淋巴道转移,血道转移,种植性转移

4.癌,肉瘤

三、选择题

1. A　2. E　3. A　4. C　5. A　6. B　7. C　8. B　9. C　10. C　11. B　12. C　13. E　14. C　15. D
16. A　17. A　18. C　19. B　20. E　21. D　22. E　23. D　24. C　25. E　26. B　27. B　28. D　29. C
30. B　31. B　32. C　33. C　34. C　35. D

四、简答题

	良性肿瘤	恶性肿瘤
分化程度	分化程度较高,异型性较小,细胞异型性常不明显,有不同程度的组织结构异型性	分化程度较低,异型性较大,有明显的细胞异型性和组织结构异型性
核分裂象	无或稀少,不见病理核分裂象	多见,并可见病理核分裂象
生长速度	缓慢	较快
生长方式	膨胀性或外生性生长,一般与周围组织分界清楚,活动度好	浸润性或外生性生长,一般与周围组织分界不清,活动度差
转移	不转移	常有转移
复发	手术后很少复发	经手术等治疗后仍易复发
对机体的影响	一般较小,主要为局部压迫与阻塞。内分泌腺来源的良性肿瘤可发生激素分泌过多	较大,除压迫和阻塞外,还可以破坏原发处和转移处的组织、引起坏死、出血、顽固性疼痛、感染、发热,甚至成恶病质等

(李邦东)

第五章　缺　氧

学习目标

掌握: 缺氧的概念与基本类型。
熟悉: 1. 各类型缺氧的原因、发生机制及常用血氧指标的特点;
　　　　2. 缺氧对机体的影响。
了解: 氧疗和氧中毒。

缺氧,是指因组织供氧不足或用氧障碍,而引起机体出现功能代谢和形态结构发生异常变化的病理过程。

一、临床常用的血氧指标

(1)血氧分压(partial pressure of oxygen,PO_2)是物理溶解于血液中的氧所产生的张力。正常人动脉血氧分压(arterial partial pressure of oxygen,PaO_2)约为 13.3 kPa(100 mmHg),静脉血氧分压(venous partial pressure of oxygen,PvO_2)约为 5.32 kPa(40 mmHg)。

(2)血氧容量(oxygen binding capacity,CO_2max)是指 100 ml 血液中血红蛋白(Hb)被氧充分饱和时的最大携氧量。血红蛋白被氧充分饱和所需的条件是血温 38 ℃,血氧分压 150 mmHg,二氧化碳分压 40 mmHg。CO_2max 的大小取决于血红蛋白的质和量。正常人血氧容量约为 20 ml/dl(氧充分饱和时 1 gHb 可结合 1.34 ml 氧,按 15 gHb/dl 计算)。

(3)血氧含量(oxygen content,CO_2)是指 100 ml 血液的实际携氧量,包括与血红蛋白结合的氧和血浆中溶解的氧。当 PO_2 为 13.3 kPa(100 mmHg)时,100 ml 血液中血红蛋白结合氧约为 19 ml,血浆溶解的氧约为 0.3 ml,所以血氧含量主要指实际 100 ml 血液中血红蛋白结合的氧量。正常人 CaO_2 约为 19 ml/dl;CvO_2 为 12~14 ml/dl。动脉血氧含量取决于氧分压和血红蛋白的质与量,静脉血氧含量还与组织用氧量有关。

(4)动 – 静脉血氧含量差 为动脉血氧含量减去静脉血氧含量的差值。主要反映组织从单位容积血液中摄取氧的量及利用氧的能力。正常人动 – 静脉血氧含量差为 5~7 ml/dl。

(5)血红蛋白氧饱和度(oxygen saturation of Hb,SO_2)指血红蛋白结合氧的百分数,简称氧饱和度。SO_2 =(氧含量 – 物理溶解的氧量)/氧容量×100%。

SO_2 主要受 PO_2 的影响。

二、缺氧的类型、原因及发生机制

空气中的氧经外呼吸进入血液,血液携带氧运送给组织细胞,细胞摄取氧进行内呼吸以备代谢、功能活动所需。这一过程中任一环节出现障碍,均可引起缺氧。缺氧的基本类型有:

(一)低张性缺氧

低张性缺氧,指由于动脉血氧分压明显降低,导致的组织供氧不足。

1.原因及发生机制

(1)吸入氧气分压过低:多见于海拔 3 000~4 000 m 的高原或高空、通气不良的矿井或坑道。吸入气氧分压低导致肺泡气氧分压下降,氧向血液中弥散量减少,PaO_2 降低,CaO_2 降低,组织供氧不足。

(2)外呼吸功能障碍:由肺通气或换气功能障碍所致,引起 PaO_2 降低、CaO_2 降低,组织缺氧。

(3)静脉血分流入动脉:多见于先天性心脏病伴右向左分流者,如法洛四联症,病人室间隔缺损,伴肺动脉狭窄或肺动脉高压,使右心压力高于左心,导致未经充分氧合的静脉血直接掺入左心的动脉血中,引起 PaO_2 下降、CaO_2 下降。

2.血氧变化的特点

(1)PaO_2 降低、SO_2 降低、CaO_2 降低。

(2)血氧容量(CO_2max)正常或升高:因血红蛋白无明显变化,故 CO_2max 一般正常;但慢性缺氧,机体可发生红细胞和血红蛋白代偿性增多,故 CO_2max 升高。

(3)动-静脉血氧含量差降低或无明显变化:因 PaO_2 降低、CaO_2 降低,故血液向组织内释氧量减少,动-静脉血氧含量差降低。但慢性缺氧,组织利用氧的能力代偿性增强,可使动-静脉血氧含量差无明显变化。

3.皮肤、黏膜颜色的变化

正常人毛细血管中脱氧血红蛋白平均浓度为 2.6 g/dl。低张性缺氧时,脱氧血红蛋白浓度增加。当毛细血管中脱氧血红蛋白平均浓度增加至 5 g/dl 以上($SaO_2 \leq 80\% \sim 85\%$)时,可使皮肤黏膜出现青紫色,称为发绀。发绀是缺氧的表现,但缺氧的病人不一定都有发绀,如下述贫血引起的血液性缺氧可无发绀。有发绀的病人也未必都缺氧,如真性红细胞增多症,血红蛋白异常增多,使毛细血管内脱氧血红蛋白含量很容易超过 5 g/dl,故易出现发绀,但并不缺氧。

(二)血液性缺氧

血液性缺氧,指血红蛋白数量减少或性质改变,使血氧含量减少或血红蛋白结合的氧不易释出所引起的缺氧。

1.原因及发生机制

(1)贫血:严重贫血时,血红蛋白减少,血液携氧量减少,组织供氧不足。

(2)一氧化碳中毒:含碳物质燃烧不完全时可产生一氧化碳。一氧化碳与血红蛋白结合,生成碳氧血红蛋白(carboxyhemoglobin,HbCO),使血红蛋白失去携氧功能。并且,一氧化碳与血红蛋白分子中某个血红素结合后,将增加其余 3 个血红素对氧的亲和力,使血红蛋白结合的氧释放减少。另外,一氧化碳还能抑制红细胞内糖酵解,使 2,3-DPG 生成减少,氧离曲线左移,血红蛋白不易释放所结合的氧。因此,一氧化碳中毒使血液中能运输氧的血红蛋白显著减少,并且结合氧的血红蛋白不易释放氧,导致组织严重缺氧。

(3)高铁血红蛋白血症:血红蛋白中的二价铁遇到强氧化剂时,可被氧化为三价铁,生成高铁血红蛋白($Hb-Fe^{3+}-OH$)或甲基血红蛋白。高铁血红蛋白分子中 Fe^{3+} 与羟基(-OH)结合后便失去携氧能力,并且 Fe^{3+} 的形成可增强高铁血红蛋白分子内其余 Fe^{2+} 与氧的亲和力。因此,高铁血红蛋白血症也可引起组织缺氧。亚硝酸盐(新腌咸菜或腐败的蔬菜中含量较多)、过氯酸盐、磺胺等中毒时,可以使血液中大量 Hb 转变为高铁血红蛋白。

2.血氧变化的特点

(1)PaO_2 正常、SO_2 正常。

(2)CaO_2 降低:血红蛋白减少或性质改变,血液携氧能力下降,引起血氧含量减少。

（3）CO_2max 降低：因血红蛋白减少或性质改变，所以血氧容量降低。一氧化碳中毒病人，取其血液在体外测血氧容量时，先用氧将血液充分饱和，则在此过程中血红蛋白结合的一氧化碳逐渐被氧取代，所以测得的血氧容量值是正常的，但在体内其血氧容量是减少的。

（4）动-静脉血氧含量差降低：因 CaO_2 降低，血液向组织释放氧减少，所以动-静脉血氧含量差降低。

3. 皮肤、黏膜颜色的变化

严重贫血病人，血红蛋白减少，皮肤、黏膜颜色较为苍白。HbCO 颜色特别鲜红，所以一氧化碳中毒病人，皮肤、黏膜呈樱桃红色；但严重缺氧时，皮肤、黏膜因血管收缩而呈苍白色。高铁血红蛋白呈棕褐色，所以高铁血红蛋白血症病人皮肤、黏膜出现深咖啡色。因进食导致的高铁血红蛋白血症，又称为肠源性青紫。

（三）循环性缺氧

循环性缺氧，是指因组织血流量减少而引起的供氧不足。循环性缺氧可分为缺血性缺氧和淤血性缺氧。

1. 原因及发生机制

（1）全身性血流量减少：由心功能不全，心输出量减少所致。

（2）局部性血流量减少：由局部血管腔狭窄或阻塞所致。

2. 血氧变化的特点

（1）PaO_2 正常、SO_2 正常、CaO_2 正常、CO_2max 正常。

（2）动-静脉血氧含量差升高：因血流缓慢，单位容积血液流经组织毛细血管所需时间延长，向组织释放氧量增多，致使静脉血氧含量降低，动-静脉血氧含量差升高。

3. 皮肤、黏膜颜色的变化

由于 CvO_2 较低，毛细血管中脱氧血红蛋白可超过 50 g/L，引起皮肤、黏膜发绀。

（四）组织性缺氧

组织性缺氧，是指由于组织细胞利用氧障碍而导致的缺氧。

1. 原因及发生机制

（1）中毒。可引起组织性缺氧的毒性物质有：①氰化物。细胞氧化磷酸化的过程中有一关键步骤，即细胞色素分子中的铁通过可逆性氧化还原反应进行电子传递。当氰化物进入体内后，可分解出 CN^-，与氧化型细胞色素 aa3 中的 Fe^{3+} 结合形成氰化高铁细胞色素氧化酶，阻碍其还原，从而阻碍呼吸链的电子传递，导致组织细胞利用氧障碍。0.06 gHCN 可以导致人的死亡。②砷化物。三氧化二砷（砒霜）、五氧化二砷等可抑制细胞色素氧化酶、呼吸链酶复合物Ⅳ等使细胞利用氧发生障碍。③甲醇。其体内代谢产物甲醛等可抑制细胞色素氧化酶活性而阻断呼吸链。④其他。如某些药物和硫化物，也能抑制呼吸链的酶类，影响细胞的氧化磷酸化过程。因毒性物质抑制细胞生物氧化引起的缺氧又称为组织中毒性缺氧。

（2）线粒体损伤。细菌毒素、大剂量放射线照射、严重缺氧、尿毒症、高压氧等可抑制线粒体的功能或损害其结构，使细胞利用氧障碍。

（3）维生素缺乏。维生素 B_1 是丙酮酸脱氢酶的辅酶成分；维生素 B_2 是黄素酶的辅酶成分；维生素 PP 是辅酶Ⅰ和辅酶Ⅱ的组成成分，均参与氧化还原反应，若严重缺乏则引起生物氧化障碍。

2. 血氧变化的特点

（1）PaO_2 正常、SO_2 正常、CaO_2 正常、CO_2max 正常。

（2）动 – 静脉血氧含量差降低：因细胞生物氧化过程障碍,组织利用氧能力下降所致。

3. 皮肤、黏膜颜色的变化

因毛细血管内氧合血红蛋白的量高于正常值,故病人的皮肤、黏膜常呈现鲜红色或玫瑰红色。

各型缺氧的血氧变化特点见表 5 – 1。临床常见的缺氧多为混合性缺氧。例如,左心衰病人出现循环性缺氧,并发肺水肿时又可出现低张性缺氧。肺源性心脏病病人,可出现低张性缺氧和循环性缺氧。

表 5 – 1　各型缺氧的血氧变化特点

缺氧类型	PaO_2	SO_2	CaO_2	CO_2max	动 – 静脉血氧含量差
低张性缺氧	↓	↓	↓	N 或↑	↓或 N
血液性缺氧	N	N	↓	↓	↓
循环性缺氧	N	N	N	N	↑
组织性缺氧	N	N	N	N	↓

注:↓:降低；↑:升高；N:不变。

👁 **思考题**

哪些类型的缺氧可出现发绀？为什么？

三、缺氧对机体的影响

缺氧对机体的影响与缺氧的病因、发生发展速度和病人的反应性有关。轻度缺氧以激发机体的代偿反应为主,重度缺氧可导致细胞、组织、器官的损害;急性缺氧时机体往往来不及充分发挥代偿作用,而以损伤反应为主,慢性缺氧时机体的代偿反应与损伤现象并存。下面以低张性缺氧为例,介绍缺氧对机体的影响。

（一）呼吸系统变化

当 PaO_2 低于 60 mmHg 时,可刺激颈动脉体和主动脉体的外周化学感受器,反射性地引起呼吸加深加快。当 PaO_2 低于 30 mmHg 时,缺氧对呼吸中枢的直接抑制作用超过对外周化学感受器的兴奋作用,引起呼吸运动抑制、肺通气量减少,甚至引起呼吸衰竭。

（二）循环系统变化

缺氧时,呼吸运动增强,使肺牵张感受器受到刺激,反射性兴奋交感神经,引起心率加快、心肌收缩性增强、心输出量增加,可提高组织的供氧量。同时,心、脑供血量增多,皮肤、内脏、肾、骨骼肌供血量减少,起到"移缓救急"的作用,保证心、脑重要器官的供氧。长期缺氧促使组织内毛细血管增生,增强组织的供血供氧。

严重缺氧时,出现回心血量减少、心输出量降低、心肌舒缩功能降低,心律失常等表现。

（三）血液系统变化

慢性缺氧者,机体红细胞和血红蛋白生成增多,增强血液的携氧能力。若血液中红细胞增生过多,血液黏滞度增高,心肌射血阻力增大,后负荷加重,可促进心力衰竭的发生。

（四）中枢神经系统变化

中枢神经系统对缺氧最为敏感,急性缺氧可引起头痛、情绪激动,思维力、记忆力、判断力下降或丧失以及运动不协调等,严重者可出现惊厥和昏迷。慢性缺氧时精神神经症状较缓和,表现为易疲劳、注意力不集中、嗜睡和精神抑郁等症状。

（五）组织细胞变化

缺氧病人组织细胞的变化主要有:①慢性缺氧时,细胞内线粒体数量和膜表面积增加,呼吸链中某些酶活性增强、数量增多,使细胞利用氧能力增强。同时,无氧酵解增强,在一定程度上补充能量。②慢性缺氧可引起骨骼肌内肌红蛋白增多,增加氧在体内的储存。当 PaO_2 进一步降低时,肌红蛋白可释放出一定量的氧,供细胞利用。③缺氧时细胞处于低代谢状态,以减少耗能,利于生存。④缺氧时,细胞膜和线粒体的功能都会受到损害,溶酶体也会受到损伤,严重时溶酶体膜破裂,蛋白溶解酶溢出,造成细胞自溶,溶解酶扩散入血,可造成广泛地组织损伤。

四、氧疗和氧中毒

（一）氧疗

缺氧的治疗,除了消除缺氧的原因外,氧疗也是有效的方法。但由于缺氧类型的不同,氧疗的效果有较大差异。

氧疗对低张性缺氧最有效。因为吸氧可提高 PaO_2、SO_2 和 CaO_2,显著改善组织供氧。但如果是由右向左分流的先天性心脏病人,则因吸入的氧无法与流入左心的静脉血起氧合作用,所以氧疗效果不明显。

血液性缺氧、循环性缺氧和组织性缺氧,其 PaO_2 和 SaO_2 正常,吸入高浓度氧可增加血浆中物理溶解的氧量,但与血红蛋白结合的氧量增加有限,吸氧对其也有一定的疗效,但不如低张性缺氧效果显著。但一氧化碳中毒病人,吸入高浓度氧后,氧可与一氧化碳竞争结合血红蛋白,加速血红蛋白与一氧化碳的解离,促进一氧化碳排出,疗效较好。

（二）氧中毒

氧是生命活动所必需的,但当吸入气 PO_2 过高(超过 0.5 个大气压)时,可引起组织细胞损伤,称为氧中毒。吸入气 PO_2 过高时,肺泡气及血液 PO_2 也随之升高,组织获氧过多,活性氧(包括各种氧自由基和 H_2O_2)产生增多,它们的化学性质极为活泼,可与各种细胞成分发生反应,导致细胞损伤。

氧中毒有两种类型:①肺型氧中毒。病人吸入一个大气压左右的氧 8 h 后,可出现肺型氧中毒,表现为胸骨后疼痛、咳嗽、呼吸困难、肺活量减小、PaO_2 降低等。肺组织呈炎性病变,充血、水肿、炎细胞浸润、出血,并有肺不张。②脑型氧中毒。病人吸入 2～3 个大气压以上的氧,可在短时间内发生脑型氧中毒。主要表现为视听觉障碍、恶心、抽搐、晕厥等,严重者昏迷、死亡。因而氧疗时,应控制吸氧的浓度和时间,严防氧中毒。

小　结

```
                              ┌─ 概念
                              ├─ 临床常用血氧指标
                              │
                              │                        ┌─ 概念
                              │                        ├─ 原因与机制
                              │           ┌─ 低张性缺氧 ┤
                              │           │            ├─ 血氧变化特点
                              │           │            └─ 皮肤黏膜颜色变化
                              │           │
                              │           │            ┌─ 概念
                              │           │            ├─ 原因与机制
                              │           ├─ 血液性缺氧 ┤
                              │           │            ├─ 血氧变化特点
                              │           │            └─ 皮肤黏膜颜色变化
                              │           │
             缺氧 ────────────┼─ 缺氧的基本类型─┤     ┌─ 概念
                              │           │            ├─ 原因与机制
                              │           ├─ 循环性缺氧 ┤
                              │           │            ├─ 血氧变化特点
                              │           │            └─ 皮肤黏膜颜色变化
                              │           │
                              │           │            ┌─ 概念
                              │           │            ├─ 原因与机制
                              │           └─ 组织性缺氧 ┤
                              │                        ├─ 血氧变化特点
                              │                        └─ 皮肤黏膜颜色变化
                              │
                              │                ┌─ 呼吸系统变化
                              │                ├─ 循环系统变化
                              └─ 缺氧对机体的影响 ┤ 血液系统变化
                                               ├─ 中枢神经系统变化
                                               └─ 组织细胞变化
```

达 标 自 测

一、名词解释

1. 缺氧　　2. 低张性缺氧　　3. 血液性缺氧　　4. 循环性缺氧　　5. 组织性缺氧　　6. 血氧分压
7. 血氧容量　　8. 血氧含量　　9. 血氧饱和度

二、选择题

1. 影响血氧饱和度的最主要因素是:(　　)
A. 血氧分压　　　　B. 血氧容量　　　　C. 血液温度　　　　D. 血氧含量　　　　E. 血液 pH 值
2. 影响血氧容量的主要因素是:(　　)
A. 血氧分压　　　　　B. 血容量　　　　　C. 血红蛋白的数量和性质

D. 血流速度　　　E. 血氧饱和度

3. 反应组织用氧量的血氧指标是:(　　　)

A. 血氧分压　　　B. 血氧容量　　　C. 血氧含量

D. 动－静脉血氧含量差　　　　　E. 血氧饱和度

4. 下列哪项因素可引起低张性缺氧:(　　　)

A. 砷化物中毒　　B. 一氧化碳中毒　C. 右心衰竭　　　D. 贫血　　　E. 慢性支气管炎

5. 下列哪项因素易导致血液性缺氧:(　　　)

A. 气胸　　　　　B. 肺淤血　　　　C. 贫血

D. 大量放射线照射　　　　　E. 硫化物中毒

6. 血液性缺氧的血氧指标变化特点是:(　　　)

A. PaO_2 降低　　B. SaO_2 降低　　C. CO_2max 降低

D. CaO_2 正常　　E. 动－静脉血氧含量差增大

7. CO 中毒引起缺氧的机制主要是:(　　　)

A. 引起呼吸运动抑制,机体获氧不足　B. 生成碳氧血红蛋白,发生携氧障碍

C. 血红蛋白中 Fe^{2+} 氧化,导致携氧障碍　　　　D. 细胞生物氧化受阻,组织利用氧障碍

E. 线粒体损伤,组织利用氧障碍

8. 一氧化碳中毒病人的皮肤黏膜颜色通常是:(　　　)

A. 樱桃红　　　　B. 发绀　　　　　C. 咖啡色　　　D. 黑色　　　E. 黄色

9. 高铁血红蛋白血症病人的皮肤黏膜可呈下列哪种颜色:(　　　)

A. 樱桃红　　　　B. 发绀　　　　　C. 玫瑰红　　　D. 黑色　　　E. 咖啡色

10. 下列哪项因素易引起组织性缺氧:(　　　)

A. 在地下坑道作业时间过久　　　B. 下肢静脉血栓形成

C. 高血压病　　　D. 甲醇中毒　　　E. 过氯酸钾中毒

11. 氰化物中毒引起缺氧的主要机制是:(　　　)

A. 血红蛋白变性,血液携氧能力下降　B. 红细胞破坏,血液运氧不足

C. 呼吸衰竭,机体摄氧不足　　　　　D. 细胞生物氧化受阻,利用氧的能力障碍

E. 血液循环障碍,组织供氧不足

12. 组织性缺氧病人的皮肤黏膜颜色变化是:(　　　)

A. 鲜红　　　　　B. 发绀　　　　　C. 苍白　　　D. 黑色　　　E. 咖啡色

13. 组织性缺氧的血氧指标变化特点是:(　　　)

A. PaO_2 降低　　B. CO_2max 降低　　C. CaO_2 降低

D. SaO_2 降低　　E. 动－静脉血氧含量差降低

14. 剧烈运动引起机体缺氧时,血氧指标的变化特点是:(　　　)

A. PaO_2 降低　　B. CO_2max 降低　　C. CaO_2 降低

D. SaO_2 降低　　E. 动－静脉血氧含量差增大

15. 氧疗对改善下列哪种疾病引起的缺氧疗效最好:(　　　)

A. 严重贫血　　　B. CO 中毒　　　C. 先天性心脏病伴右向左分流者

D. 肺炎　　　　　E. 氰化物中毒

16. 常阿姨去西藏旅游,到达拉萨的当日便出现头痛、头晕、全身乏力、恶心呕吐、胸闷、口唇指甲发绀等症状。常阿姨最有可能发生了下列哪种类型的缺氧:(　　　)

A. 中毒性缺氧　B. 血液性缺氧　C. 组织性缺氧　D. 低张性缺氧　E. 循环性缺氧

17. 丽丽小朋友因长期腹泻而导致营养缺乏,维生素 B_1、维生素 B_2 的严重缺乏易引起哪种类型的

缺氧:(　　)

　　A.低张性缺氧　　　B.血液性缺氧　　　C.组织性缺氧　　　D.中毒性缺氧　　　E.循环性缺氧

　　18.张强小朋友 10 岁,临床诊断法洛三联症(肺动脉口狭窄、房间隔缺损、右心室肥厚)。病人主要发生下列哪种类型的缺氧:(　　)

　　A.低张性缺氧　　　B.血液性缺氧　　　C.组织性缺氧　　　D.中毒性缺氧　　　E.循环性缺氧

参考答案

一、名词解释

　　1.缺氧:是指因组织供氧不足或用氧障碍,而引起机体出现功能代谢和形态结构发生异常变化的病理过程。

　　2.低张性缺氧:指由于动脉血氧分压明显降低,导致的组织供氧不足。

　　3.血液性缺氧:指血红蛋白数量减少或性质改变,使血氧含量减少或血红蛋白结合的氧不易释出所引起的缺氧。

　　4.循环性缺氧:是指因组织血流量减少而引起的供氧不足。

　　5.组织性缺氧:是指由于组织细胞利用氧障碍而导致的缺氧。

　　6.血氧分压:是物理溶解于血液中的氧所产生的张力。

　　7.血氧容量:是指 100 ml 血液中血红蛋白(Hb)被氧充分饱和时的最大携氧量。

　　8.血氧含量:是指 100 ml 血液的实际携氧量,包括与血红蛋白结合的氧和血浆中溶解的氧。

　　9.血氧饱和度:指血红蛋白结合氧的百分数。

二、选择题

　　1. A　2. C　3. D　4. E　5. C　6. C　7. B　　8. A　9. E　10. D　11. D　12. A　13. E　14. E　15. D　16. C　17. D　18. A

(杨　莹)

第六章 发 热

学习目标

掌握：发热的概念与临床分期。
熟悉：发热的原因、发生机制、机体代谢与功能的变化。

发热，是机体在致热原的作用下，体温调节中枢调定点上移而引起的调节性体温升高，当超过正常体温 0.5 ℃时，即称为发热。

人的体温升高包括生理性体温升高和病理性体温升高。生理性体温升高，可见于运动、饭后或生理性应急等情况。病理性体温升高包括发热与过热两种。发热属于调节性体温升高，是由于体温调节中枢的主动调节，使机体产热量大于散热量，导致实际体温逐渐上升，如肺炎、急性胃肠炎时的体温升高。过热是由于病因的影响导致机体产热量大于散热量，而机体体温调节结构无法进行有效调整，导致体内热量逐渐积累，体温被动升高。如甲亢患者的体温升高即为过热，由于甲状腺激素过多分泌，使物质分解代谢增强，产热增加，大于散热量，导致体温被动升高。再如中暑患者，由于环境温度较高，致使机体散热障碍，产热量大于散热量，体温被动升高，亦属过热。

一、发热的原因和发生机制

（一）发热的原因

1. 发热激活物

发热激活物指能激活产内生致热原细胞产生和释放内生致热原（endogenous pyrogen，EP）的物质，称为发热激活物，包括：①外源性发热激活物，如细菌、病毒、真菌、螺旋体及疟原虫等；②体内产物：主要有抗原－抗体复合物、类固醇物质（如本胆烷醇酮）、硅酸盐结晶、尿酸盐结晶、坏死组织分解产物等。

2. 内生致热原（EP）

内生致热原（EP）是机体某些细胞在发热激活物的作用下，产生和释放的能引起体温升高的物质。体内产内生致热原的细胞主要有：内皮细胞、单核细胞、巨噬细胞、淋巴细胞以及肿瘤细胞等。目前已明确的 EP 有：白细胞介素－1、肿瘤坏死因子、干扰素等。

（二）发热的发生机制

发热的发生，是由于病因导致机体内出现了发热激活物，引起内生致热原的产生，内生致热原通过一定的方式作用于体温调节中枢，使中枢释放体温调节介质引起体温调定点上移。中枢释放的调节介质包括正调节介质和负调节介质两种。正调节介质能够引起体温"调定点"上移，主要包括前列腺素 E、Na^+/Ca^{2+} 比值、环磷酸腺苷、促肾上腺皮质激素释放素、一氧化氮等。负调节介质的作用是限制体温调定点上移的程度，主要包括精氨酸加压素、黑色素细胞刺激素等。由于负调节介质的作用，使机体发热时，体温很少超过41℃，对机体具有保护作用。

体温调定点上移后,体温调节中枢主动调节机体的产热活动与散热活动,使产热增加,散热减少,实际体温逐渐上升,达到新的调定点水平,与新调定点保持一致。机体增加产热的方式主要是促进甲状腺激素的释放,增强物质分解代谢;兴奋脊髓灰质前角神经元,引起骨骼肌不自主震颤(即寒战),使大量化学能转变为热能释放出来。机体减少散热的方式主要是兴奋交感神经,引起皮肤血管收缩,使皮肤温度降低,从而减少散热。

机体在正常情况下,产热与散热基本平衡,使体温相对稳定于调定点水平。发热患者,体温调定点上升以后,由于体温调节中枢的调节作用,使产热增加,散热减少,产热大于散热,热量积累,体温逐渐上升,达到新的调定点水平。

(三)发热的临床分期

1. 体温上升期

机体由于体温调定点上移,体温调节中枢主动调节,使产热增加,散热减少,体温逐渐上升。临床上患者出现寒战、皮肤苍白、畏寒、起鸡皮等表现。

2. 高热持续期

患者体温达到新调定点水平,体温调节中枢通过调节使机体散热增加,与产热相平衡,体温稳定于新调定点水平。此期机体增加散热的方式主要是引起皮肤血管舒张,皮肤温度升高,增加皮肤向环境辐射的热量及皮肤水分的蒸发,从而增强散热。患者在临床上主要表现为颜面潮红、皮肤灼热、皮肤口唇干燥、自觉酷热等。

3. 体温下降期

随着发热激活物、内生致热原及发热中枢调节介质逐渐清除,体温调定点逐渐恢复到正常水平,此期实际体温高于调定点,体温调节中枢调节机体的产热与散热活动,使产热减少,散热进一步增加,散热大于产热,实际体温便随着调定点逐渐降至正常水平。此期患者进一步增加散热的主要方式是引起汗腺的分泌,汗液的蒸发可显著增强机体的散热。临床上患者出现大量出汗、皮肤潮湿、体温下降等表现。

二、发热时机体功能与代谢的变化

(一)物质代谢的变化

体温每升高 1 ℃,基础代谢率提高 13%,糖、蛋白质和脂肪的消耗明显增多,同时也会出现水、盐及维生素的代谢变化。

1. 糖代谢

糖分解代谢增强,由于氧供应相对不足,使乳酸生成增多,患者易出现肌肉酸痛的症状。

2. 脂肪代谢

脂肪分解代谢增强,患者可出现酮血症、酮尿及消瘦等表现。

3. 蛋白质代谢

蛋白质分解代谢增强,可引起尿氮增加、抵抗力和组织修复能力减弱等表现。

4. 水、电解质及维生素代谢

体温上升期由于交感神经兴奋,肾血管收缩,肾血流量减少,导致尿量减少,使水、钠、氯在体内潴留;体温下降期是随着尿量的恢复而得以大量排出。高热持续期,机体通过皮肤及呼吸道蒸发了大量水分,体温下降期机体大量出汗,因而患者易发生脱水。

（二）机体功能的变化

1. 中枢神经系统功能变化

患者可出现中枢神经系统兴奋性增强的表现,如头痛、头晕、烦躁、谵妄、幻觉等。小儿(6 个月 ~ 4岁)高热时易出现全身或局部肌肉抽搐,称为热惊厥。持续高热时,患者可出现中枢神经系统功能抑制的表现,如淡漠、嗜睡等。

2. 循环系统功能变化

发热患者心率加快,体温每升高 1℃,心率约增加 18 次/min。体温上升期,由于外周血管收缩,可使血压轻度升高;高热持续期及体温下降期,外周血管舒张,可导致血压下降。

3. 消化系统功能变化

由于交感神经兴奋性增强,消化液分泌减少,胃肠蠕动减弱,使发热患者易出现食欲减退、恶心、呕吐、腹胀、便秘等临床表现。

4. 呼吸系统功能变化

体温的升高及发热时酸性代谢产物的蓄积,使呼吸中枢对 CO_2 的敏感性增强;物质分解代谢增强导致 CO_2 生成增多,可刺激呼吸中枢,使呼吸运动加深加快,从而有利于散热。

5. 免疫系统的变化

一定程度的发热可增强机体的免疫功能,但持续高热可导致免疫系统功能降低。

小　结

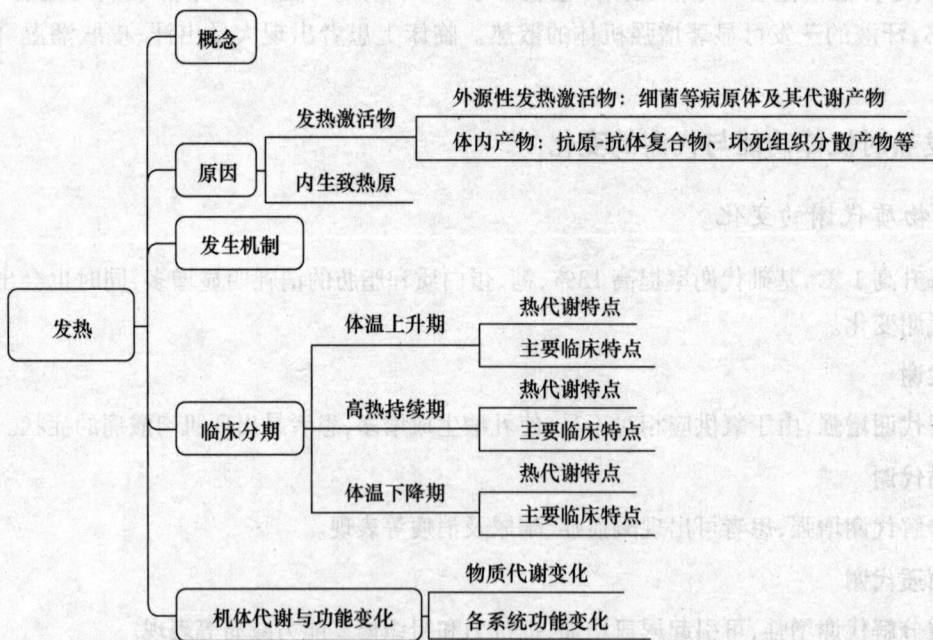

达 标 自 测

一、名词解释

发热

二、选择题

1.下列关于发热概念的描述正确的是:(　　)

A.是由体温调节中枢功能障碍而导致的体温升高现象　　B.是指产热大于散热的现象

C.是由于体温调定点上移而引起的体温升高　　　　　D.体温升高即为发热

E.体温超过正常值0.6℃

2.发热激活物的作用是:(　　)

A.增强机体产热活动　　　　　　B.刺激产内生致热原细胞,使其产生和释放内生致热原

C.直接作用于体温调节中枢,引起体温调定点上移　　D.较少机体散热

E.直接产生内生致热原

3.一般情况下,体温每升高1℃,脉搏或心率平均每分钟增加:(　　)

A.5次　　　　　　B.15次　　　　　C.20次　　　　　D.18次　　　　　E.25次

4.下列属于发热的是:(　　)

A.中暑时的体温升高　　　　　B.肺炎时的体温升高　　　　C.运动时的体温升高

D.甲亢时的体温升高　　　　　E.先天性汗腺缺乏引起的体温升高

三、简答题

1.试述发热的临床分期、各期的热代谢特点及主要临床特点。

2.试述发热时机体各系统的主要功能变化。

参 考 答 案

一、名词解释

发热:是机体内在致热原的作用下,体温调节中枢调定点上移而引起的调节性体温升高,当超过正常体温0.5℃时,即称为发热。

二、选择题

1.C　2.B　3.D　4.B

三、简答题

1.发热的临床分期、各期的热代谢特点及主要临床特点:

(1)体温上升期:机体产热增加,散热减少,体温逐渐上升。主要临床表现为:寒战、皮肤苍白、畏寒、起鸡皮等。

(2)高热持续期:机体散热增加,与产热相平衡。主要临床特点为颜面潮红、皮肤灼热、皮肤口唇干

燥、自觉酷热等。

（3）体温下降期：机体产热减少，散热进一步增加，散热大于产热。临床上主要表现为大量出汗、皮肤潮湿、体温下降等。

2. 发热时机体各系统的主要功能变化：

（1）中枢神经系统功能变化：患者可出现中枢神经系统兴奋性增强的表现，如头痛、头晕、烦躁、谵妄、幻觉等。小儿高热时易出现惊厥。持续高热，可导致中枢神经系统功能，表现为淡漠、嗜睡等。

（2）循环系统功能变化：患者心率加快，体温每升高 1℃，心率约增加 18 次/min。体温上升期，血压可轻度升高；高热持续期及体温下降期，血压下降。

（3）消化系统功能变化：消化液分泌减少，胃肠蠕动减弱，患者易出现食欲减退、恶心、呕吐、腹胀、便秘等表现。

（4）呼吸系统功能变化：呼吸中枢兴奋，呼吸运动加深加快。

（5）免疫系统的变化：一定程度的发热可增强机体的免疫功能，持续高热可导致免疫系统功能降低。

（杨　莹）

第七章　休　克

📋 **学习目标**

掌握：病理学的任务、内容及其在医学中的地位。
熟悉：休克的概念、失血性休克的发生发展过程。
了解：休克的原因与分类，休克时各器官系统功能的变化。

休克，是由于各种原因引起机体有效循环血流量急剧减少、组织微循环血液灌注严重不足，导致组织器官代谢、功能障碍，甚至结构损害的全身性病理过程。

一、休克的原因与分类

（一）休克的原因

休克的原因很多，常见的有：

1. 失血、失液　短时间内大量失血、失液可引起休克。常见于严重外伤、胃溃疡大出血、肝硬化上消化道大出血、产科大出血、频繁剧烈呕吐、腹泻等。

2. 创伤　严重创伤时可引起大量失血，并产生剧烈疼痛。剧烈疼痛可导致自主神经功能紊乱，交感神经功能抑制，外周血管舒张，血液大量积存于外周，回心血量减少，有效循环血流量降低，从而导致休克。

3. 烧伤　大面积烧伤可引起剧烈疼痛；并且微血管通透性增加，使血浆大量外渗，有效循环血流量减少，导致休克的发生。

4. 感染　可由于细菌、病毒、立克次体等病原微生物的严重感染引起，以革兰阴性菌（如痢疾杆菌、肺炎球菌等）最为常见。感染性休克的发生，与微血管通透性增加所致的血浆成分外渗，及炎症介质等使微血管舒张导致血液积存外周等因素有关。

5. 心脏及大血管病变　心肌的严重病变（如急性大面积心肌梗死、严重心律失常、急性心肌炎）、心脏受压（如严重心包腔积液）、肺循环阻力增加（如肺动脉栓塞）等均可导致心输出量显著减少，有效循环血流急剧降低，组织微循环灌流严重不足，而发生休克。

6. 过敏　过敏体质者应用某些药物（如青霉素）、血清制剂或注射疫苗，可引起严重的 I 型超敏反应。组织内肥大细胞释放的组织胺等活性物质可引起微扩张，血液在外周血管大量积存；血管壁通透性增强，血管内液体外渗，导致有效循环血量急剧减少，引发休克。

7. 神经刺激　剧烈疼痛、高位脊髓损伤或镇静药物使用过量，可使交感神经中枢抑制，外周血管广泛舒张，回心血量减少，有效循环血流量降低而导致休克。

（二）休克的分类

1. 按原因分类　是临床上最常用的分类方法，可分为失血失液性休克、创伤性休克、烧伤性休克、感染性休克、心源性休克、过敏性休克、神经源性休克等。

2. 按发病的始动环节分类 休克的原因虽然很多,但导致休克发生的始动环节可归为三种:血容量减少、心输出量降低和血管床容积扩大。依据始动环节的不同,可将休克分为:①低血容量性休克,如失血性休克、失液性休克、创伤性休克、烧伤性休克等;②心源性休克;③血管源性休克,如神经源性休克、过敏性休克及某些感染性休克等。

🔍 思考题

休克的常见原因是什么?如何进行分类?

二、休克的发展过程

休克的原因不同,发病始动环节不同,其发生发展过程也有所不同。下面以失血性休克为例,阐述休克的发生发展过程:

(一)休克代偿期

休克代偿期又称为微循环缺血期,休克早期。

1. 微循环的变化特点

主要表现为皮肤、内脏的微循环血管收缩,尤其是毛细血管前阻力血管,包括微动脉、后微动脉和毛细血管前括约肌,此时微循环血液灌注减少,真毛细血管网关闭。而动静脉吻合支开放,血液主要通过直接通路和动静脉吻合支回流。此期,组织细胞处于缺血、缺氧状态。

2. 微循环变化的发生机制

此期微循环变化的发生机制主要是交感—肾上腺髓质系统强烈兴奋。皮肤、腹腔内脏血管有丰富的交感神经纤维分布,而且血管壁平滑肌 α - 受体密度较大。当机体有效循环血流量减少时,交感神经兴奋,引起肾上腺髓质分泌活动增强,大量儿茶酚胺(主要是肾上腺素和去甲肾上腺素)释放。儿茶酚胺与 α - 受体结合引起微血管平滑肌收缩,尤其是微动脉、后微动脉和毛细血管前括约肌,导致微循环血液灌注不足。微循环中动 - 静脉吻合血管平滑肌 β - 受体较多,与儿茶酚胺结合,引起血管舒张,导致动 - 静脉吻合开放,微循环血液主要通过动 - 静脉吻合及直接通路回流。

3. 微循环变化的代偿意义

(1)保证心脑供血:脑血管壁平滑肌 α - 受体分布较少,且对儿茶酚胺不敏感,因而此期脑血管没有明显收缩。儿茶酚胺可使心肌收缩力增强,代谢增强,代谢产物蓄积可引起冠状动脉舒张。此期患者动脉血压通常无明显降低,且心脑血管没有明显收缩,使得心脑的血液供应得以保障。

(2)维持动脉血压:①儿茶酚胺等缩血管物质的大量释放,可使小静脉血管收缩,促进静脉内血液回心,起到"自体输血"的作用;②毛细血管前阻力明显升高,使毛细血管内血液灌注显著减少,流体静脉压降低,促进组织液回流入血管,起到"自体输液"的作用;③交感神经兴奋,儿茶酚胺增多,可使心率加快,心肌收缩力加强,心输出量增加;同时毛细血管前阻力血管收缩,使外周循环阻力增高,这些因素均有利于动脉血压的维持。

4. 临床表现

此期的临床表现主要是:血压正常或略升高(除大失血而血压骤降者外),脉压下降;脉搏细速;皮肤苍白、四肢湿冷;神志清醒、烦躁不安;尿量减少等。

此期是休克治疗的最佳时期。如能及时祛除病因,并进行输血、输液等治疗以补充循环血量,则病情可好转;否则休克过程将继续发展,进入休克进展期。

（二）休克进展期

休克进展期又称微循环淤血期，或休克中期，是休克的可逆性失代偿阶段。

1. 微循环的变化特点

主要表现为微动脉、后微动脉和毛细血管前括约肌舒张，而微静脉仍处于收缩状态，微循环"灌多于流"，发生淤血。

2. 微循环变化的发生机制

休克代偿期组织缺血缺氧，使乳酸等代谢不全的产物大量增多，组织发生酸中毒。酸中毒使毛细血管前阻力血管对儿茶酚胺的反应性降低，导致这些血管舒张。而微静脉对酸中毒的耐受力较好，因而仍然维持收缩状态。另外，酸中毒的环境下，组织产生血管活性物质增多，如组胺、腺苷、激肽类物质等，均有扩张血管的作用。

此期由于外周血管舒张，血管床容积增大，血液积存外周，回心血量减少，使有效循环血流量进一步降低，继而毛细血管前阻力血管进一步扩张，微循环淤血加重，形成恶性循环，使有效循环血流量进行性减少，血流逐渐缓慢。

毛细血管前阻力血管舒张，循环阻力降低，且有效循环血流量进行性减少，使血压进行性下降，心脑供血逐渐减少。

3. 临床表现

此期患者在临床上主要表现为：动脉血压进行性降低，脉搏细速，心音低钝，皮肤湿冷发绀，可出现花斑，神志淡漠，反应迟钝，甚至昏迷，少尿甚至无尿。

此期如能及时有效治疗，患者仍可转危为安。否则，病情将继续恶化进入休克难治期。

（三）休克难治期

休克难治期又称微循环衰竭期，或休克晚期，是休克的不可逆性失代偿阶段。

1. 微循环的变化特点

主要表现为：微循环血管扩张、麻痹，血液严重淤滞，血流缓慢近乎停滞，血液进一步浓缩，易发生弥散性血管内凝血及重要器官功能衰竭。

2. 微循环变化的发生机制

由于严重缺氧所致的酸中毒，使微血管对血管活性物质失去反应性，导致麻痹性扩张。由于进行性加重的淤血及有效循环血流量减少，使微循环血液灌注严重不足且近乎停滞。由于淤血所致的血浆液体外逸，导致血液逐渐浓稠黏滞。此期患者易发生弥散性血管内凝血，主要由于：①缺氧、酸中毒等因素导致微循环血管内皮广泛损伤；②组织损伤导致组织因子释放入血；③血流缓慢近乎停止。

3. 临床表现

此期患者的主要临床表现为血压进行性下降，升压药物难以使血压恢复；脉搏细弱，中心静脉压降低；皮肤黏膜出血；意识模糊甚至昏迷；由于微血栓的阻塞及血管内皮肿胀，即使大量输血和输液，血压回升也难以使毛细血管恢复血流，最终可导致多系统器官功能衰竭。

🔵 思考题

1. 失血性休克的发展过程可分为哪三个阶段？
2. 失血性休克各阶段微循环变化的主要机制是什么？有哪些主要临床表现？

三、休克时主要器官功能的变化

(一)肺功能变化

休克早期,呼吸中枢兴奋,呼吸运动增强,通气过度,可引起呼吸性碱中毒。随着微循环障碍的发生发展,肺循环缺血、淤血、血栓形成,患者肺呼吸膜可受到损伤,发生肺水肿、肺出血、肺内透明膜形成等病理变化,严重影响呼吸功能,称为急性呼吸窘迫综合征(ARDS),可导致急性呼吸衰竭甚至死亡。

(二)肾功能变化

肾脏是休克时最易受损的器官。休克早期,有效循环血量的急剧减少,导致肾素—血管紧张素系统和交感—肾上腺髓质系统的激活,引起肾血管收缩,肾小球滤过率显著降低,导致患者少尿或者无尿。此时为功能性肾衰竭,肾脏尚无器质性损害。

如果休克持续时间较长,持续的循环障碍,可导致肾小管坏死,发生器质性肾衰竭。肾衰竭对机体的影响,我们将在第十四章里学习。

(三)心功能变化

除心源性休克伴有原发性心功能障碍外,其他类型休克发展到一定阶段,也可伴有心功能障碍,甚至出现心力衰竭,主要与以下因素有关:①休克时血压降低导致冠状动脉血液灌流减少,心肌供血不足;②交感–肾上腺髓质系统兴奋,心率加快,心肌收缩力增强,使心肌耗氧量增加,加重心肌缺氧;③组织缺氧、酸中毒等可抑制心肌的收缩性能;④微循环中形成的微血栓可阻塞血管,引起局灶性心肌梗死。

(四)脑功能变化

休克代偿期,脑供血尚能维持,此时可不出现明显的症状。随休克进展,患者血压显著下降,微循环中形成广泛微血栓,导致脑组织血液灌注不足,可出现神志淡漠、意识模糊甚至昏迷。病情严重者,微血管壁发生损伤,通透性增强,导致脑水肿和颅内压升高,严重时可形成脑疝,以致死亡。

(五)胃肠及肝功能变化

休克时,由于微循环障碍,导致消化液分泌减少,胃肠蠕动减慢;严重时可发生胃肠黏膜损伤,黏膜组织坏死,形成糜烂、溃疡。可导致肠道毒素吸收增多,引起肠源性内毒素血症。

微循环障碍亦导致肝细胞损伤,肝功能障碍。

(六)多器官功能障碍综合征

多器官功能障碍综合征(MODS)指原无器官功能障碍的休克患者在短时间内出现两个或两个以上器官功能障碍,致使机体内环境需依赖临床干预才能维持稳定的综合征,是休克难治及致死的重要原因。

小　结

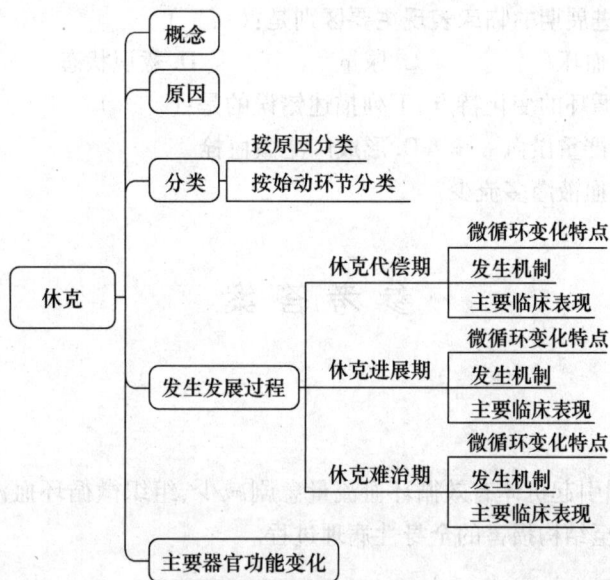

达 标 自 测

一、名词解释

休克

二、选择题

1.休克的本质是:(　　)

A.大量失血　　　B.微循环血液灌注不足　　　　C.动脉血压下降

D.剧烈疼痛所致机体功能障碍　　E.全身性多器官功能障碍

2.可引起低血容量性休克的原因是:(　　)

A.心肌炎　　　B.青霉素过敏　　C.肝硬化上消化道大出血

D.脊髓高位截瘫　E.败血症

3.关于休克代偿期微循环变化的描述下列哪一项是错误的:(　　)

A.微动脉收缩　　B.微静脉舒张　　C.真毛细血管关闭

D.动-静吻合开放　　　　E.微循环缺血

4.休克代偿期血流量减少不明显的器官是:(　　)

A.胃　　　　B.肠　　　　C.皮肤　　　　D.肾　　　　E.心

5.关于休克代偿期的临床表现,下列描述错误的是:(　　)

A.面色苍白　　B.血压下降　　C.四肢湿冷　　D.脉搏细速　　E.神志清醒

6.关于休克进展期微循环变化特点的描述,下列哪项是错误的:(　　)

A.微循环缺血　　B.毛细血管开放　　C.微静脉收缩

D. 血流缓慢　　　E. 微循环血液灌大于流

7. 关于休克进展期的临床表现,下列描述错误的是:(　　)

A. 血压降低　　　B. 表情淡漠,甚至昏迷

C. 皮肤黏膜发绀　D. 少尿甚至无尿　E. 脉搏弱而慢

8. 休克代偿期与休克进展期的临床表现主要区别是:(　　)

A. 皮肤颜色　　　B. 血压　　　　　C. 尿量　　　　　D. 意识状态　　　E. 脉搏

9. 关于休克难治期微循环的变化特点,下列描述错误的是:(　　)

A. 血流近乎停滞　B. 严重淤血　　　C. 形成广泛微血栓

D. 微血管麻痹　　E. 血液灌多流少

参 考 答 案

一、名词解释

休克:是由于各种原因引起机体有效循环血流量急剧减少、组织微循环血液灌注严重不足,导致组织器官代谢、功能障碍,甚至结构损害的全身性病理过程。

二、选择题

1. B　2. C　3. B　4. E　5. B　6. A　7. E　8. B　9. E

（陈雅隽）

第八章　心血管系统疾病

学习目标

掌握：1. 动脉粥样硬化的病因、基本病理变化、冠心病的临床类型；

2. 高血压的诊断标准、缓进型高血压的基本病理变化；

3. 风湿病的病因、基本病理变化、风湿性心脏病的病理变化。

熟悉：1. 高血压病的病因；

2. 感染性心脏疾病的病因与基本病理变化。

了解：主要动脉粥样硬化、心瓣膜及心肌病的病理变化。

　　心血管系统疾病是一组严重威胁人类健康的常见病，具有高患病率、高致残率和高死亡率的特点，位居各种死因之首，是我国重点防治的一组疾病。本章主要介绍常见的心血管系统疾病，包括：动脉粥样硬化、高血压、风湿病以及感染性心脏疾病等。

第一节　动脉粥样硬化

　　动脉粥样硬化(atherosclerosis, AS)属于动脉硬化范畴。动脉硬化泛指动脉管壁增厚、变硬并失去弹性的一类疾病，包括动脉粥样硬化、动脉中层钙化和细动脉硬化。

　　动脉粥样硬化的基本病变特征是大、中动脉内膜下发生脂质沉积，形成粥样斑块，以致动脉管壁增厚变硬、管腔狭窄，并引起一系列继发性病变。本病是最常见的心血管疾病之一，特别是心、脑的动脉粥样硬化，是严重威胁人类健康、危及病人生命的疾病。

一、病　因

　　目前，关于 AS 的病因和发病机制尚未完全清楚，已知与其发生关系密切的因素，被视为 AS 的危险因素，包括高脂血症、高血压、吸烟、继发性高脂血症、遗传等。此外，年龄、性别以及现代人常见的肥胖、体力劳动的缺乏、社会心理压力过大等亦不容小觑。

（一）高脂血症

　　血脂是人体血浆内所含脂质的总称，主要是指胆固醇和甘油三酯。在临床上，由于脂质代谢障碍导致血液中胆固醇和/或甘油三酯异常升高，称为高脂血症，高脂血症中高胆固醇血症被认为是引起动脉粥样硬化最重要的危险因素。血浆中脂质的转运是以脂蛋白的形式进行的，脂蛋白在转运和携带脂质中起重要作用。根据脂蛋白密度大小不同，可分为乳糜微粒(CM)、低密度脂蛋白(LDL)、极低密度脂蛋白(VLDL)和高密度脂蛋白(HDL)。其中，LDL 和 VLDL 可促进 AS 的发生，尤其是 LDL 被氧化成为氧化型 LDL(OX - LDL)，被视为最重要的"致动脉粥样硬化因子"。因其会引起动脉内膜损伤，利于血浆脂蛋白渗入内膜,同时吸引血液单核细胞和动脉中膜平滑肌细胞移入内膜。而 HDL 则可逆向转运、清除动脉壁的胆固醇,阻止 LDL 被氧化,并竞争性抑制 LDL 与内皮细胞受体结合而减少其被摄取,因此,HDL 被视为"抗动脉粥样硬化因子"。由此可见,脂蛋白代谢紊乱与 AS 的发生关系极为密切,积极预防和治疗高脂血症对于防止 AS 的发生非常重要。

(二)高血压

高血压与 AS 虽然为两种独立的疾病,但临床及尸检资料均表明,高血压病人的 AS 发病率明显增高,高血压能促进 AS 的发生并加重其病变进展。流行病学资料显示,高血压病人与同年龄、同性别的无高血压者相比,其 AS 发病较早,病变较重。可能由于高血压时血流对动脉管壁的压力和冲击力均增大,易引起内皮细胞损伤,通透性增高,使血中脂质,尤其 LDL 渗入动脉内膜下,进而促进动脉粥样硬化发生。而 AS 所导致出现的动脉壁变硬以及管腔变窄又可引起血压升高,二者之间互为影响因素,彼此促进发生。因此,降压治疗能有效减少和减轻 AS 的发生与发展。

(三)吸烟

与不吸烟者比较,吸烟者冠心病的发病和病死率增高 2~6 倍,吸烟是冠心病主要的危险因素之一。吸烟者的 AS 程度要比同龄不吸烟者严重得多,且患病率和病变程度与日吸烟量成正比。长期吸烟导致动脉粥样硬化发生的机制可能与血中一氧化碳浓度升高有关。血中一氧化碳浓度的升高可造成内皮缺氧性损伤,使脂质渗入内膜;使血浆 LDL 被氧化为 OX-LDL;同时刺激内皮细胞释放生长因子,诱导平滑肌细胞向内膜移行、增生,从而参与动脉粥样硬化的发生。需要强调的是,被动吸烟也是危险因素。预防 AS 请从远离烟草开始。

(四)继发高脂血症

糖尿病、甲状腺功能减退症和肾病综合征等疾病均可导致继发性高脂血症的出现。上述病人可表现为血液中胆固醇、甘油三酯、极低密度脂蛋白显著升高,而高密度脂蛋白水平较低。其中尤其以糖尿病病人最为显著。糖尿病病人 AS 的发生率较非糖尿病者高出数倍,且病变进展迅速。若再伴有高血压,则后果可想而知。积极治疗上述疾病可有效预防 AS 的发生及进展。

(五)遗传因素

冠心病的家族性集聚现象提示遗传因素是 AS 的危险因素之一。目前发现,基因可能对脂质的摄取、代谢和排泄产生影响,从而导致高脂血症的发生。如 LDL 受体基因突变所致的血浆 LDL 水平极度升高所引起的家族性高胆固醇血症。

(六)其他因素

年龄、性别、肥胖、缺乏体力活动、心理负担过重和工作压力过大等均与 AS 的发生有关。大量资料表明,AS 的发病率和病变程度均随年龄的增长呈递增趋势。女性在绝经期 HDL 水平高于同年龄男性,LDL 水平则低于同年龄男性,这是绝经前女性 AS 的发病率低于同龄组男性的原因,但绝经后这种差别消失。这可能与雌激素能改善血管内皮功能、影响血脂代谢有关。随着国人生活质量的提高、体力活动的缺乏以及工作压力和生活负担的加重,AS 的发生率逐年增高,且发病年龄亦有年轻化趋势。故 AS 被多数人认为是一种"不良生活习惯病"。因此,戒烟、合理饮食、坚持适量的运动、维持健康体重、保持心态放松、缓解工作压力等均能有效预防 AS 的发生。

二、发病机制

有关 AS 的发病机制,目前有很多学说。其中,损伤应答学说为众多学者所推崇。高血脂等许多危险因素均会导致动脉内皮细胞的损伤,一方面,LDL 及 OX - LDL 等得以渗入内膜;另一方面,损伤的内皮细胞释放单核细胞趋化因子,吸引血液单核细胞进入内膜,并与黏集在胶原上的血小板共同释放生长因子,同时产生大量氧自由基,加速 OX - LDL 的形成。单核巨噬细胞摄取 OX - LDL 成为巨噬细胞源性泡沫细胞,逐渐形成早期病变的脂纹。损伤的内皮细胞和巨噬细胞释放的生长因子诱导平滑肌细胞(SMC)增生并迁入内膜,迁入的 SMC 吞噬脂质后成为平滑肌细胞源性泡沫细胞,SMC 合成的细胞外基质逐渐形成纤维性斑块。OX - LDL 的细胞毒性作用可使两种泡沫细胞坏死崩解,并与局部脂蛋白及其分解的脂质产物(如游离胆固醇)等共同构成粥糜样坏死物,粥样斑块形成,致使管壁增厚、变硬,管腔变窄。

三、基本病理变化

AS 病变发展缓慢、病程隐蔽、症状出现晚。根据 AS 病变的发展程度,可将基本的病理变化大致分为以下几个期:

(一)脂纹

脂纹是 AS 可见的最早期病变。肉眼观察,可见动脉内膜表面黄色斑点状,或长短不一(1~5 cm),宽1~2 mm 的条纹,平坦或稍微隆起于内膜表面。镜下观察,可见病灶处内皮细胞下充满脂质的大量呈圆形、体积较大的泡沫细胞聚集。泡沫细胞来源于巨噬细胞和平滑肌细胞。该病变可出现于儿童时期,病因去除后可消退。

(二)纤维斑块

纤维斑块由脂纹进一步发展而来,大多见于动脉分叉口处。肉眼观察,可见动脉内膜表面散在的不规则形隆起的斑块,初为淡黄或灰黄色,后可因斑块表层胶原纤维的增多及玻璃样变性而呈瓷白色,状如凝固的蜡烛油。斑块亦可相互融合。镜下观察,病灶表层可见由大量胶原纤维、弹力纤维、成纤维细胞及 SMC 等形成的纤维帽,胶原纤维可发生玻璃样变性。纤维帽下方可见数量不等的泡沫细胞、SMC、细胞外基质及淋巴细胞。

(三)粥样斑块

随着病变的继续进展,纤维斑块深部组织因营养不良而发生坏死、崩解,并与脂质混合形成粥样物质,即为粥样斑块,也称粥瘤。

肉眼观察,可见动脉内膜灰黄色斑块,既向内膜表面隆起,同时又向深部压迫中膜,使其萎缩变薄。切面见纤维帽的下方有多量黄色粥样物质。镜下观察,可见发生了玻璃样变性的纤维帽,其深部有大量粉红染色的无定形坏死物,其中含有大量胆固醇结晶(HE 染色切片中为针状空隙)及钙化。坏死物质底部及周边部可见肉芽组织、少量泡沫细胞和淋巴细胞浸润。如图8 -1。

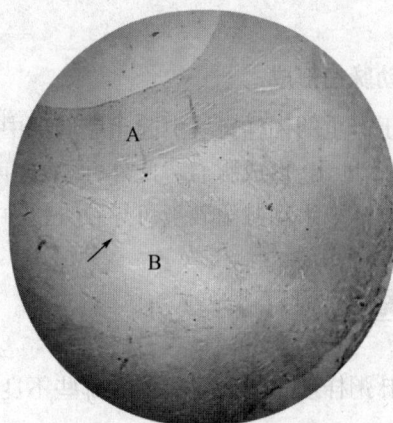

图 8 -1　动脉粥样硬化粥样斑块期
(HE 染色,高倍镜)

图中 A 为纤维帽,其中胶原纤维已发生玻璃样变性。
B 为粥样坏死物。↑所示针状空隙为胆固醇结晶之处。

(四)继发性病变

继发性病变是指在纤维斑块和粥样斑块的基础上继发的病变,多继发于粥样斑块。

1. 斑块内出血

斑块边缘和底部有许多新生且壁薄的毛细血管,易破裂出血,形成斑块内血肿,使斑块体积迅速增大,导致管腔进一步狭窄,甚至使管径较小的动脉腔完全闭塞,从而引起急性供血中断。

2. 斑块破裂

斑块表面的纤维帽破裂,粥样物自裂口逸入血流,入血的粥样物形成栓子,可引起胆固醇栓塞。破裂处遗留下溃疡,可导致血栓形成。如图8-2。

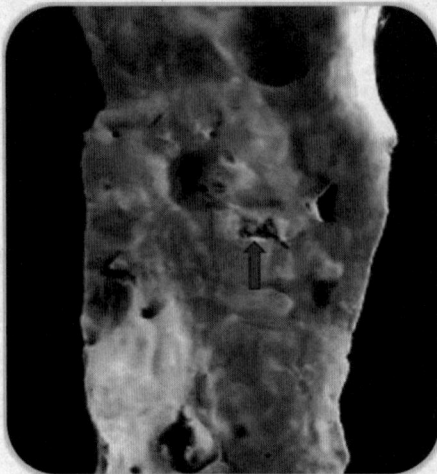

图 8-2　动脉粥样硬化斑块破裂(固定标本)
图中箭头所示为粥样斑块破裂

3. 血栓形成

斑块表面的内皮损伤和粥瘤性溃疡使内皮下胶原纤维暴露,可继发血栓形成。血栓形成一方面可加重血管腔阻塞,甚至使血流中断而引起梗死;另一方面血栓可脱落引起栓塞,亦可发生机化和再通。

4. 钙化

钙盐可沉积于纤维帽或粥瘤灶内,使动脉壁变硬变脆。重者,肉眼可见灰白色斑点或斑块,触之有沙砾感。

5. 动脉瘤形成

由于严重的粥样斑块引起相应局部中膜的萎缩和弹性下降,在血管内压力作用下,动脉管壁局限性向外扩张、膨出,形成脉瘤。此外,血液亦可通过斑块破裂溃疡处进入动脉中膜,致使中膜撕裂,形成夹层动脉瘤。如果动脉瘤破裂可导致大出血。

👁 思考题

动脉粥样硬化病变对机体有哪些不良影响?

四、主要动脉的粥样硬化

(一)主动脉粥样硬化

动脉粥样硬化时,主动脉最易受累,且比其他动脉的病变发生早而广泛。病变多见于主动脉后壁及其分支开口处,以腹主动脉最重,胸主动脉次之,升主动脉最轻。在动脉内膜上,脂纹、纤维斑块、粥样斑块及各种继发性病变均可见到。由于主动脉管腔较大,大多数不引起临床症状。但病变严重者,硬化的主动脉受压力作用可形成动脉瘤,以腹主动脉瘤多见。若动脉瘤破裂,可导致致命性大出血。

(二)脑动脉粥样硬化

病变最常见于基底动脉、大脑中动脉和Willis环。纤维斑块和粥样斑块常导致管腔狭窄,并可因继发性病变而加重狭窄,甚至闭塞。长期供血不足可致脑实质萎缩,病人可有智力下降及记忆力减退,精神变态,甚至痴呆。急速的供血中断可致脑梗死(脑软化),临床上出现定位症状。若形成动脉瘤,则动脉瘤多位于Willis环部。动脉及小的动脉瘤破裂可引起脑出血及相应临床表现。

(三)冠状动脉粥样硬化

详见本节:五、冠状动脉粥样硬化性心脏病详述。

(四)肾动脉粥样硬化

病变最常累及肾动脉开口处及主干近侧端,也可累及叶间动脉和弓形动脉。常因斑块所致的管腔狭窄而引起顽固性肾血管性高血压;亦可因斑块合并血栓形成而导致肾组织梗死。梗死灶机化后遗留较大瘢痕,多个瘢痕可使肾脏缩小,变形,质地变硬,形成动脉粥样硬化性固缩肾,并发展为肾衰竭。

(五)四肢动脉粥样硬化

以下肢动脉较多见。由于动脉管腔狭窄,血供障碍可引起下肢发凉、麻木和典型的间歇性跛行,即行走时发生腓肠肌麻木、疼痛以致痉挛,休息后消失,再走时又出现。严重者可持续性疼痛,下肢动脉尤其是足背动脉搏动减弱或消失。如动脉管腔完全阻塞而侧支循环又不能代偿时,则引起足趾部干性坏疽的出现。

五、冠状动脉粥样硬化性心脏病

冠状动脉粥样硬化是引起冠状动脉硬化性改变的最主要原因,而冠状动脉的硬化可使管壁弹性下降、管腔狭窄,造成心肌缺血缺氧,由此引发的心脏疾病称为冠状动脉硬化性心脏病,简称冠心病,也称为缺血性心脏病。因95%～99%的冠心病是由冠状动脉粥样硬化所致,所以习惯上把冠心病与冠状动脉粥样硬化性心脏病视为同义词。

(一)冠状动脉粥样硬化

冠状动脉粥样硬化最常发生于左冠状动脉前降支,其余依次为右主干、左主干或左旋支、后降支。病变较轻者,在动脉内膜下只见少数的脂纹。严重者,病变广泛,可见纤维斑块、粥样斑块及各种继发性病变。斑块性病变多发生于血管的心壁侧,呈新月形,使管腔呈偏心性狭窄。按照管腔狭窄的程度可分为4级:Ⅰ级,管腔狭窄在25%以下;Ⅱ级,管腔狭窄在26%～50%;Ⅲ级,管腔狭窄在51%～75%;Ⅳ级,管腔狭窄在76%以上。

(二)冠心病

冠心病是动脉粥样硬化导致器官病变的最常见类型,严重危害人类健康。本病多发生于40岁以上成人,男性发病早于女性,经济发达国家发病率较高;近年来发病呈年轻化趋势,已成为威胁人类健康的主要疾病之一。本病预后随病变部位、程度、血管狭窄进展速度、受累器官受损情况和有无并发症而不同。病变设计心、脑、肾等重要器官动脉则预后不良。

冠心病有不同的临床类型。1979年世界卫生组织曾将之分为五型:①隐匿型或无症状性冠心病;

②心绞痛;③心肌梗死;④缺血性心肌病;⑤猝死。近年来,临床上趋向于根据发病特点和治疗原则不同分为两大类:①慢性冠脉疾病,也称慢性心肌缺血综合征;②急性冠状动脉综合征。前者包括稳定性心绞痛、隐匿性冠心病和缺血性心肌病等;后者包括不稳定型心绞痛、非 ST 段抬高型心肌梗死和 ST 段抬高型心肌梗死,也有将冠心病猝死包括在内。下面,我们介绍冠心病常见的临床类型:心绞痛、心肌梗死、慢性缺血性心肌病以及冠状动脉性猝死。

1. 心绞痛

心绞痛(angina pectoris,AP)是指由于冠状动脉供血不足和/或心肌耗氧量剧增,导致心肌急性暂时性缺血性缺氧所引起的临床综合征。其发生主要是在冠状动脉粥样硬化、管腔狭窄的基础上,由体力劳动、情绪激动、饱食、受寒、吸烟等情况诱发。疼痛多发生于劳力或激动的当时,而不是在劳累之后。主要表现为胸骨后、心前区压迫、发闷或紧缩感,也可有烧灼感,但不像针刺或刀扎样锐痛。常放射至左肩、左臂内侧等。心绞痛持续时间多为 3~5 min,不超过半小时,停止诱发症状的活动后即可缓解;或舌下含服硝酸甘油等硝酸酯类药物也能在几分钟内得到缓解。

2. 心肌梗死

心肌梗死(myocardial infarction,MI)是指心肌严重而持续性缺血导致的心肌缺血性坏死。其发生主要是在冠状动脉粥样硬化基础上出现继发性病变,如斑块内出血、斑块破裂继发血栓形成等,进而导致冠状动脉血管持续、完全闭塞。或由于某些诱因如过度劳累、心动过速等,造成心肌供血相对不足而发病。临床上常表现为剧烈而较持久的胸骨后疼痛,休息或服用硝酸酯类药物后不能缓解或不能完全缓解。常伴有发热、白细胞增多、红细胞沉降率加快、血清心肌酶增高及进行性心电图变化等表现。

(1)病理类型:心肌梗死发生的部位与冠状动脉阻塞的部位相一致。由于阻塞多发生在左冠状动脉前降支,所以左心室前壁、心尖部、室间隔前 2/3 的梗死最多见。根据梗死灶的范围和深度可将 MI 分为心内膜下梗死和透壁性梗死两种类型。①心内膜下 MI:主要累及心室壁内侧 1/3 的心肌,并可累及肉柱和乳头肌。常为多发性、小灶性坏死。严重者可累及整个左心室内膜下心肌,形成环状梗死。②透壁性 MI:又称区域性梗死,是典型的心肌梗死类型。梗死累及心肌深达心室壁 2/3 或全层。最常见发生于左室前壁、心尖部和室间隔前 2/3,即左前降支供血区,约占全部 MI 的 50%;25% 的 MI 发生在右冠状动脉供血区的左心室后壁、室间隔后 1/3 及右心室。

(2)病理变化:MI 多属于贫血性梗死,其形态学变化是一个动态变化的过程。冠状动脉闭塞后 20~30 min,坏死的心肌细胞开始自溶,1~2 h 出现细胞核坏死的改变,心肌间充质充血、水肿,有多量炎细胞浸润。在梗死出现 4~6 h 后肉眼可见的变化才逐渐出现。肉眼观察,可见不规则、地图型的梗死灶呈灰白色或灰黄,再逐渐转变为土黄色,随后梗死灶边缘出现暗红色的充血、出血带。1 周左右肉芽组织从周围长入,3 周左右可完成机化,逐渐形成瘢痕组织。

(3)临床病理联系:MI 的典型症状为剧烈而较持久的胸骨后疼痛,亦可表现出向左肩、背部放射的疼痛特点,故此易于误诊。心电图对 MI 既有诊断价值,同时又能对梗死灶进行定位,帮助估计病情演变和预后。由于梗死心肌的肌红蛋白溢出入血并可经尿排出,因此,血液及尿检肌红蛋白增高。在 MI 6~12 h 内血清肌红蛋白出现峰值,一般在 MI 发生 24 h 后血清浓度达最高值。心肌细胞的坏死使细胞内的谷氨酸-草酰乙酸转氨酶(SGOT)、谷氨酸-丙酮酸转氨酶(SGPT)、肌酸磷酸激酶(CPK)和乳酸脱氢酶(LDH)也释放入血,引起相应酶在血中浓度升高。尤其其中的 CPK 同工酶 CPK-MB 和 LDH 同工酶 LDH1 对 MI 的诊断特异性较高,对 MI 具有临床诊断意义。

(4)并发症:MI 中尤以透壁性心梗,常并发以下病变。

①心律失常:是 MI 最常见的并发症。心肌梗死累及传导系统,可因传导紊乱的发生引起心律失常,严重者甚至导致心脏骤停、猝死。

②心力衰竭:梗死心肌的收缩力丧失,从而导致左、右或全心衰竭。如左心室乳头肌断裂,可引起急

性二尖瓣关闭不全而诱发急性左心衰竭。心力衰竭是 MI 最常见的死亡原因。

③心源性休克:当梗死面积达到40%及以上时,可因心输出量的显著减少而引起心源性休克的发生,也是常见的死亡原因之一。

④急性心包炎:常发生于梗死后 2~4 d,因透壁性梗死累及心外膜,引起急性纤维素性心包炎。临床可闻及心包摩擦音。

⑤室壁瘤:常发生于心梗的愈合期,亦可见于急性期。由于梗死的心肌或瘢痕组织在心室内压的作用下局限性地向外膨出所形成,多发生在左心室前壁近心尖处。

⑥附壁血栓形成:多见于左心室,由于 MI 累及心内膜,或室壁瘤处的血液形成涡流等原因,易于局部形成附壁血栓,血栓可发生机化,亦可脱落形成栓子,引起动脉系统栓塞。

⑦心脏破裂:是急性透壁性心肌梗死最严重的并发症。常发生于 MI 后的 1~2 周,尤以 4~7 d 最多见。因梗死灶内的中性粒细胞和单核细胞释放大量蛋白水解酶溶解坏死组织的同时,使梗死灶破裂。左室壁的破裂可使心室内血液涌入心包腔,造成急性心包压塞而猝死;若室间隔破裂,则左心室血液涌入右心室,可造成急性心功能不全。

思考题

心绞痛与心肌梗死有什么区别?

3.慢性缺血性心肌病

属于冠心病的一种特殊类型或晚期阶段,是指由冠状动脉粥样硬化引起长期心肌缺血、缺氧以至心肌细胞坏死、减少、心肌弥漫性纤维化、心肌瘢痕形成的疾病。多数病人曾发生过心肌梗死,或既往有血管重建病史,包括 PCI(经皮冠状动脉介入治疗)或 CABG(冠脉搭桥)术。病变心脏可明显扩大,并因心肌收缩力的减弱而出现进行性心功能不全。

4.冠状动脉性猝死

冠状动脉性猝死是心脏性猝死中最常见的一种,多见于 40~50 岁的成年人。主要由于冠状动脉粥样硬化的继发性病变,使冠状动脉血流突然中断,导致心肌急性缺血所致。多见于某种诱因,如饮酒、劳累、暴饮暴食、大量吸烟或剧烈运动后等,病人可突然昏倒,四肢抽搐,小便失禁,或突发呼吸困难,口吐白沫,意识模糊。可立即死亡或在 1h 至数小时后死亡,有的在夜间睡眠中死亡。尸检发现,大多数病人冠状动脉管腔有Ⅲ级以上狭窄,常并发血栓形成或斑块内出血。但亦有少数病例冠状动脉粥样硬化程度较轻,可能与冠状动脉痉挛有关。

小 结

```
                              高脂血症
                              继发高脂血症的代谢性疾病
                              高血压
                    病因      吸烟
                              遗传
                              其他：肥胖，缺乏运动、工作压力大等

                              指纹
                              纤维斑块
                              粥样斑块
                    基本病理变化              斑块破裂
动脉粥样硬化                                  血栓形成
                              继发性病变      斑块内出血
                                            动脉瘤
                                            钙化

                    主要动脉的粥样硬化

                              心绞痛
                              心肌梗死
                    冠状动脉粥样硬化及冠心病   慢性缺血性心脏病
                              冠状动脉性猝死
```

达 标 自 测

一、填空题

1.动脉粥样硬化的临床类型包括（　　）（　　）（　　）和（　　）。

2.动脉粥样硬化的基本病理变化包括（　　）（　　）（　　）和（　　）。

3.动脉粥样硬化的继发性病变有（　　）（　　）（　　）（　　）和（　　）。

4.心肌梗死的并发症有（　　）（　　）（　　）（　　）（　　）（　　）和（　　）。

二、选择题

1.动脉粥样硬化主要累及的血管是：（　　）

A.大、中静脉　　　B.细、小动脉　　　C.大、中动脉　　　D.冠状动脉　　　E.微循环血管

2.动脉粥样硬化的病因主要是：（　　）

A.高脂血症　　　B.高血压　　　C.吸烟　　　D.遗传　　　E.肥胖

3.动脉粥样硬化的原因不包括:(　　)

A.吸烟　　　　　B.缺乏体力活动　C.感染　　　　　D.高血压

E.继发高脂血症的疾病

4.冠状动脉粥样硬化最常受累的部位是:(　　)

A.左冠状动脉主干　　　　　B.左冠状动脉前降支　　　　C.左旋支

D.右冠状动脉主干　　　　　E.后室间支

5.下列关于心绞痛的描述正确的是:(　　)

A.一般持续 3 ~ 5 min　　　　B.烧灼痛　　　C.可因感染而诱发

D.休息后不能缓解　　　　　E.与寒冷刺激无关

6.心肌梗死的病变特点为:(　　)

A.贫血性梗死　　B.出血性梗死　　C.纤维素样坏死　D.干酪样坏死　E.液化性坏死

7.心肌梗死最常见的并发症是:(　　)

A.心力衰竭　　B.心源性休克　　C.心包炎　　　D.心律失常　　E.血栓形成

参考答案

一、填空题

1.心绞痛、心肌梗死、慢性缺血性心肌病、冠状动脉性猝死。

2.脂纹、纤维斑块、粥样斑块、继发性病变。

3.斑块破裂、斑块内出血、血栓形成、动脉瘤、钙化。

4.心律失常、心力衰竭、心源性休克、急性心包炎、室壁瘤、附壁血栓形成、心脏破裂。

二、选择题

1.C　2.A　3.C　4.B　5.A　6.A　7.D

第二节　高血压病

高血压是以体循环动脉压升高为主要临床表现的心血管综合征,可分为原发性高血压和继发性高血压。在高血压病人中,90% ~95% 为原发性高血压。仅有 5% ~10% 是由某些疾病,如慢性肾小球肾炎、嗜铬细胞瘤、肾上腺肿瘤等引起的,为继发性高血压或症状性高血压。原发性高血压,又称高血压病,是心脑血管疾病最重要的危险因素,常与其他心血管危险因素共存,可损伤重要脏器,如心、脑、肾的结构和功能,最终导致这些器官的功能衰竭。

目前,我国采用的血压分类和标准见表 8 - 1。成年人在静息且未使用降压药物的情况下收缩压≥140 mmHg 和/或舒张压≥90 mmHg,即诊断为高血压。

表 8 – 1　血压水平分类　　　　　　　　　　　　　（单位：mmHg）

分类	收缩压		舒张压
正常血压	<120	和	<80
正常高值血压	120 ~ 139	和/或	80 ~ 89
高血压	≥140	和/或	≥90
1 级高血压(轻度)	140 ~ 159	和/或	90 ~ 99
2 级高血压(中度)	160 ~ 179	和/或	100 ~ 109
3 级高血压(重度)	≥180	和/或	≥110
单纯收缩期高血压	≥140	和	<90

注：当收缩压和舒张压分属于不同分级时，以较高的级别作为标准。以上标准适用于任何年龄的成年男性和女性。

2017 年，美国心脏病学会等 11 个学会提出了新的高血压诊断(≥130/80 mmHg)和治疗目标值(<130/80 mmHg)，这对高血压的早防早治具有积极意义。

一、病因与发病机制

原发性高血压的病因为多因素，尤其是遗传和环境因素交互作用的结果。但遗传与环境因素具体通过何种途径升高血压尚不明确。基础和临床研究表明，高血压在不同个体间病因和发病机制不尽相同；其次，高血压病程较长，进展一般较缓慢，不同阶段始动、维持和加速机制不同，各种发病机制间也存在交互作用。因此，高血压是多因素、多环节、多阶段和个体差异性较大的疾病。

（一）与高血压发病有关的因素

1. 遗传因素

高血压有明显的家族聚集性。有高血压家族史的人群其发病率比普通人群高出 2 ~ 3 倍。父母均患有高血压的子女，其发病概率高达 46%。约 60% 高血压病人由高血压家族史。高血压的遗传可能存在多基因关联遗传。不仅高血压发生率体现遗传性，而且在血压水平、并发症发生以及其他有关因素如肥胖等也有遗传性。

2. 环境因素

多基因遗传仅是获得了遗传易感性，不足以引起高血压，必须有某些环境因素作用才能发病。

（1）饮食：不同地区人群血压水平和高血压患病率与钠盐平均摄入量显著正相关，摄盐过多导致血压升高主要见于对盐敏感人群。钾摄入量与血压呈负相关。高蛋白摄入属于升压因素。饮食中饱和脂肪酸或饱和脂肪酸/不多不饱和脂肪酸比值较高也属于升压因素。饮酒量与血压水平线性相关，尤其与收缩压相关性更强。

（2）精神应激：城市脑力劳动者高血压患病率超过体力劳动者，而长期从事精神紧张度高的职业者或反复的不良心理刺激也可引起高血压，长期处于有噪音的工作环境者高血压也较多，说明精神心理因素在高血压的发生中起一定作用。此类高血压病人经休息后症状和血压可获得一定改善。

（3）吸烟：吸烟可使交感神经末梢释放去甲肾上腺素增加而使血压增高，同时可以通过氧化应激损害一氧化氮介导的血管舒张，引起血压增高。

3. 其他因素

（1）体重：体重增加是血压升高的重要危险因素。肥胖的类型与高血压发生关系密切，腹型肥胖者容易发生高血压。

（2）药物：服避孕药女性血压升高发生率及程度与服药时间长短有关。口服避孕药引起的高血压一般为轻度，并且可逆转，在终止服药后3~6个月血压可逐渐恢复正常。其他如麻黄碱、肾上腺皮质激素等也可使血压增高。

（3）睡眠呼吸暂停通气综合征：是指睡眠期间反复发作性呼吸暂停，可分为中枢性和阻塞性两种。此类病人50%有高血压，血压升高程度与该病程和严重程度有关。

（二）发病机制

高血压的血流动力学特征主要是总外周血管阻力相对或绝对增高。

1. 交感神经活性亢进

各种原因可使大脑皮质下神经中枢功能发生变化，各种神经递质浓度与活性异常，包括去甲肾上腺素、肾上腺素、多巴胺、神经肽Y、5-羟色胺、血管加压素、脑啡肽、脑钠肽和肾素-血管紧张素系统，最终使交感神经系统活性亢进，血浆儿茶酚胺浓度升高，阻力小动脉收缩增强而导致血压升高。针对性应用镇静剂和β-受体阻滞剂治疗可得到缓解。

2. RAAS 激活

交感神经兴奋还可引起肾上腺髓质分泌去甲基肾上腺素，使细小动脉收缩，血压升高，同时，直接或间接刺激球旁细胞分泌肾素。肾素可促使血管紧张素原转变为血管紧张素Ⅰ（ATⅠ），然后经过肺循环的血管紧张素活化酶（ACE）生成成血管紧张素Ⅱ（ATⅡ）。ATⅡ是RAAS的主要效应物质，作用于ATⅡ受体可直接引起细小动脉平滑肌强烈收缩，增大外周阻力；同时可刺激肾上腺皮质球状带分泌醛固酮，引起钠、水潴留，增加有效循环血量，这些作用均可导致血压升高。针对性应用血管紧张素转换酶抑制剂进行治疗效果显著。

3. 钠敏感与钠水潴留

现代高盐饮食的生活方式加上遗传性或获得性肾脏排钠能力的下降是许多高血压病人的基本病理生理异常。例如亢进的交感活性使肾血管阻力增加，肾脏排钠激素（前列腺素、激肽酶、肾髓质素）分泌减少，肾外排钠激素（内源性类洋地黄物质、心房钠尿肽）分泌减少，或者潴钠激素（醛固酮）释放增多等。机体为避免水、钠潴留使心输出量增加而造成组织过度灌注会通过增强阻力动脉收缩来进行调整。外周阻力的增加致使机体血压（尤其是舒张压）升高。但个体对钠盐的敏感性存在明显差异，由此可解释过多的钠盐仅使一部分人产生升压反应。可针对性应用利尿钠药物进行治疗。

4. 血管重构

血管重构在高血压发病中发挥着重要作用。年龄增长以及各种心血管危险因素，如血脂异常、血糖升高、吸烟等均可导致血管内皮细胞生成、释放各种血管活性物质异常，而影响动脉的弹性功能和结构。阻力小动脉管壁增厚、弹性减退、壁/腔比值增大，均使外周阻力增加，血压升高。

二、类型及病理变化

高血压病分为缓进型高血压和急进型高血压两种类型。

（一）缓进型高血压

缓进型高血压又称良性高血压，约占原发性高血压的95%，多见于中老年人。该病起病隐匿，进展缓慢，病程较长，可达十余年或数十年。按病变的发展可分为三期：

1. 功能紊乱期

高血压早期阶段。此期的病变特点为全身细小动脉间歇性痉挛，血压升高，此期无器质性病变。临床上血压常有波动,血压升高后经适当的休息和治疗,血压可恢复正常。

2. 动脉病变期

高血压病的基本病变是细、小动脉硬化。

(1)细动脉硬化:细动脉玻璃样变性所致的细动脉硬化是高血压病的主要病变特征。由于细动脉(直径小于1mm)反复痉挛,内皮细胞受损,血浆蛋白渗入内皮下而发生玻璃样变性。在内皮下甚至整个管壁可见均质、红染、无结构的玻璃样物质。由于全身细动脉玻璃样变性,致使管壁增厚、变硬,管腔狭窄,甚至闭塞。临床可见视网膜动脉玻璃样变性,而尸检亦可见到脑豆纹动脉、肾小球小动脉及脾中央动脉等玻璃样变性。

(2)小动脉硬化:由于血压持续增高,小动脉内膜的胶原纤维和弹性纤维增生,中膜平滑肌细胞增生、肥大,细胞外基质增多,致使小动脉管壁增厚变硬,管腔狭窄。病变主要累及肌型动脉,如肾小叶间动脉、肾弓形动脉及脑的小动脉等。

高血压病人常并发大中动脉粥样硬化,并非高血压本身的病变。

临床上,病人常表现为头痛、头晕、心悸、疲乏、健忘、注意力不集中等症状。此外,不同于前期的血压间歇性升高,而表现为持续的血压升高,虽休息后可得到一定缓解,但难以恢复至正常,大多需要终身服用药物进行降压。

3. 器官病变期

为高血压病的后期。由于全身细小动脉硬化,终将导致心、脑、肾等重要器官出现明显的器质性病变,以及相应并发症的出现。

(1)心脏:长期压力负荷增大,可引起左心室肥厚和扩张,称为高血压性心脏病。表现为左心室壁增厚,可达1.5~2.0cm(正常为1.0cm),心脏重量增加,可达400 g以上(正常为250g左右)。早期心腔不扩大,甚至略缩小,称向心性肥大。随着病变继续进展,肥大的心肌因供血不足转为失代偿,出现心腔扩张,则称离心性肥大。严重者可有心力衰竭的症状和体征。

(2)脑:由于脑的细小动脉硬化,可使脑组织因缺血而发生一系列病变。①脑水肿:高血压时,因脑内细小动脉痉挛和硬化,使局部组织缺血,毛细血管通透性增高,出现脑水肿和颅内高压。临床上表现有血压升高,头痛、头晕、眼花、呕吐、视力障碍等,这种由高血压引起的以中枢神经系统功能障碍为主要表现的症候群称为高血压脑病。严重时可因血压急剧升高而出现称高血压危象,表现为剧烈的头痛、喷射性呕吐、心慌气短、多汗、视物不清或失明、失语、抽搐、昏迷,甚至死亡。采取降压和降颅压等治疗可缓解。②脑软化:由于脑的细小动脉持续痉挛及硬化,可导致相应供血区域脑组织因供血中断、缺血而发生梗死,坏死脑组织溶解液化,形成质地疏松的筛网状病灶,称为脑软化。脑软化病灶通常多发但范围很小,称微梗死灶。坏死组织被吸收,由周围胶质细胞增生形成胶质瘢痕而修复。临床上通常不引起严重后果,仅表现为定位症状。③脑出血:是高血压最严重的致残并发症,也是最常见的死亡原因。脑细小动脉的硬化可使血管壁变脆或形成微小动脉瘤,一旦血压突然升高,硬化变脆的血管或微小动脉瘤便破裂而发生脑出血。脑出血最常发生的部位为基底节和内囊。供应基底节区域及内囊的豆纹动脉多从大脑中动脉呈直角发出分支细,一旦受较高压力的血流冲击,易发生破裂出血。除基底节、内囊外,大脑白质、脑桥和小脑也会发生脑出血,约15%发生于脑干。当出血量多时,形成血肿;当出血区的脑组织受压、破坏且颅内压升高时,可形成脑疝;当出血范围较大时,可破入侧脑室,脑脊液检查为血性。临床表现与出血的部位、出血量、出血的速度、血肿大小等状况有关,如内囊出血者可引起对侧"三偏",表现为对侧肢体偏瘫、对侧深感觉障碍以及对侧视野偏盲;左侧脑出血者常出现失语;脑桥出血者可出现同侧面瘫及对侧上下肢瘫痪。多数病人表现瘫痪、意识障碍、大小便失禁、肌腱反射消失、昏迷,甚至死亡,少数病人幸存但往往留下后遗症。

(3)肾脏:高血压病人由于病程迁延,会导致肾脏病变的出现。由于肾细小动脉(主要是入球小动脉)的硬化、狭窄,可导致肾小球及相应肾小管的缺血性改变。镜下观察,可见入球小动脉及肾小球的萎缩、纤维化和玻璃样变性,以及相应肾小管的萎缩和消失。肾间质可有纤维组织增生和淋巴细胞浸润。而相对病变较轻的"健存"肾小球则代偿性肥大,相应肾小管也随之扩张。肉眼观察,双侧肾脏对称缩小,重量减轻,质地变硬,肾表面凹凸不平,呈均匀弥漫的细颗粒状,切面肾皮质变薄,皮、髓质分界不清,形成原发性颗粒性固缩肾,为高血压肾脏病变的特征。早期,临床上可不出现明显症状,仅有轻至中度蛋白尿,少见有透明或颗粒管型。晚期,大量肾单位病变,肾功能逐渐出现障碍,可有多尿、夜尿及低比重尿,血中非蛋白氮、肌酐、尿素氮升高,甚至发展为慢性肾衰竭及尿毒症,需要持续性血液透析以维持生命。

(4)视网膜:视网膜中央动脉发生硬化。眼底镜检查可见血管迂曲、颜色苍白、反光增强、呈银丝状;严重者可有视网膜渗出和出血或伴有视盘水肿,甚至产生视网膜脱落引起失明。

(二)急进型高血压

急进型高血压又称恶性高血压,少见,仅占高血压的 5% 左右。多数发病即为急进型高血压,少数由缓进型高血压恶化而来。多见于青壮年,起病急,进展快,血压升高显著,常高于 230/130 mmHg。恶性高血压的特征性的病变是增生性小动脉硬化和坏死性细动脉炎,表现如下:①增生硬化的小动脉内膜显著增厚,内弹力膜分裂,平滑肌细胞增生肥大,胶原纤维增多,血管壁增厚且呈同心圆状排列,形成特征性的层状洋葱皮样病变,血管腔高度狭窄。②坏死性坏死的细动脉内膜和中膜发生纤维素样坏死,坏死的血管壁周围有单核细胞及中性粒细胞浸润。上述病变可累及全身器官,以肾、脑为主,病人常较早出现持续性蛋白尿,并有血尿和管型尿。可迅速发展为尿毒症而死亡,也可发生高血压脑病因脑出血而死亡。

小 结

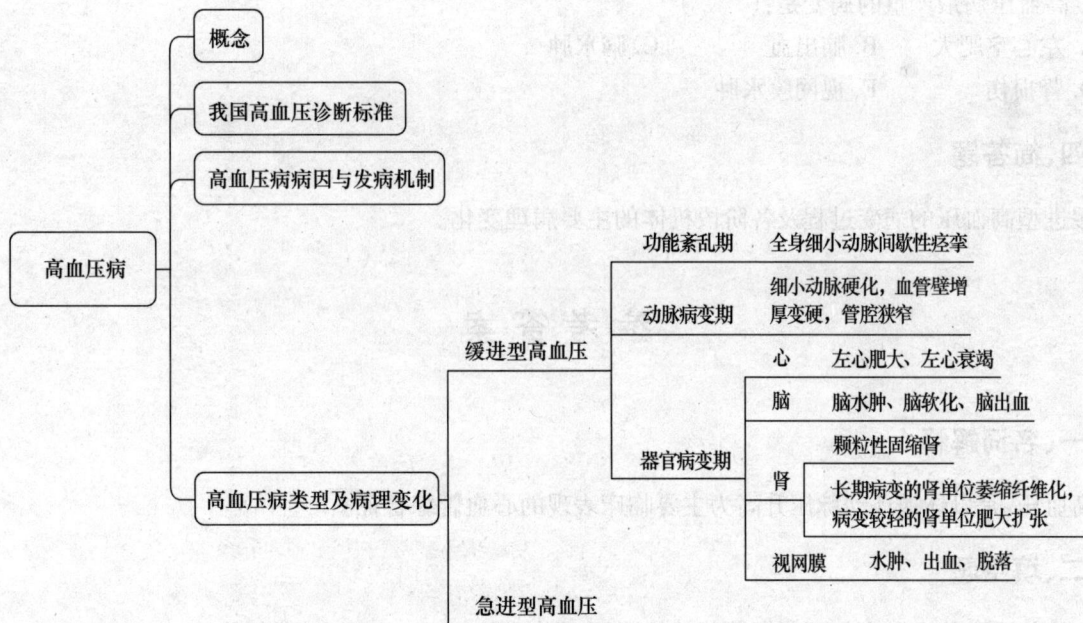

达 标 自 测

一、名词解释

高血压

二、填空题

1. 我国高血压的诊断标准是(　　　)。
2. 缓进型高血压的病变发展过程包括(　　)(　　)和(　　　)。

三、选择题

1. 高血压心脏病的主要病变是:(　　)
A. 心肌萎缩　　　B. 左心室心肌梗死　　　　　C. 室壁瘤形成
D. 左心室肥大　　E. 右心肥大
2. 高血压病人脑出血最常见的出血部位是:(　　)
A. 大脑皮质　　　B. 丘脑　　　C. 脑桥　　　D. 延髓　　　E. 基底节和内囊
3. 高血压病人脑出血破裂的血管多为:(　　)
A. 大脑中动脉　　B. 大脑前动脉　　C. 豆纹动脉
D. 基底动脉　　　E. 前交通支
4. 高血压病的肾脏病变为:(　　)
A. 肾梗死　　　　B. 肾肥大　　　C. 肾出血
D. 原发性颗粒性固缩肾　　　　E. 肾硬化
5. 高血压病最严重的病变是:(　　)
A. 左心室肥大　　B. 脑出血　　　C. 脑水肿
D. 肾损伤　　　　E. 视网膜水肿

四、简答题

缓进型高血压的病变过程及各阶段机体的主要病理变化。

参 考 答 案

一、名词解释

高血压:是以体循环动脉压升高为主要临床表现的心血管综合征。

二、填空题

1. 成年人在静息且未使用降压药物的情况下,收缩压≥140 mmHg 和/或舒张压≥90 mmHg。
2. 功能紊乱期,动脉病变期,器官病变期。

三、选择题

1. D　2. E　3. C　4. D　5. B

四、简答题

缓进型高血压的病变过程及各阶段机体的主要病理变化为:

(1)功能紊乱期:此期的病变特点为全身细小动脉间歇性痉挛,血压波动性升高。

(2)动脉病变期:细、小动脉硬化,血管壁增厚变硬,管腔狭窄,血压持续升高

(3)器官病变期:为高血压的后期。由于全身细小动脉硬化,终将导致心、脑、肾等重要器官出现明显的器质性病变。

①心脏:可发生起左心室肥厚和扩张,严重者可发生心力衰竭。

②脑:可发生脑水肿、脑软化和脑出血。

③肾脏:形成原发性颗粒性固缩肾。肾组织中长期病变的肾单位萎缩、纤维化。肾间质可有纤维组织增生。而相对病变较轻的"健存"肾单位代偿性肥大扩张。

④视网膜:出血、视盘水肿,严重者视网膜脱落引起失明。

第三节　风　湿　病

风湿病是一种与 A 组乙型溶血性链球菌感染有关的超敏反应性疾病。病变主要侵犯全身的结缔组织,以形成风湿性肉芽肿为其病理特征。最常累及心脏和关节,其次为皮肤、皮下组织、脑等,其中以心脏病变最为严重,对人类的危害也最大。风湿病常反复发作,急性期称为风湿热,临床上常出现心脏炎、多发性关节炎、皮下结节及环形红斑、舞蹈病等,并伴有发热、外周血白细胞增多、血沉加快、血中抗链球菌溶血素"O"的滴度增高等表现。多次反复发作后,常造成轻重不等的心瓣膜器质性病变,最后形成慢性心瓣膜病。本病的发生常与寒冷潮湿的环境有关,可发生在任何年龄,初次发病常见于于 5 ~ 15 岁儿童,以 6 ~ 9 岁为高峰,男女患病率无差别。

一、病因和发病机制

(一)病因

风湿病的病因,许多学者认为与 A 组乙型溶血性链球菌感染有关。多数病人在风湿病发病前 2 ~ 3 周有咽喉炎、扁桃体炎等链球菌感染病史,病人血中抗链球菌溶血素"O"升高,应用抗生素治疗链球菌感染可减少风湿病的发生及复发。但风湿病为非化脓性炎症,并非链球菌直接感染所致。

(二)发病机制

风湿病的发病机制尚未完全明了,目前倾向于抗原抗体交叉反应学说。链球菌细胞壁与人体关节滑膜、心肌和心瓣膜等处有共同抗原。链球菌感染后机体产生的抗链球菌抗体与这些共同抗原形成循环免疫复合物沉积于人体关节滑膜、心肌、心瓣膜等处,导致组织损伤,从而产生相应的临床表现。感染链球菌的人很多,但仅有 1% ~ 3% 的人发生风湿病,说明机体的抵抗力和反应性在发病中具有重要作用。

二、基本病理变化

根据病变发展过程,病程大致可分为三期:

1. 变质渗出期

变质渗出期是风湿病的早期病变,病变部位的结缔组织发生黏液样变性和纤维素样坏死,同时有充血、浆液纤维素渗出和炎细胞浸润。此期约持续 1 个月。

2. 增生期或肉芽肿期

此期的特征性病变是形成风湿小体,也称阿少夫(Aschoff cell)小体,对风湿病具有诊断意义。风湿小体是一种肉芽肿,多发生于心肌间质、心内膜下和皮下结缔组织。发生纤维素坏死的病灶处出现巨噬细胞的增生和聚集,吞噬纤维素坏死物质后演化为风湿细胞,又称为阿少夫细胞,其细胞体积较大,呈圆形或多边形,边界清楚而不整。胞质丰富均质而微嗜碱染色。核大,圆形或卵圆形,染色质集于核中央,横切面呈枭眼状,纵切面呈毛虫状。这些细胞再聚集成团,连同纤维素样坏死及伴随的炎细胞等共同构成圆形或卵圆形的结节状病变——风湿小体。此期为 2~3 个月。

3. 瘢痕期

风湿小体中的纤维素样坏死物逐渐被溶解吸收,风湿细胞转变为成纤维细胞,细胞间出现胶原纤维,使原来的风湿小体逐渐纤维化,最终成为梭形小瘢痕。此期约持续 2~3 个月。

上述病变的自然经过 4~6 个月,但由于风湿病常反复发作,故受累部位可见不同时期病变并存。若病变持续反复进展,则导致较严重的纤维化和瘢痕形成。

三、风湿性心脏病

风湿病变侵犯心脏,称风湿性心脏病,可累及心内膜、心肌层和心外膜,甚至心脏全层,分别导致风湿性心内膜炎、风湿性心肌炎、风湿性心外膜炎和风湿性全心炎。

(一)风湿性心内膜炎

病变主要侵犯心瓣膜,引起瓣膜炎,以二尖瓣最多见,其次为二尖瓣与主动脉瓣联合受累,而三尖瓣,肺动脉瓣极少受累。

在急性期瓣膜肿胀,间质有黏液样变性和纤维素样坏死,偶有风湿小体形成。病变瓣膜表面由于瓣膜开、关时的机械摩擦,造成内皮细胞损伤、胶原暴露,可诱导血小板及纤维素凝集,形成灰白色,粟粒状,单行、串珠样排列的白色血栓,称疣状赘生物。赘生物一般位于二尖瓣心房面和主动脉瓣心室面的闭锁缘上,与瓣膜粘连紧密,不易脱落。赘生物多时,亦可呈片状累及腱索及邻近内膜。病变后期,赘生物机化,形成灰色瘢痕。由于风湿病反复发作,瘢痕越来越多,造成瓣膜增厚、变硬、卷曲、粘连,腱索增粗、短缩,最终导致瓣膜病。

风湿性心内膜炎急性期在临床上可有发热、贫血及相对性二尖瓣关闭不全症状和体征,心尖区可闻及杂音。当风湿活动停止后,杂音可减轻或消失。

(二)风湿性心肌炎

病变主要累及心肌间质的结缔组织。以心肌间质小血管附近形成风湿小体为特征,晚期可形成梭形小瘢痕。常发生于室间隔和左心室后壁,其次为左心室后乳头肌、左心房后壁及心耳。病变较轻者,可无明显症状,如病变较重且范围广泛,则可影响心肌收缩力,致使病人心率加快及听诊第一心音低钝等。若累及传导系统,可出现传导阻滞。儿童病人常表现为心肌间质明显水肿以及弥漫性炎细胞浸润,严重者可发生急性心力衰竭。

(三)风湿性心外膜炎

风湿性心外膜炎也称风湿性心包炎,表现为纤维素性或浆液纤维素性炎症。当心外膜有大量浆液渗出时,在心包腔内有大量液体潴留,形成心包积液,出现心脏压塞症,叩诊心浊音界扩大,听诊心音遥远。当大量纤维素渗出时,覆盖于心外膜表面的纤维素可因心脏搏动牵拉而形成绒毛状,称为绒毛心,可闻及心包摩擦音。恢复期,各种病人渗出的浆液和纤维素被吸收,少数由于纤维素性渗出较多,不能被完全溶解吸收而发生机化粘连,形成缩窄性心包炎。

四、其他器官病变

(一)风湿性关节炎

风湿病变累及关节称风湿性关节炎,多见于成年病人,儿童少见。病变多侵犯膝、肩、腕、肘、髋等大关节,由于先后反复受累而呈游走性疼痛,局部可出现红、肿、热、痛、功能障碍等。关节腔内有大量浆液及纤维素渗出。急性期后,渗出物易完全吸收。病变消退后,一般不遗留关节变形。

(二)皮肤病变

1.环形红斑　常发生于躯干和四肢的皮肤。主要为渗出性病变,呈淡红色环状红晕,边缘红,中央皮肤色泽正常,1~2 d可自行消退。儿童多见,为急性风湿活动的表现之一,具有临床诊断意义。

2.皮下结节　多见于四肢大关节附近伸侧面皮下。主要为增生性病变,结节呈圆形或椭圆形,单或多个,直径0.5~2.0 cm,活动性良好,无疼痛。风湿活动停止后,可自行消退。

(三)风湿性动脉炎

风湿性动脉炎可累及各级动脉,以小动脉受累为多见。在急性期,主要病变为动脉壁的纤维素样及炎细胞浸润,可有风湿小体形成。后期动脉管壁纤维化形成瘢痕而增厚,使管腔狭窄,有时并发血栓形成。

(四)风湿性脑病

多见于5~12岁儿童,女孩多见。病变主要累及大脑皮质、基底神经节、丘脑和小脑等处,发生神经细胞变性、胶质细胞增生及胶质结节形成。在临床上,当病变累及锥体外系时,患儿可出现肌肉运动失调,表现为面肌及肢体无意识、不自主的运动,称小舞蹈症。

小　结

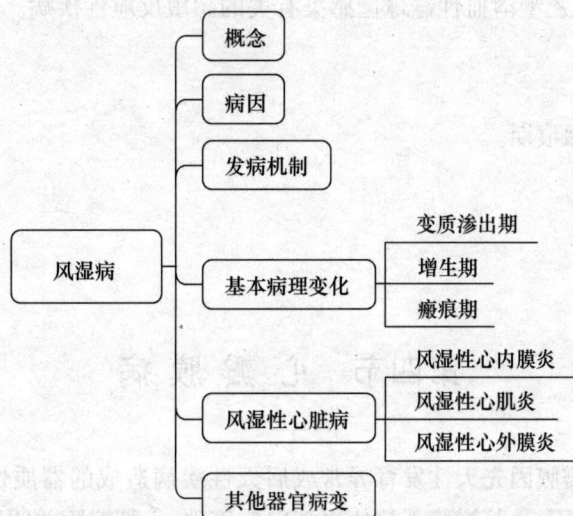

达 标 自 测

一、名词解释

风湿病

二、填空题

风湿病的基本病理变化过程包括(　　)(　　)和(　　)。

三、选择题

1. 关于风湿病的描述,下列说法错误的是:(　　)

A. 与 A 族乙型溶血性链球菌感染有关　B. 属于变态反应性疾病

C. 病变主要侵犯结缔组织　　　　D. 特征性病变是形成纤维素样坏死

E. 危害最大的是风湿性心脏病

2. 风湿病具有诊断价值的病变是:(　　)

A. 间质中纤维素渗出　　　　B. 结缔组织黏液样变性　　　　C. 形成风湿小体

D. 病灶中有炎细胞浸润　　　　E. 形成梭形瘢痕

3. 风湿性心内膜炎主要累及:(　　)

A. 左心房　　　　B. 肺动脉瓣　　　　C. 二尖瓣　　　　D. 三尖瓣　　　　E. 右心室

4. 风湿性心外膜炎的主要病变特点是:(　　)

A. 形成风湿肉芽肿　　　　B. 纤维素样坏死　　　　C. 心外膜纤维化

D. 浆液纤维素渗出　　　　E. 心包粘连

参 考 答 案

一、名词解释

风湿病:是一种与 A 组乙型溶血性链球菌感染有关的超敏反应性疾病。

二、填空题

变质渗出期,增生期,瘢痕期。

三、选择题

1. D　2. C　3. C　4. D

第四节　心 瓣 膜 病

心瓣膜病是指心脏的瓣膜因先天性发育异常或后天性疾病造成的器质性病变,表现为瓣膜口狭窄和/或关闭不全。正常情况下,心脏瓣膜开放使血液向前流动,心脏瓣膜关闭则可防止血液反流,从而保证心脏内血液的单向流动。当瓣膜狭窄时,瓣膜因不能充分张开,而导致血流通过障碍,心腔压力负荷增加;瓣膜关闭不全是,则致使一部分血液反流,心腔容量负荷增加。瓣膜狭窄或关闭不全可以单独存在,亦可合并存在。

心瓣膜病最常发生于二尖瓣,其次是主动脉瓣。病变可累及一个瓣膜,但也可两个以上瓣膜同时或先后受累,称联合瓣膜病。心瓣膜病是最常见的慢性心脏病之一,心瓣膜无论是狭窄还是关闭不全,均能影响血液的正常循环,使心脏负荷加重。最初可通过心脏代偿来增加心输出量而不出现明显症状。若病变加重,心脏失代偿,可出现心力衰竭。

引起本病的原因有:①风湿性心内膜炎和感染性心内膜炎,这是最主要的原因。②主动脉粥样硬化及主动脉梅毒;③瓣膜钙化及先天发育异常。

一、二尖瓣狭窄

二尖瓣狭窄多由风湿性心内膜炎引起,少数由亚急性细菌性心内膜炎所致,偶为先天性。正常成人二尖瓣口面积约为 5 cm²,严重时瓣口面积可缩小至 1~2 cm²。病变早期瓣膜仅轻度增厚,后期严重瓣叶粘连、增厚,腱索短缩,使瓣膜口呈"鱼口样"改变。晚期往往合并关闭不全。

二尖瓣狭窄可引起血流动力学和心脏形态的改变。早期,由于二尖瓣口狭窄,在心室舒张期,左心房血液流入左心室受阻,左心房代偿性扩张肥大。当血液在加压情况下快速通过狭窄的瓣膜口时,引起涡流与震动,产生心尖区舒张期隆隆样杂音。久之失代偿,左心房显著扩张,左心房血液淤积,导致肺静脉血液回流受阻,引起肺淤血、肺水肿,临床上出现呼吸困难、发绀、咳嗽和粉红色泡沫状痰等表现。当肺静脉压增高超过 25 mmHg 时,将反射性引起肺小动脉痉挛,使肺动脉压升高。长期肺动脉高压,导致右心室代偿性肥大。由于右心室扩张,使得三尖瓣环扩大,发生三尖瓣相对关闭不全,收缩期右心室血液反流右心房。右心房容量负荷增加引起右心房扩张、肥大。右心室舒张期要接纳右心房增量的血,故右心室容量负荷亦增大,使原本已经扩张的右心室进一步扩张。一旦肥大和扩张超过代偿限度时,发生时代偿,心肌收缩力减弱,最终导致右心衰竭,引起体循环淤血,临床上出现颈静脉怒张,肝淤血肿大,下肢水肿等表现。此时,肺动脉压力有所降低,肺循环血液有所减少,肺淤血可一定程度得到缓解。

在整个病变的发展中,左心室并未受累。因此,X线检查显示左心房、右心房、右心室均增大,心脏呈倒置的梨形,故称"梨形心"。

二、二尖瓣关闭不全

二尖瓣关闭不全主要由风湿性心内膜炎引起,其次由亚急性细菌性心内膜炎所致,单独发生较少,多与二尖瓣狭窄合并发生。

二尖瓣关闭不全的血流动力学和心脏形态的改变是:收缩期,左心室部分血液通过关闭不全的瓣膜口返流入左心房,并在局部引起涡流与震动,产生心尖区收缩期吹风样杂音。此时左心房既接受肺静脉的血液,又接受左心室反流的血液,因此容量负荷增大,左心房代偿性扩张、肥大。舒张期,大量血液涌入左心室,使左心室前负荷增加,导致左心室代偿性扩张、肥大。久之,左心失代偿,出现左心衰竭,引起肺淤血、肺水肿,肺动脉高压的出现使右心室肥大、扩张。久之,右心室失代偿出现右心衰及体循环淤血。X线检查显示左心房、左心室、右心房、右心室均肥大扩张,心脏呈球形,故称"球形心"。

三、主动脉瓣狭窄

主动脉瓣狭窄的病因有三种,即先天性病变、退行性变和炎症性病变。单纯性主动脉瓣狭窄多为先天性或退行性病变,极少数为炎症性,且男性多见。风湿性主动脉瓣狭窄常伴关闭不全和二尖瓣病变。

正常成人主动脉瓣口面积 3~4 cm²。主动脉瓣口面积减少至正常面积的 1/3 前,血流动力学改变不明显。当主动脉瓣口面积≤1.0 cm² 时,左心室和主动脉之间收缩期的压力差明显,可致血流动力学和心脏形态的改变,表现为:收缩期,左心室射血受阻,血流冲击狭窄的主动脉口而产生涡流与震动,引起主动脉瓣听诊区收缩期喷射性杂音。久之,左心室因压力性负荷升高而发生代偿性肥大,表现为左心室壁肥厚;后期左心室失代偿而出现左心室淤血,继而发生左心衰竭。另外,左心室后负荷增大导致其射血时间延长,可使心肌耗氧量增加。临床上可先后出现心绞痛、眩晕、晕厥等动脉供血不足的表现。X线检查可见左心室明显肥大扩张,其他各腔正常,心脏呈靴形,故称"靴形心"。

四、主动脉瓣关闭不全

主动脉瓣关闭不全主要由主动脉瓣膜本身病变、主动脉根部疾病所致。根据发病情况可分为急性和慢性两种。急性主动脉瓣关闭不全主要见于细菌性心内膜炎以及创伤所致的瓣膜撕裂等;慢性主动脉瓣关闭不全常见于风湿性心脏病,且多合并主动脉瓣狭窄和二尖瓣病变,其次亦可见于先天畸形、感染、退行性病变及梅毒性主动脉炎累及主动脉瓣所致。

主动脉瓣关闭不全的血流动力学和心脏形态的改变是:在心室舒张期,主动脉内部分血液经关闭不全的主动脉瓣口返流,引起主动脉瓣区舒张期杂音。此时,左心室既接纳左心房的血液,又接纳主动脉反流的血液,使左心室的容量负荷增加而逐渐发生代偿性肥大。久之左心室失代偿,引起左心衰竭,引起肺淤血、肺动脉高压。临床上可见脉压增大及周围血管体征,如水冲脉、股动脉枪击音及毛细血管搏动等现象。

第五节　心脏感染性疾病

一、感染性心内膜炎

感染性心内膜炎是由病原微生物直接侵袭心内膜,特别是心瓣膜而引起的炎症性疾病。感染的病原微生物有细菌、病毒、立克次体和真菌等,主要由细菌引起,也称细菌性心内膜炎。本病可分为急性感染性心内膜炎和亚急性感染性心内膜炎两种,以亚急性感染性心内膜炎较多见。

(一)急性感染性心内膜炎

急性感染性心内膜炎是一种化脓性炎症,常由致病力强的化脓菌引起,金黄色葡萄球菌最为常见,其次为溶血性链球菌、肺炎球菌等。因受累的心内膜常有溃疡形成,又称溃疡性心内膜炎。

急性感染性心内膜炎多发生于原来心内膜无病变的心脏,通常是化脓菌先在身体某部位发生感染,当机体抵抗力低下时,细菌入血引起脓毒血症,进而侵犯心内膜。主要累及二尖瓣或主动脉瓣,表现为急性化脓性心瓣膜炎,并常导致瓣膜溃烂、穿孔或破裂。瓣膜表面常形成巨大的、松脆的含大量细菌的疣状赘生物,内含有大量的细菌、坏死组织以及纤维蛋白、血小板等。赘生物破裂或脱落后形成含菌性栓子,可引起远处器官的含菌性栓塞、感染性梗死和继发性脓肿。

本病起病急、发展快,约50%病例于数日内或数周内死亡。近年来,由于广谱抗生素的广泛应用,其死亡率明显下降,但瓣膜赘生物机化、形成瘢痕,可导致慢性心瓣膜病。

(二)亚急性感染性心内膜炎

1. 病因与发病机制

亚急性感染性心内膜炎也称为亚急性细菌性心内膜炎,是由致病力相对较弱的细菌引起的心内膜炎。最常见的病原菌为草绿色链球菌,其次为肠球菌、革兰阴性杆菌及真菌等。细菌可自机体某处感染灶(扁桃体炎、牙周炎、咽喉炎、骨髓炎等)入血,形成菌血症,也可因某些医源性操作(如拔牙、心导管及心脏手术等)而引起细菌入血,再随血流进入心脏。由于细菌毒力较弱,故正常心内膜不易受侵犯,主要累及已有病变的心内膜。

2. 病理变化

病变多发生在二尖瓣和主动脉瓣,三尖瓣和肺动脉瓣较少受累,其他部位的心内膜也可被累及。

肉眼观察,在原有病变的瓣膜上出现单个或多个较大,且大小不一的菜花状、息肉状、鸡冠状的疣状赘生物,呈污秽灰黄色,干燥质脆,易破碎、脱落而引起栓塞。重者,受累的瓣膜可出现溃疡、穿孔等病变。镜下观察,疣状赘生物由纤维素、血小板、嗜中性粒细胞、坏死物组成,其深部有细菌团,溃疡底部可见肉芽组织及淋巴细胞、单核细胞浸润。

3. 临床病理联系

(1)败血症:由于赘生物内的细菌进入血液循环,常引起败血症。病人可出现长期发热、肝脾肿大、点状出血、贫血、白细胞增多、红细胞沉降率加快及细菌培养阳性等表现。

(2)瓣膜病变:瓣膜赘生物的机化和瘢痕形成,极易引起瓣膜的严重变形和腱索增粗缩短,致使瓣膜口狭窄和/或关闭不全。临床上可听到相应的杂音。

(3)栓塞:赘生物脱落所致的动脉栓塞是本病重要的表现之一。由于细菌毒素和疣状赘生物破裂、脱落形成栓子,引起动脉性栓塞和血管炎。栓塞最多见于脑,其次为肾、脾和心脏,可引起相应部位的梗死,并出现相应的临床症状。

(4)超敏反应:由于病原菌引发的异常免疫反应可引起局部微血管壁受损,引起漏出性出血,临床常表现为皮肤、黏膜及眼底出血点。部分病人在肢体末端如指、趾末节腹面、足底或大、小鱼际等处出现红紫色、有压痛的小结,称 Osler 小结。

二、病毒性心肌炎

(一)病因及发病机制

病毒性心肌炎是由亲心肌病毒感染引起的原发性心肌炎症。亲心肌病毒的种类很多,主要是柯萨奇病毒、埃可病毒,其次为风疹病毒、流行性感冒病毒、腮腺炎病毒等。病毒可直接损伤心肌细胞,也可通过 T 细胞介导的免疫反应,在攻击杀伤病毒的同时造成心肌细胞损伤,引起心肌炎症。本病以儿童多见,预后良好。

(二)病理变化

病变早期可见心肌细胞的变性、坏死及心肌间质的水肿和炎细胞浸润。严重者心肌细胞广泛溶解坏死,弥漫性大量淋巴细胞、巨噬细胞浸润,呈重症病毒性心肌炎。常发生于心房后壁、室间隔及心尖区,有时可累及传导系统。晚期可有明显的心肌纤维化。心脏常呈轻度扩大,心腔扩张,切面可见散在的灰黄色斑点状病灶,往往合并心包炎。

(三)临床病理联系

临床上,病毒性心肌炎的表现轻重不一,主要取决于心肌损伤的程度,轻者症状不明显,重者死亡率高。多数病人会出现与体温升高不相符的心率加快、心律失常、异位心律和传导阻滞等症状。一些病人会有心悸、气促以及劳力性呼吸困难等心功能不全的表现。一般预后较好。但病变严重者及婴幼儿常引起心力衰竭等并发症而导致死亡。病毒性心肌炎是 40 岁以下心脏性猝死的主要原因之一,尸检发现临床误诊、漏诊者不少,提示临床医生对于"感冒样"病人,应仔细观察心率、心律和心功能三方面的变化。

三、感染性心包炎

感染性心包炎是由病原微生物引起的心包脏层和壁层的渗出性炎症。主要由细菌引起，如金黄色葡萄球菌、肺炎双球菌、链球菌、结核杆菌等；少数由病毒(柯萨奇病毒、埃可病毒、流感病毒等)及其他病原微生物引起。常继发于败血症或脓毒血症，也可由心包邻近脏器感染灶直接蔓延而来。根据感染的病原微生物不同，将感染性心包炎分为细菌性、病毒性、真菌性及其他几种类型。以下主要介绍两种类型：

1. 细菌性心包炎

主要由化脓菌(如链球菌、金黄色葡萄球菌、肺炎球菌)和结核杆菌引起，多是邻近胸内感染直接蔓延或由血行播散所致。由化脓菌感染常导致化脓性心包炎，由结核杆菌感染可导致出血性心包炎。

细菌性心包炎为渗出性炎症，初期为纤维素性炎，继而为浆液纤维素性炎，然后转为化脓性炎或出血性炎。当渗出物较多时，可导致心包填塞；当渗出物吸收不完全时，可发生机化，引起心包粘连。

临床上通常有高热、寒战等全身中毒症状及心前区不适、呼吸困难、心动过速、血压下降等表现。体检心界扩大，听诊心音弱而遥远，可闻及心包摩擦音。

2. 病毒性心包炎

多数由病毒性心肌炎蔓延心包所致。除心肌病变外，心包的脏层和壁层可见淋巴细胞浸润及纤维蛋白沉积，使心包表面粗糙充血。部分病例在心包腔内可见浆液性、纤维素性、化脓性以及血性渗出物。后期病变常发生机化、钙化，形成缩窄性心包炎。

达 标 自 测

选择题

1.急性感染性心内膜炎是：( )
A.浆液性炎症　　B.纤维素性炎症　　C.化脓性炎症　　D.肉芽肿性炎症
E.传染性疾病

2.急性感染性心内膜炎主要累及：( )
A.二尖瓣　　B.三尖瓣　　C.肺动脉瓣　　D.左心房　　E.右心房

3.引起亚急性感染性心内膜炎的病原菌主要是：( )
A.大肠杆菌　　B.草绿色链球菌　　C.葡萄球菌　　D.溶血性链球菌　　E.流感嗜血杆菌

4.病毒性心肌炎的病因主要是：( )
A.风疹病毒　　B.合胞病毒　　C.流感病毒　　D.腮腺炎病毒　　E.柯萨奇病毒

5.感染性心包炎的病因主要是：( )
A.细菌　　B.病毒　　C.支原体　　D.立克次体　　E.原虫

参 考 答 案

选择题

1.C　2.A　3.B　4.E　5.A

第六节 心 肌 病

心肌病是一类原因不明的以心肌细胞肥大、纤维组织增生为主要病变的非炎症性疾病,又称原发性心肌病或特发性心肌病。临床上常伴有心功能不全。本节仅介绍两种类型的心肌病。

一、扩张性心肌病

扩张性心肌病(DCM)是以进行性的心脏肥大、心腔扩张和收缩能力下降为特征的一种心肌病,也称充血性心肌病。是心肌病中最常见的类型,约占心肌病的90%。男性多于女性,以20~50岁多见。可能与病毒感染、酗酒、妊娠和遗传有关,但仍有不少病例原因不明。

肉眼观察,心脏体积增大,重量增加,超过400 g,甚至达到800 g。各心腔均明显扩张。心室壁可略增厚或正常。二尖瓣及三尖瓣无器质性病变,但可因心腔扩张导致相对性关闭不全。心内膜可增厚,常见附壁性血栓形成。镜下观察,部分心肌细胞肥大,核大、深染、畸形;部分心肌细胞萎缩,且与肥大的心肌细胞交错排列;并可发生空泡变性、嗜碱性变及小灶性肌溶解。内膜下及心肌间质纤维化,可见多数小瘢痕。心肌间质纤维化是扩张型心肌病最常见的变化,以左心室为重。

本病起病缓慢,病人早期可无症状,逐渐出现活动后气急、乏力、胸闷、心律不齐及缓慢性进展性充血性心力衰竭,部分病人可发生猝死。而心律失常、血栓栓塞、猝死这些严重症状,可以发生在疾病的任何阶段。

二、肥厚性心肌病

肥厚性心肌病(HCM)是以心肌肥大、室间隔不对称性肥厚、舒张期心室充盈异常以及左心室流出道受阻为特征的心肌病。本病有明显的家族史(约占1/3),被认为是常染色体显性遗传病。可发生于任何年龄,男性多见。

肉眼观察,心脏体积增大,重量增加,可比正常心脏重1~2倍,两侧心室肌、室间隔、乳头肌均肥厚,以室间隔肥厚尤为突出,并明显地突向左心室,使左心室腔狭窄。镜下观察,心肌细胞显著肥大,心肌纤维排列紊乱,尤以室间隔深部及左室游离壁明显,心肌间质可见大小不等的纤维化病灶。

临床上可无症状,或在劳累后出现心悸、气急、心绞痛和昏厥等症状。由于长期左心室负荷过重,常引起左心衰竭。

代谢障碍:当机体出现缺血、缺氧、休克、贫血及维生素 B_1 缺乏时,由于能量代谢发生障碍,使 ATP 产生不足,从而削弱了心肌的舒缩功能。

第七节 心血管系统疾病预防和护理的病理学基础

一、动脉粥样硬化的预防和护理原则

1. 积极控制与本病有关的一些危险因素 包括高血压、糖尿病、血脂异常、肥胖症等。

2. 合理膳食 控制膳食总热量,以维持正常体重为度,一般以BMI20~24 kg/m² 为正常体重;或以腰围为标准,一般以女性≥80 cm、男性≥85 cm 为超标。超重或肥胖者应减少每日进食的总热量,减少胆固醇摄入,并限制酒及含糖食物的射入。合并有高血压或心力衰竭者应同时限制食盐。一次进食不宜过饱,不饮浓咖啡和浓茶;不宜过饱,保持排便通畅。不少学者认为,本病的预防措施应从儿童期开始,即儿童也不宜进食高胆固醇、高动物性脂肪的饮食,亦宜避免摄食过量,防止发胖。

3.适当的体力劳动和体育活动　参加一定的体力劳动和体育活动对于预防肥胖、锻炼循环和呼吸系统功能以及调整血脂代谢均有益,是本病的一项积极预防措施。体力活动量应根据身体情况、体力活动习惯和心脏功能状态而定,以不过多增加心脏负担和不引起不适感觉为原则。体育活动要循序渐进,不宜勉强做剧烈活动。

4.合理安排工作和生活　生活要保持规律性,秉持乐观、愉快的心境,避免紧张、焦虑,情绪的急剧波动或发怒。避免过度劳累,注意劳逸结合,保证充分睡眠。

5.冠心病病人　宜尽量避免各种诱发因素。保持适当的体力活动,但以不致发生疼痛症状为度;一般不需卧床休息。心绞痛发作时立即停止活动,就地休息,同时舌下含服硝酸甘油;做好心绞痛发作病人的心理护理;关注心绞痛疼痛性质及心绞痛增频、加重情况,高度警惕心肌梗死的发生,若病人疼痛持续 15 min 以上或服药不缓解,应立即通知医生。

二、高血压的预防和护理原则

原发性高血压目前尚无根治方法。生活方式干预适用于高血压的预防及所有高血压病人的治疗。

1.减轻体重　将 BMI 尽可能控制在 <24 kg/m^2;体重降低对改善胰岛素抵抗、糖尿病、血脂异常和左心室肥厚均有益。

2.合理饮食　选用低盐、低脂、低胆固醇等清淡、易消化食物。膳食中约80%钠盐来自烹调用盐和各种腌渍品,所以应减少烹调用盐,每人每日食盐量以不超过6 g 为宜;每日吃新鲜蔬菜和水果;减少食用油,少吃或不吃肥肉和动物内脏。提倡戒烟限酒。

3.增加运动　运动有利于减轻体重和改善胰岛素抵抗,提高心血管调节适应能力,稳定血压水平。

4.减轻精神压力　保持心态平和,稳定情绪,减少焦虑,消除恐惧,必要时可进行有针对性的心理疏导。避免劳累,保证合理的休息及睡眠。

5.防治密切观测血压　掌握血压变化规律,使血压维持在正常范围;长期坚持不间断定时、定量服药防治,减少心脑血管及肾的并发症,降低病死率和病残率。

相关基础知识

心血管系统是人体内封闭的管道系统,主要由心脏和血管组成。心脏是血液循环的动力器官,生命不息,跳动不止;血管是血液运行的管道,承担着分配血量、物质交换等作用。

一、心脏的解剖

心脏是一个由心肌组织构成、具有瓣膜结构的中空器官,分为左、右心房和左、右心室四个腔。全身除心脏本身的静脉血由冠状窦口进入右心房,其余的静脉血分别经由上、下腔静脉口返回右心房。右心房的静脉血经右房室(三尖瓣)口流入右心室,再经右心室的肺动脉口流入肺动脉,在肺部进行完气体交换后形成的动脉血,再经左、右各两个肺静脉口流入左心房,经左房室(二尖瓣)口流入左心室,左心室的动脉血在心脏收缩时经主动脉口射入主动脉,输送到全身,满足全身组织器官的需要。

冠状动脉是供应心脏自身血液的动脉,起于主动脉根部,分为左、右两支,于心脏表面几乎环绕心脏一周。左冠状动脉主干发出于主动脉根部左冠窦,随后分为左前降支和左回旋支,有时也发出第三支血管,即中间支。右冠状动脉大部分起源于主动脉根部右冠窦,下行至右房室沟,绝大多数延续至后室间沟,远端分为后降支和左室后支。大多数人左心室前部接受左冠状动脉供血,左心室后部和右心室接受右冠状动脉供血。由于冠脉分支常以垂直于心脏表面的方向穿入心肌,故其容易在心肌收缩时受到压迫,因此,冠脉的血液供应主要发生在心室舒张期。

二、心脏的生理

　　心脏作为血液循环的动力器官,主要包括两类心肌细胞,分别是能自发产生动作电位,具有自律性、兴奋性和传导性的自律细胞,以及具有兴奋性、传导性和收缩性的工作细胞。在生物体进化和个体发育过程中,心脏分化出特殊传导系统,由能够产生和传导冲动的特殊心肌细胞,即自律细胞所构成,包括窦房结、房室结、房室束、左右束支和浦肯野纤维。窦房结位于右心房壁内,其自律性最高,是心脏正常的起搏点。正常心脏兴奋由窦房结产生,一方面经心房肌传导至整个心房,引起心房兴奋和收缩的同时,经由心房肌构成的"优势传导通路",再通过房室结及其发出的房室束到达心室,最后经过分布于心室肌的细小的浦肯野纤维引起心室收缩。由于房－室延搁的存在,心室的收缩总是发生在心房收缩完毕之后,故而不会产生房室收缩重叠的现象。由于心肌细胞的有效不应期特别长,使得心肌不发生强直收缩。房－室延搁和有效不应期长的特点均有利于心脏泵血功能的实现。在心脏的泵血过程中,左、右心室几乎活动同步,故其射血和充盈过程基本相似。心室充分充盈(心房收缩结束)后立即开始收缩,室内压的升高推动房室瓣关闭,因此时的室内压并不足以推开动脉瓣,心室成为一个密闭的腔。从房室瓣关闭到动脉瓣开启之前的这段时期心室容积不变,室内压急剧上升,称为等容收缩期。心室继续收缩,当室内压升高超过动脉压,血液冲开动脉瓣射入动脉,则进入射血期。初期,射血量大,血液流速快,称为快速射血期。此期射血量占总射血量的70%,心室容积迅速缩小,而室内压因心室的收缩持续升高达到峰值。之后,心室收缩力量开始减小,又由于大量血液已射入动脉,故射血速度减慢,称为减慢射血期。此期射血量占总射血量的30%。心室停止收缩后开始舒张,室内压的下降,引起动脉血液回流推动动脉瓣关闭。此时室内压仍高于房内压,房室瓣处于关闭状态,心室再次成为封闭的腔,室内压急剧下降,此期称为等容舒张期。一旦房室瓣开放,心房内的血液会因为心室的"抽吸"作用,由心房快速流入心室,心室容积增大。此为快速充盈期,充盈量约占总充盈量的2/3。心室容积的增加,心房与心室之间的压力差减小,血液流入心室的速度减慢,为减慢充盈期。

（陈雅隽）

第九章　呼吸系统疾病

学习目标

掌握：大叶性肺炎、小叶性肺炎的病因、病理变化及临床病理联系。

熟悉：1. 慢性支气管炎、肺气肿、肺源性心脏病的病因、病理变化及临床病理联系；

2. 病毒性肺炎及支原体肺炎的病因、病变及临床病理联系。

了解：支气管扩张症、支气管哮喘的病因、病理变化及临床病理联系。

呼吸系统疾病是我国最常见疾病。慢性呼吸疾病是 WHO 定义的"四大慢性病"之一，新发突发呼吸道传染病，无论是 SARS、禽流感，抑或是 2020 年初开始席卷全球的 COVID – 19 等公共卫生事件所构成的重大社会影响，无不向我们昭告着呼吸系统疾病的不容小觑。认识和解释呼吸系统疾病的常见症状和体征，以及各疾病的发生发展过程能更好地维护机体健康，有助于加强呼吸系统疾病的预防、诊断及治疗。本章重点讨论慢性阻塞性肺疾病及常见肺炎。

第一节　慢性阻塞性肺疾病

慢性阻塞性肺疾病（COPD）简称慢阻肺，是一种常见、可防、可治的疾病，是一组因小气道与肺实质受到病理损害后，引起的以慢性不可逆性气道阻塞、呼吸阻力增加及肺功能不全为共同特征的肺疾病的总称。主要包括慢性支气管炎、肺气肿、支气管哮喘和支气管扩张等疾病。

一、慢性支气管炎

慢性支气管炎简称慢支，是指气管、支气管黏膜及其周围组织的慢性非特异性炎症。本病好发于冬春季节，可发生于任何年龄，但老年人多见。主要临床表现为反复发作的咳嗽、咳痰或伴有喘息症状，病程长，多呈慢性经过。凡上述症状且症状每年至少持续 3 个月，连续 2 年以上，即可诊断为慢性支气管炎。晚期可并发阻塞性肺气肿和慢性肺源性心脏病。

（一）病因及发病机制

1. 感染因素

病毒、支原体、细菌等感染是慢性支气管炎发生发展的重要因素之一。病毒感染以流感病毒、鼻病毒、腺病毒、呼吸道合胞病毒为常见。细菌感染常继发于病毒感染，常见病原体为肺炎球菌、流感嗜血杆菌等。上述感染因素会造成气管、支气管黏膜损伤，防御功能削弱、慢性炎症。

2. 理化因素

吸烟、吸入有害气体、刺激性烟雾及粉尘等均可致本病的发生。①吸烟是最重要的环境发病因素。

吸烟者慢性支气管炎的患病率比不吸烟者高 2～8 倍。烟草中的焦油、尼古丁和氢氰酸等有害物可损伤气道上皮细胞和纤毛运动，使气道净化能力下降；促使支气管黏液腺和杯状细胞增生肥大，黏液分泌增多；刺激副交感神经使支气管平滑肌收缩，气道阻力增加等。②空气污染。被污染的空气中含有大量二氧化硫、氯气、刺激性烟雾及粉尘颗粒等，均可损伤气道黏膜上皮，使自净能力下降，同时黏液分泌增加，为细菌感染创造条件，从而促进慢性支气管炎发病。另外，职业原因长期吸入有害气体或各种粉尘者亦可增加其罹患慢性支气管炎的风险。

3. 过敏因素

部分病人发病与机体对粉尘、烟草等物质过敏有关，尤其是喘息型慢性支气管炎病人往往有过敏史，频繁的呼吸道过敏反应，可引起黏膜慢性损伤，导致慢性支气管炎，以脱敏为主的综合治疗效果较好。

4. 其他因素

自主神经功能紊乱、年老体弱等机体因素，都可以引起全身抗感染能力降低，呼吸道的防御功能受损，与慢性支气管炎的发生和发展有关。另外，寒冷空气可以刺激支气管黏膜的血管收缩，局部血液循环障碍，纤毛运动减弱，黏液腺分泌增加，使呼吸道自净防御功能削弱，易患继发感染。因此，秋冬寒冷季节，气温骤变时，常导致本病发病或病情加重。这也是本病北方比南方多见的原因。

（二）病理变化

慢性支气管炎时，各级支气管均可受累，表现为慢性炎症。病变早期，常始于较大的支气管。随着病情的进展，病变累及小支气管和细支气管。主要的病变为：

1. 黏膜上皮损伤

支气管上皮细胞变性、坏死、脱落，上皮进行再生修复时，可发生鳞状上皮化生。纤毛变短、粘连、倒伏、脱失，并有杯状细胞大量增生。

2. 腺体增生肥大

黏膜下黏液腺增生、肥大；浆液腺发生黏液腺化；同时伴有的上皮细胞内杯状细胞大量增生，上述改变使得黏液分泌亢进，是造成慢性支气管炎病人出现咳嗽、咳痰症状的病理学基础。各级支气管，尤其是小、细支气管腔内形成的黏液栓可造成气道的完全或不完全阻塞。经过前期的分泌亢进，腺体及细胞逐渐衰竭，则出现气道内黏液分泌减少或无黏液现象。

3. 支气管壁病变

早期，支气管壁充血、水肿，可见淋巴细胞、浆细胞浸润；后期管壁平滑肌束、弹性纤维及软骨可变性、萎缩、破坏，甚至发生纤维化、钙化和骨化，进而导致管壁弹性降低，功能减退。

慢性支气管炎反复发作，病变逐渐加重，可引起细支气管周围炎，甚至闭塞性细支气管炎，进而引起阻塞性肺气肿。

（三）临床病理联系

慢性支气管炎的主要临床表现为咳嗽、咳痰。这是由支气管黏膜受炎症刺激，腺体分泌亢进所引起。痰多呈白色黏液泡沫状，黏稠不易咳出。若急性发作或伴有感染时，则痰量增多，且为黄色的黏液脓性痰。由于支气管痉挛或支气管狭窄及黏液、渗出物的阻塞，可引起病人喘息，听诊可闻及哮鸣音和肺部干、湿性啰音。后期亦可因腺体萎缩、消失，黏液分泌量减少而表现为无痰或少痰。病情进一步发展可并发阻塞性肺气肿、支气管扩张，进而发展成慢性肺源性心脏病，严重者甚至危及生命。

二、肺气肿

肺气肿是指呼吸性细支气管、肺泡管、肺泡囊和肺泡等末梢肺组织因过度充气而持久性扩张，并伴肺间隔破坏,肺组织弹性减弱、肺容积增大、肺功能降低的一种病理状态。

(一)病因及发病机制

肺气肿常继发于其他慢性肺疾病,如慢性支气管炎、支气管哮喘等,也与吸烟、先天性 1-抗胰蛋白酶缺乏、空气污染等多种因素密切相关,其发病机制主要与下列因素有关:

1. 阻塞性通气障碍

慢性阻塞性细支气管炎时,肺泡内吸入的气体排出受阻而使肺泡长期处于扩张状态,致使弹性回缩力降低。结果膨胀的肺泡破裂并互相融合形成其中囊泡。吸入的空气还可经过细支气管和肺泡间孔进入闭塞远端的肺泡内,从而增加了肺泡内的储气量。小气道管壁增厚、管腔内黏液增多,气道不完全阻塞,呼吸时吸气量多于呼气量,肺组织内气体残留量增多。

2. 末梢肺组织弹性降低

长期的慢性炎症使末梢肺组织表面弹力纤维损坏,并且慢性炎症使 1-抗胰蛋白酶受抑制,使组织内弹性蛋白酶增多,加重肺组织内弹力蛋白等物质的破坏,导致呼气时弹性回缩不良。

(二)类型

根据病变部位、范围和性质的不同,可将肺气肿分为下列类型:

1. 肺泡性肺气肿

病变发生在肺腺泡内。常合并有小气道的阻塞性通气障碍,故也称阻塞性肺气肿。根据发生部位及范围,又可分为:

(1)腺泡中央型肺气肿:位于肺腺泡中央区的呼吸性细支气管呈囊状扩张,而肺泡管、肺泡囊变化不明显。

(2)腺泡周围型肺气肿:肺腺泡远侧端的肺泡管和肺泡囊扩张,而近侧端的呼吸性细支气管基本正常。

(3)全腺泡型肺气肿:肺腺泡的各个部位,从呼吸性细支气管直至肺泡囊和肺泡均发生扩张,气肿小腔遍布于肺腺泡内。

2. 间质性肺气肿

肋骨骨折、胸壁穿透伤或剧烈咳嗽引起肺内压急剧升高所致肺泡壁或细支气管壁破裂,使空气进入肺间质,在肺膜下、肺小叶间隔内形成串珠状小气泡,气泡也可沿细支气管和血管周围的组织间隙扩展至肺门、纵隔,甚至可在颈部和胸部皮下形成皮下气肿。

除上述类型外,还有代偿性肺气肿,系指肺萎陷、肺叶切除后残余肺组织或肺实变周围肺组织的肺泡代偿性过度充气、膨胀,常不伴有气道和肺泡壁的破坏;老年性肺气肿是指老年人肺组织常发生退行性改变,肺的弹性回缩力减弱,致使肺残气量增多,容积增大。

(三)病理变化

肉眼观察,肺显著膨大,边缘钝圆,灰白色,肺组织柔软而弹性差,指压后的压痕不易消退。切面因肺气肿类型不同,所见囊腔的大小、分布的部位及范围均有所不同。镜下观察,肺泡扩张,间隔变窄,肺泡孔扩大,肺泡间隔断裂,扩张的肺泡融合成较大的囊腔。肺毛细血管床明显减少,肺小动脉内膜呈纤维性增厚。小支气管和细支气管可见慢性炎症。在腺泡中央型肺气肿的气肿囊壁上常可见呼吸上皮及残留的平滑肌束。

(四)临床病理联系

肺气肿病人常在慢性咳嗽、咳痰等支气管炎症的基础上,出现逐渐加重的呼气性呼吸困难,气促、胸闷、发绀等缺氧症状。严重者由于长期处于过度吸气状态使肋骨上抬,肋间隙增宽,胸廓前后径加大呈桶状,称为"桶状胸",是肺气肿的典型体征。胸部 X 线检查显示肺野透明度增加,横膈下降。若病变进一步发展肺泡间隔毛细血管床受压减少,严重可引起肺循环阻力增加,导致肺源性心脏病。

三、支气管哮喘

支气管哮喘简称哮喘,是以支气管反复痉挛可逆性发作为特征的慢性阻塞性炎性疾病。该病病人大多具有特异性变态反应体质,多于春季发病。

(一)病因及发病机制

引起哮喘的变应原包括:室内变应原(尘螨、家养宠物、蟑螂)、室外变应原(花粉、草粉)、职业性变应原(油漆、活性染料)、食物(鱼、虾、蛋类、牛奶)、药物(阿司匹林、抗生素)和非变应原性因素,如大气污染、吸烟、运动、肥胖等。上述物质主要经呼吸道吸入,也可食入或由其他途径进入人体变应原作用于机体,刺激局部 T 淋巴细胞,分化为 TH1 和 TH2 型细胞,释放多种白细胞介素,同时促进 B 淋巴细胞产生 IgE,使肥大细胞活化,致敏的肥大细胞被 IgE 包被,与抗原发生反应,引发哮喘。

(二)病理变化

肉眼观察,肺轻度膨胀,支气管腔内含有黏液栓。镜下观察,可见黏膜上皮损伤、局部脱落;黏膜下组织水肿,有肥大细胞、嗜酸性粒细胞、巨噬细胞、淋巴细胞及中性粒细胞浸润;支气管黏膜下黏液腺增生,杯状细胞增多等慢性炎症改变。长期反复发作者,可见支气管平滑肌肥大/增生。

(三)临床病理联系

哮喘发作时,因细支气管痉挛和黏液栓阻塞,引起呼气性呼吸困难并伴有哮鸣音。症状可在数分钟内发作,并持续数小时至数天,可经平喘药物治疗后缓解或自行缓解。夜间及凌晨发作或加重是哮喘的重要临床特征,发作间歇期可完全无症状严重发作的哮喘可并发气胸、胸廓变形及弥漫性肺气肿;长期反复发作或感染可致慢性并发症,如慢性阻塞性肺疾病、支气管扩张、肺源性心脏病。

四、支气管扩张症

支气管扩张症是小支气管壁结构破坏,管壁增厚,引起支气管异常和管腔持久性扩张伴管壁纤维性增厚为特征的慢性呼吸道疾病。

(一)病因及发病机制

1. 支气管壁炎症破坏

慢性支气管炎、麻疹和百日咳后的支气管肺炎及肺结核病时,反复感染和炎症,可损坏支气管壁的重要支撑结构,如平滑肌、弹力纤维和软骨。吸气时,支气管壁因受外向性牵拉作用而扩张,呼气时管壁因弹性降低不能充分回缩,同时由于支气管周围肺组织的慢性炎症和纤维化对管壁的牵拉作用,以及咳嗽时管腔内压的升高,而逐渐发展为持久性支气管扩张。

2. 支气管阻塞

肿瘤、异物或黏液栓等可引起腔内阻塞,或管腔外肿大的淋巴结、肿瘤压迫,可使其远端肺不张及胸膜腔负压牵拉导致支气管扩张。

3. 支气管异常发育

少数支气管扩张症与支气管发育障碍及遗传缺陷有关,软骨发育不良、弹性纤维不足及遗传性 1 -

抗胰蛋白酶缺乏均可导致支气管扩张症的发生。

（二）病理变化

肉眼观察,病变支气管呈圆柱状和囊状扩张。扩张支气管的数目多少不等,多者可见肺切面呈蜂窝状。扩张的支气管腔内含有黏液脓性渗出物,常继发腐败菌感染。

镜下观察,支气管黏膜增生肥厚,常伴有鳞状上皮化生、糜烂、小溃疡形成。支气管壁的弹力纤维、平滑肌、腺体和软骨可发生萎缩、变性甚至被破坏而消失。管壁结构被炎性肉芽组织取代,并见淋巴细胞、浆细胞和中性粒细胞浸润,相邻肺实质可有不同程度的肺萎陷、纤维化和肺气肿。

（二）临床病理联系

支气管扩张症病人常有持续或反复的咳嗽、脓痰、咯血等症状。咳嗽和脓痰主要是由于支气管慢性炎症刺激,黏液分泌增多和继发化脓性感染所致。咯血是因支气管壁的血管破坏所致,胸痛则与并发胸膜炎有关。少数病人甚至发生肺脓肿、脓胸、脓气胸。病变持续,肺组织发生广泛的纤维化,肺血管床减少,引起肺循环阻力增加和肺动脉高压,导致肺源性心脏病,病人可出现杵状指。

小 结

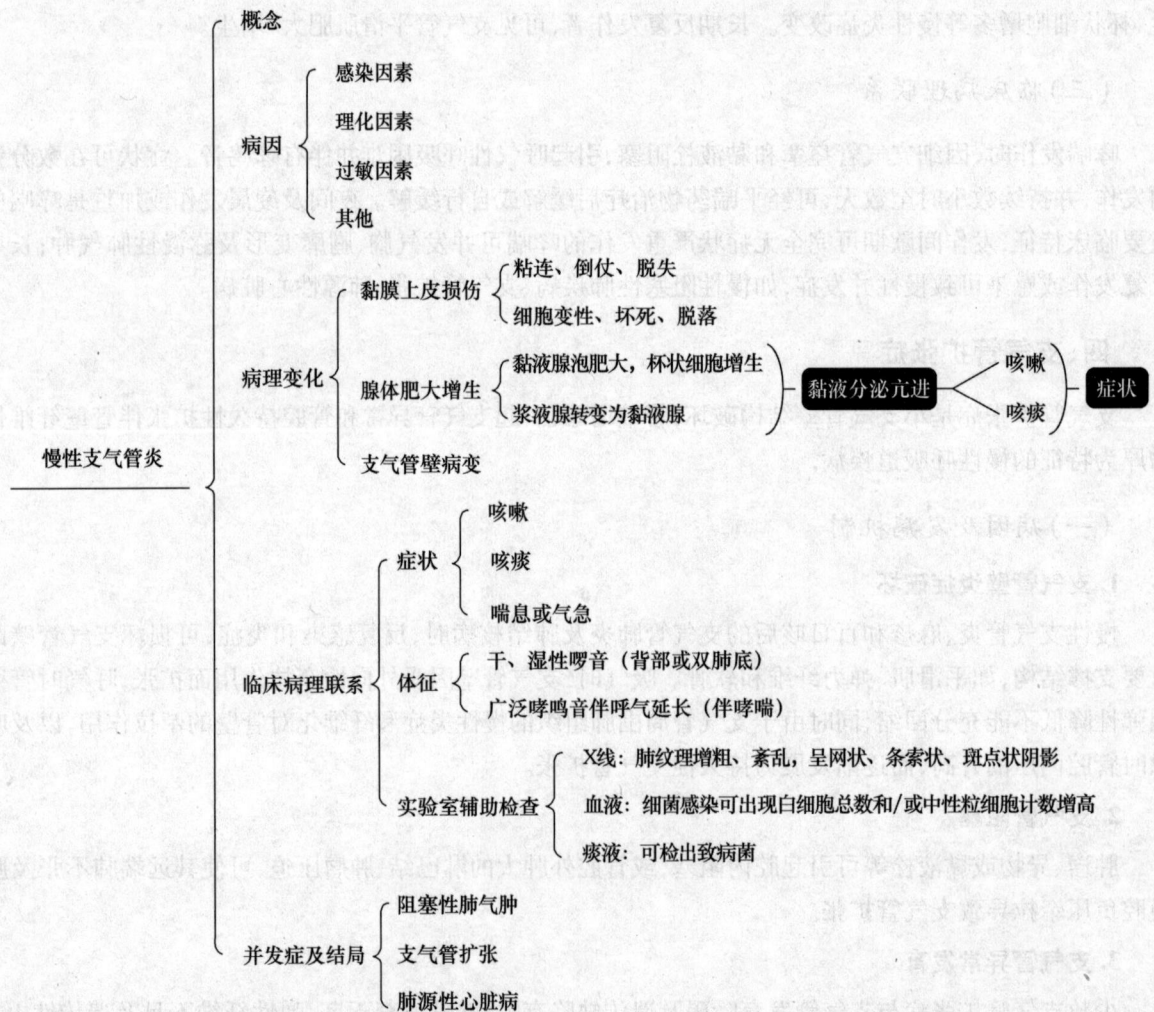

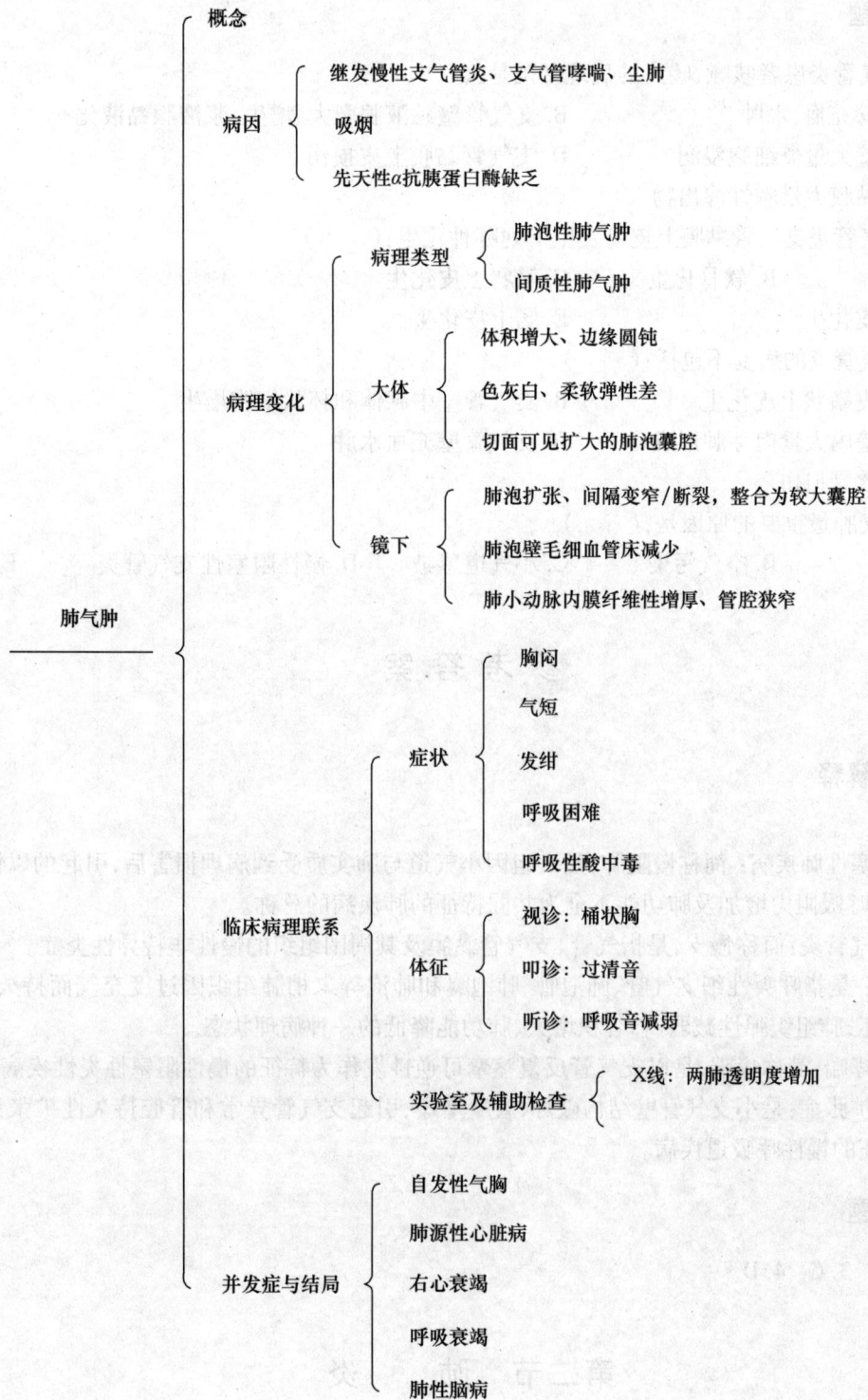

肺气肿
- 概念
- 病因
  - 继发慢性支气管炎、支气管哮喘、尘肺
  - 吸烟
  - 先天性α抗胰蛋白酶缺乏
- 病理变化
  - 病理类型
    - 肺泡性肺气肿
    - 间质性肺气肿
  - 大体
    - 体积增大、边缘圆钝
    - 色灰白、柔软弹性差
    - 切面可见扩大的肺泡囊腔
  - 镜下
    - 肺泡扩张、间隔变窄/断裂，整合为较大囊腔
    - 肺泡壁毛细血管床减少
    - 肺小动脉内膜纤维性增厚、管腔狭窄
- 临床病理联系
  - 症状
    - 胸闷
    - 气短
    - 发绀
    - 呼吸困难
    - 呼吸性酸中毒
  - 体征
    - 视诊：桶状胸
    - 叩诊：过清音
    - 听诊：呼吸音减弱
  - 实验室及辅助检查
    - X线：两肺透明度增加
- 并发症与结局
  - 自发性气胸
  - 肺源性心脏病
  - 右心衰竭
  - 呼吸衰竭
  - 肺性脑病

达 标 自 测

一、名词解释

1. 慢性阻塞性肺疾病　　2. 慢性支气管炎　　3. 肺气肿　　4. 支气管哮喘　　5. 支气管扩张症

二、选择题

1. 慢性支气管炎患者咳嗽、咳痰的病理基础是:(　　)

A. 支气管壁充血、水肿　　　　　　B. 支气管壁黏液腺肥大、增生,浆液腺黏液化

C. 支气管壁大量炎细胞浸润　　　　D. 支气管黏膜上皮损伤

E. 支气管黏膜大量脓性渗出物

2. 慢性支气管炎支气管黏膜上皮易发生下列哪种化生:(　　)

A. 骨化生　　　　　B. 软骨化生　　　　C. 鳞状上皮化生

D. 立方上皮化生　　　　　　　　E. 肠上皮化生

3. 慢性支气管炎的病变不包括:(　　)

A. 黏膜上皮鳞状上皮化生　　　　B. 支气管壁中腺体和杯状细胞增生

C. 支气管壁内大量肉芽肿形成　　D. 支气管壁充血水肿

E. 支气管软骨损伤

4. 引起肺气肿最重要的原因是:(　　)

A. 吸烟　　　B. 空气污染　　　C. 小气道感染　　D. 慢性阻塞性支气管炎　　　E. 硅肺

参 考 答 案

一、名词解释

1. 慢性阻塞性肺疾病:简称慢阻肺,是一组因小气道与肺实质受到病理损害后,引起的以慢性不可逆性气道阻塞、呼吸阻力增加及肺功能不全为共同特征的肺疾病的总称。

2. 慢性支气管炎:简称慢支,是指气管、支气管黏膜及其周围组织的慢性非特异性炎症。

3. 肺气肿:是指呼吸性细支气管、肺泡管、肺泡囊和肺泡等末梢肺组织因过度充气而持久性扩张,并伴肺间隔破坏,肺组织弹性减弱、肺容积增大、肺功能降低的一种病理状态。

4. 支气管哮喘:简称哮喘,是以支气管反复痉挛可逆性发作为特征的慢性阻塞性炎性疾病。

5. 支气管扩张症:是小支气管壁结构破坏,管壁增厚,引起支气管异常和管腔持久性扩张伴管壁纤维性增厚为特征的慢性呼吸道疾病。

二、选择题

1. B　2. C　3. C　4. D

第二节　肺　　炎

肺炎指发生在肺组织的急性渗出性炎症,是呼吸系统的常见病、多发病。常见的肺炎分类有三种:根据病因可将肺炎分为感染性(如细菌性、病毒性、支原体性、真菌性、寄生虫性)肺炎、理化性(如放射性、吸入性和类脂性)肺炎以及变态反应性(如过敏性和风湿性)肺炎。根据发生部位、累及范围可将肺炎分为大叶性肺炎、小叶性肺炎、间质性肺炎。按病变性质可分为浆液性、纤维素性、化脓性肺炎等不同类型。

一、大叶性肺炎

大叶性肺炎是以肺泡内弥漫性纤维蛋白渗出为主要病变的炎症。多由肺炎链球菌引起,常见于青壮年,临床表现为急骤起病、寒战、高热、咳嗽、咳铁锈色痰、胸痛和呼吸困难,同时伴有肺实变体征及白细胞增高等。典型病变病程通常 1 周左右,多见于冬、春季节。

(一)病因及发病机制

引起大叶性肺炎的细菌种类繁多,最常见的致病菌为肺炎链球菌。另外,肺炎杆菌、金黄色葡萄球菌、溶血性链球菌和流感杆菌等也可引起。

正常情况下,肺炎链球菌可少量寄生鼻咽部黏膜,在机体受寒、感冒、疲劳、醉酒、麻醉等诱因作用下,机体抵抗力下降,呼吸道的防御功能减弱,细菌繁殖并侵入肺泡,引起肺组织的急性变态反应,肺泡间隔毛细血管扩张、通透性增高,浆液、纤维蛋白原大量渗出。细菌和炎性渗出物沿肺泡间孔或呼吸性细支气管迅速向邻近肺组织蔓延,从而波及部分或整个肺大叶。

(二)病理变化与临床病理联系

典型的病变发展过程可分为四期:

1. 充血水肿期

发病后的 1~2 d。肉眼观察,病变肺叶肿大,重量增加,呈暗红色,切面可有较多的泡沫状液体。镜下观察,肺泡壁毛细血管扩张充血,肺泡腔内有较多浆液渗出,混有少量的红细胞、中性粒细胞和巨噬细胞。此期病人因毒血症,表现为寒战、高热、外周血白细胞计数增高等毒血症表现。因肺泡腔由浆液渗出,肺部听诊可闻及湿啰音,痰细菌培养可检出肺炎链球菌,肺部 X 线检查见片状模糊阴影。

2. 红色肝样变期

发病后的 3~4 d。肉眼观察,病变肺叶肿大,呈暗红色,重量增加,质地变实如肝。镜下观察,肺泡壁毛细血管显著扩张充血,肺泡腔内充满大量的红细胞、纤维蛋白、一定量的中性粒细胞和少量的巨噬细胞。相邻肺泡间渗出的纤维蛋白通过肺泡间孔连接成网,此纤维蛋白网既有利于限制细菌的扩散,又有利于中性粒细胞和巨噬细胞吞噬病原菌。肺泡腔过多的渗出物可引起通气不足,致使气体交换障碍。

临床上,病人有持续高热、咳嗽可铁锈色痰、胸痛、呼吸困难、缺氧等症状。铁锈色痰的形成是由于渗出到肺泡腔内的大量红细胞被巨噬细胞吞噬、崩解后血红蛋白被分解,形成棕黄色含铁血黄素颗粒混入痰液的原因。若炎症累及胸膜,则引起纤维素性胸膜炎,病人常感胸痛,并随呼吸和咳嗽而加重。当病变范围广泛时,病人可因肺泡换气或通气功能下降,而出现呼吸困难和发绀。查体时,病变部呈典型的实变体征:视诊患侧呼吸运动减弱,触诊语颤增强,叩诊呈浊音,听诊呼吸音减弱,可闻及异常的支气管呼吸音,病变累计胸膜者,还可闻及胸膜摩擦音。X 线检查可见大片致密阴影。痰细菌培养阳性。

3. 灰色肝样变期

发病后的 5~6 d,肉眼观察,病变肺叶仍肿大,色灰白,质实如肝,称灰色肝样变期,是因肺泡壁毛细血管大量受压闭塞,使病变肺组织血流减少,充血消退所致。镜下观察,肺泡腔内的纤维蛋白网更加致密,相邻肺泡间的纤维蛋白网连接也更明显,肺泡腔充满大量的中性粒细胞,而红细胞较少。肺泡壁毛细血管受压闭塞。由于渗出物中的细菌大多已被消灭,痰细菌培养多呈阴性。

病人发热、呼吸困难和缺氧等临床症状均有所减轻,铁锈色痰逐渐转变为黏液脓痰。查体肺实变体,X 线检查表现与红色肝样变期基本相同。

4. 溶解消散期

发病后的第 7~8 d。肉眼观察,病变肺叶质地变软,切面实变病灶消失,胸膜渗出物被吸收或轻度粘连。镜下观察,肺泡腔内中性粒细胞坏死溶解,纤维蛋白网也被中性粒细胞释放出的大量蛋白溶解酶溶解液化,巨噬细胞明显增多。溶解液化的渗出物可被巨噬细胞吞噬清除,或经气道咳出,或由淋巴管吸收,最终完全消散。肺泡通气和肺泡壁毛细血管恢复正常。

临床上表现为体温恢复正常,毒血症和肺实变体征逐渐消失。由于炎性渗出物溶解液化,病人痰量增多,且为黏液脓性痰,听诊可闻及湿啰音。X 线检查病变区阴影密度逐渐降低,透亮度增加。

上述大叶性肺炎各期病变是一个动态发展的连续演变过程,并无绝对界限,只有在未经治疗的病例才可见四期的典型经过。目前临床抗生素的广泛应用以及肺炎链球菌的变异,典型的四期经过已不多见。由于大叶性肺炎时肺组织常无坏死,肺泡壁结构也未遭破坏。愈合后,肺组织可完全恢复其正常结构和功能,约需 1~2 周。

(三)并发症

由于及时有效的治疗,大叶性肺炎的并发症目前已不多见。

1.肺肉质变

当机体免疫力低下,或中性粒细胞渗出过少,其释放的蛋白溶解酶不足,使肺泡内渗出的纤维蛋白不能完全被溶解吸收,则由肉芽组织予以机化取代,使病变部位肺组织变成褐色肉样纤维组织,称肺肉质变。X 线下病变肺叶会遗留永久性片状阴影。

2.胸膜肥厚和粘连

大叶性肺炎时病变常累及局部胸膜伴发纤维素性胸膜炎,若胸膜及胸膜腔内的纤维蛋白不能被完全吸收而发生机化,则致胸膜肥厚或粘连。

3.肺脓肿及脓胸

肺脓肿及脓胸多见于伴有金黄色葡萄球菌混合感染引起的肺炎。肺组织发生坏死液化,形成脓肿。如扩散至胸膜则引起纤维素性化脓性胸膜炎,甚至脓胸。

4.败血症或脓毒败血症

败血症或脓毒败血症见于严重感染时,细菌入血并大量繁殖、产生毒素所致。

5.感染性休克

感染性休克又称中毒性休克,是大叶性肺炎的严重并发症,常见于重症大叶性肺炎的早期。由于严重的毒血症引起全身中毒症状和微循环衰竭,如不及时抢救可致死亡。

二、小叶性肺炎

小叶性肺炎又称支气管肺炎,是以细支气管为中心,波及其周围所属肺组织的急性化脓性炎。病变起始于细支气管,并向周围或末梢肺组织发展,形成散在的以肺小叶为单位的炎症。多见于小儿、年老体弱及久病卧床者。病人有发热、咳嗽、咳痰、呼吸困难等症状,肺部听诊可闻及散在的湿啰音。

(一)病因及发病机制

小叶性肺炎主要由致病力较弱的化脓菌感染引起,常为多种细菌的混合感染。常的致病菌有葡萄球菌、肺炎球菌、流感嗜血杆菌、肺炎克雷白杆菌、链球菌、绿脓杆菌及大肠杆菌等。小叶性肺炎常在致使机体抵抗力下降等诱因的作用下发生,如呼吸道急性传染病(麻疹、百日咳、流感)、营养不良、恶病质、昏迷、麻醉、手术后等。机体抵抗力下降及呼吸道防御功能的降低致使常驻细菌得以繁殖,并蔓延至下呼吸道。因此小叶性肺炎常是某些疾病的并发症。长期卧床或慢性心力衰竭的病人,两肺下叶及背部往往淤血水肿,侵入的病原菌易生长繁殖,引起所谓的坠积性肺炎;全身麻醉、昏迷的病人或胎儿宫内窘迫,由于吞咽、咳嗽反射减弱或消失,易将呕吐物或上呼吸道的分泌物及羊水吸入肺部而引起吸入性肺炎。

(二)病理变化

小叶性肺炎的病变特征是以细支气管为中心的化脓性炎症,常散布于两肺各叶,尤以双肺下叶和背侧病灶较多。肉眼观察,病灶散在多发,颜色灰黄,可挤出脓液,病灶直径多在 0.5~1.0 cm(相当于肺小叶范围),严重者病灶可互相融合甚至累及整个肺大叶,形成融合性小叶性肺炎。镜下观察,细支气管黏膜充血、水肿、中性粒细胞弥漫浸润,黏膜表面附着黏液性渗出物。其周围所属肺组织充血、水肿,肺泡腔内充满中性粒细胞、脓细胞和脱落的肺泡上皮,纤维蛋白一般较少。病灶周围常可伴有不同程度的代偿性肺气肿。

(三)临床病理联系

小叶性肺炎多为其他疾病的并发症,且起病隐匿,临床症状易于被原发病所掩盖。由于炎性渗出物对支气管黏膜的刺激,病人可有咳嗽、咳黏液脓痰等症状。因病灶一般较小而且散在分布,故除融合性肺炎外,肺实变体征一般不明显,听诊可闻及散在湿啰音。X 线检查可见肺野内散在不规则小片状或斑点状模糊阴影。

(四)结局及并发症

小叶性肺炎经及时治疗多数可以治愈。但继发于其他疾病的婴幼儿、老年人和久病体弱者,预后较差,可出现呼吸困难、缺氧及发绀,甚至惊厥、昏迷等症状,可并发支气管扩张症、心力衰竭、呼吸衰竭、肺脓肿、脓及胸脓毒血症等。

二、间质性肺炎

间质性肺炎是指发生于肺间质即肺泡隔、细支气管和周围及小叶间隔等处的渗出性炎症,主要有病毒引起的病毒性肺炎和支原体引起的支原体肺炎。

(一)病毒性肺炎

由病毒感染上呼吸道向下蔓延所引起的间质性肺炎。引起肺炎的病毒主要有流感病毒、腺病毒、呼吸道合胞病毒、麻疹病毒和巨细胞病毒等,其中以流感病毒最多见。病毒主要经呼吸道传播,多发于冬春季节,可散发或暴发流行,病人多为儿童,成人相对少见。

1. 病理变化

病毒性肺炎主要表现为间质性肺炎。肉眼观察,肺组织因充血水肿而体积轻度增大。镜下观察,早期轻型表现为肺泡间隔明显增宽,肺间质内血管充血、水肿及淋巴细胞、单核细胞浸润。肺泡腔内一般无渗出物。病变较重者,肺泡腔可出现浆液、少量纤维蛋白、红细胞及巨噬细胞等炎性渗出物。渗出物浓缩凝结成一层红染的膜样物贴附于肺泡腔面,称肺透明膜形成。支气管上皮和肺泡上皮也可增生,甚至形成多核巨细胞,故有巨细胞肺炎之称。在增生的上皮细胞和多核巨细胞的胞质中可检出病毒包涵体,是诊断病毒性肺炎的重要依据。

2. 临床病理联系

除病毒血症引起发热、乏力等全身中毒症状外,主要表现为剧烈的咳嗽、少痰、呼吸困难、发绀等症状。严重病例合并多种细菌或病毒混合感染时,可导致心、肺功能不全等后果。

（二）支原体肺炎

支原体肺炎是由肺炎支原体感染引起的急性间质性肺炎。主要由飞沫传播,秋、冬季节发病较多,儿童和青少年易感,通常散发,偶尔流行。

1. 病理变化

肺炎支原体感染可引起整个呼吸道的炎症。病变通常先累及气道,发生气管、支气管和细支气管炎,肺部病变多为节段性分布的片状间质性肺炎,主要为淋巴细胞、浆细胞和单核细胞浸润,伴有细菌感染时,也可见嗜中性粒细胞浸润。肺泡腔内无渗出物或仅有少量的浆液性渗出液。病情严重者炎症延及肺泡,可引起单核细胞为主的渗出,并可产生灶性肺不张和肺实变。

2. 临床病理联系

起病较缓,多有乏力、头痛、咽痛,咳嗽明显,多为发作性干咳,夜间为重,持久的阵发性巨咳为支原体肺炎较为典型的表现。一般为中等度发热,也可以不出现发热。白细胞计数正常或略高,病人痰、鼻分泌物能培养出肺炎支原体。大多数支原体肺炎预后良好,自然病程约2周。

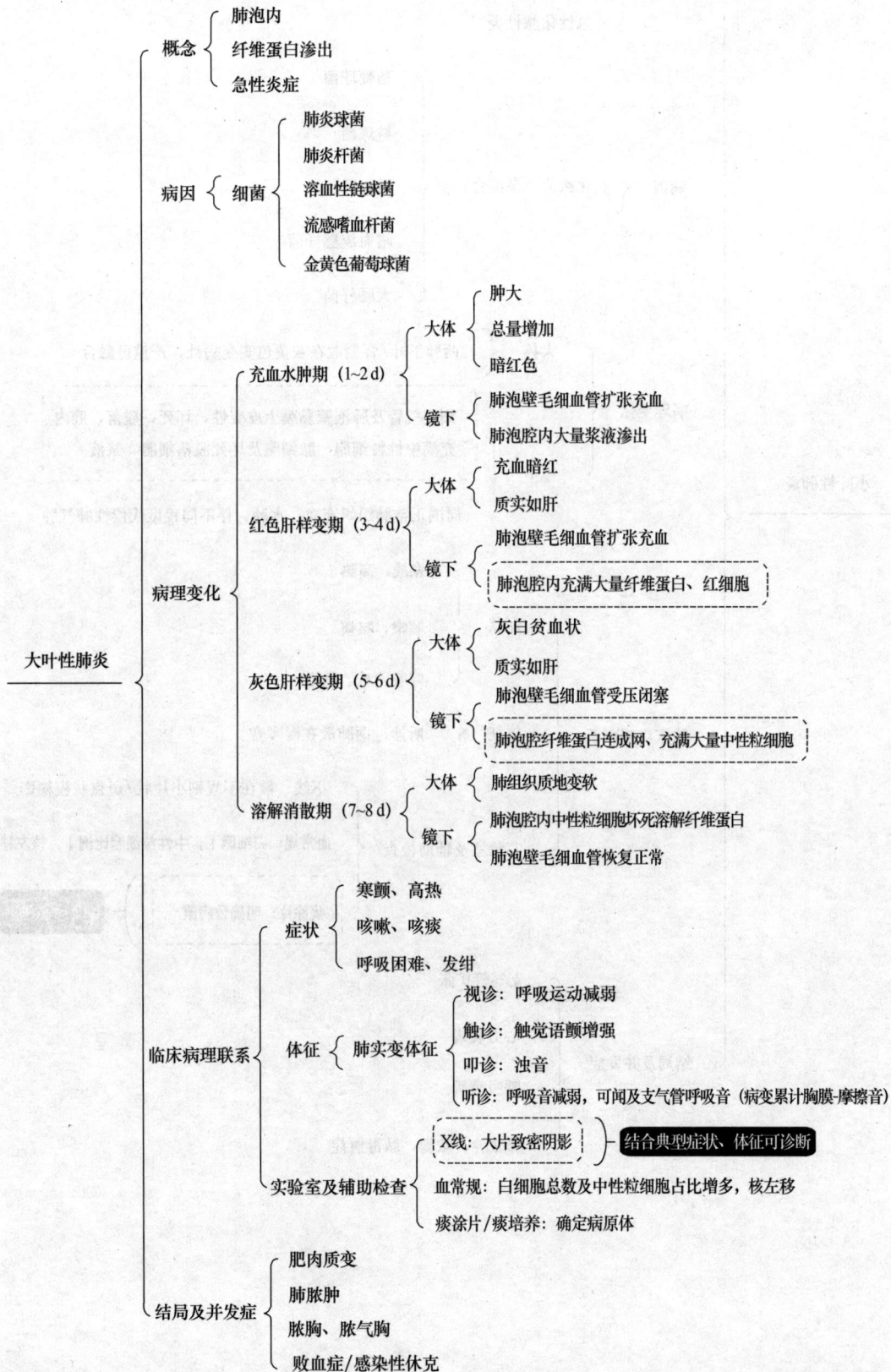

小 结

大叶性肺炎
- 概念
  - 肺泡内
  - 纤维蛋白渗出
  - 急性炎症
- 病因
  - 细菌
    - 肺炎球菌
    - 肺炎杆菌
    - 溶血性链球菌
    - 流感嗜血杆菌
    - 金黄色葡萄球菌
- 病理变化
  - 充血水肿期 (1~2 d)
    - 大体
      - 肿大
      - 总量增加
      - 暗红色
    - 镜下
      - 肺泡壁毛细血管扩张充血
      - 肺泡腔内大量浆液渗出
  - 红色肝样变期 (3~4 d)
    - 大体
      - 充血暗红
      - 质实如肝
      - 肺泡壁毛细血管扩张充血
    - 镜下
      - 肺泡腔内充满大量纤维蛋白、红细胞
  - 灰色肝样变期 (5~6 d)
    - 大体
      - 灰白贫血状
      - 质实如肝
      - 肺泡壁毛细血管受压闭塞
    - 镜下
      - 肺泡腔纤维蛋白连成网、充满大量中性粒细胞
  - 溶解消散期 (7~8 d)
    - 大体
      - 肺组织质地变软
    - 镜下
      - 肺泡腔内中性粒细胞坏死溶解纤维蛋白
      - 肺泡壁毛细血管恢复正常
- 临床病理联系
  - 症状
    - 寒颤、高热
    - 咳嗽、咳痰
    - 呼吸困难、发绀
  - 体征
    - 肺实变体征
      - 视诊：呼吸运动减弱
      - 触诊：触觉语颤增强
      - 叩诊：浊音
      - 听诊：呼吸音减弱，可闻及支气管呼吸音 (病变累计胸膜-摩擦音)
  - 实验室及辅助检查
    - X线：大片致密阴影 —— 结合典型症状、体征可诊断
    - 血常规：白细胞总数及中性粒细胞占比增多，核左移
    - 痰涂片/痰培养：确定病原体
- 结局及并发症
  - 肥肉质变
  - 肺脓肿
  - 脓胸、脓气胸
  - 败血症/感染性休克

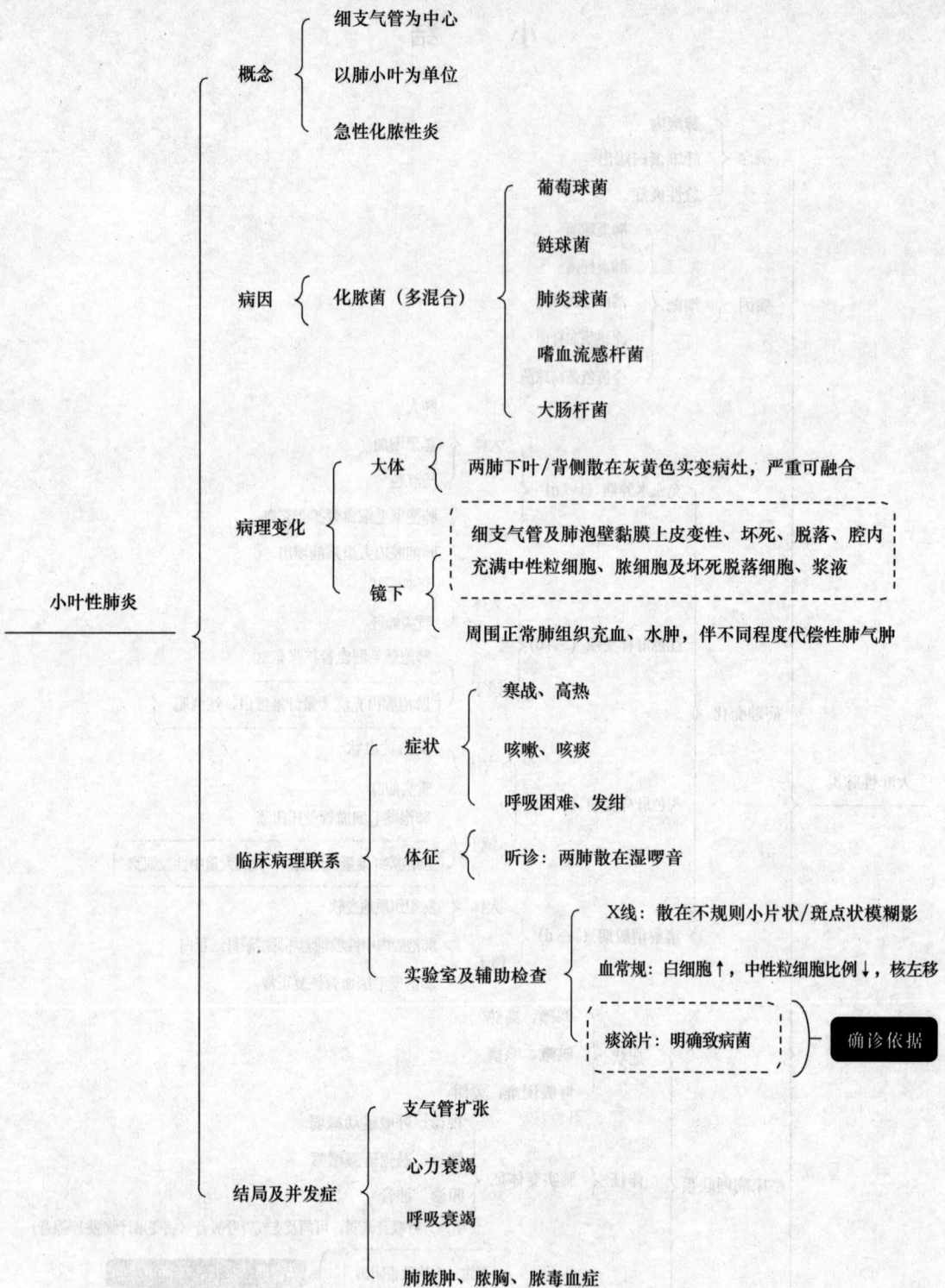

小叶性肺炎

- 概念
  - 细支气管为中心
  - 以肺小叶为单位
  - 急性化脓性炎

- 病因
  - 化脓菌（多混合）
    - 葡萄球菌
    - 链球菌
    - 肺炎球菌
    - 嗜血流感杆菌
    - 大肠杆菌

- 病理变化
  - 大体
    - 两肺下叶/背侧散在灰黄色实变病灶，严重可融合
  - 镜下
    - 细支气管及肺泡壁黏膜上皮变性、坏死、脱落、腔内充满中性粒细胞、脓细胞及坏死脱落细胞、浆液
    - 周围正常肺组织充血、水肿，伴不同程度代偿性肺气肿

- 临床病理联系
  - 症状
    - 寒战、高热
    - 咳嗽、咳痰
    - 呼吸困难、发绀
  - 体征
    - 听诊：两肺散在湿啰音
  - 实验室及辅助检查
    - X线：散在不规则小片状/斑点状模糊影
    - 血常规：白细胞↑，中性粒细胞比例↓，核左移
    - 痰涂片：明确致病菌 —— 确诊依据

- 结局及并发症
  - 支气管扩张
  - 心力衰竭
  - 呼吸衰竭
  - 肺脓肿、脓胸、脓毒血症

达 标 自 测

选择题

1. 大叶性肺炎的主要致病菌是：(　　　)

A. 流感病毒　　　B. 溶血性链球菌　　C. 肺炎球菌　　　D. 葡萄球菌　　　E. 呼吸道合胞病毒

2. 患者出现寒战、高热、咳嗽、咳铁锈色痰，最有可能是：(　　　)

A. 扁桃体炎　　　B. 支气管炎　　　C. 肺癌　　　　D. 肺结核　　　E. 大叶性肺炎

3. 大叶性肺炎是：(　　　)

A. 浆液性炎　　　B. 纤维素性炎　　C. 化脓性炎　　　D. 出血性炎　　E. 变质性炎

4. 关于大叶性肺炎红色肝样变期的病变特点，下列描述错误的是：(　　　)

A. 病变肺叶体积增大　　　　　　　B. 肺泡腔内大量纤维素和红细胞渗出

C. 肺组织实变　　　　　　　　　　D. 肺组织颜色暗红

E. 肺泡壁毛细血管狭窄，甚至闭塞

5. 下列关于小叶性肺炎的描述错误的是：(　　　)

A. 多由致病力较弱的肺炎球菌引起　　B. 好发于老人、儿童、久病卧床者

C. 属于纤维素性炎症　　　　　　　　D. 病灶散在多发　　E. 病灶可互相融合

6. 病毒性肺炎的权威诊断依据是：(　　　)

A. 肺间质淋巴细胞浸润　　　　　　B. 肺间质单核细胞浸润

C. 肺组织中查见病毒包涵体　　　　D. 肺泡腔大量中性粒细胞浸润

E. 肺间隔增宽

7. 支原体肺炎属于：(　　　)

A. 支气管肺炎　　　B. 慢性炎症　　　C. 化脓性炎症　　D. 增生性炎症　　E. 肺间质性炎症

参 考 答 案

选择题

1. C　2. E　3. B　4. E　5. C　6. C　7. E

第三节　呼吸系统疾病预防和护理的病理学基础

一、肺炎的防护原则

1. 病情观察

密切观察病人的血压、脉搏、呼吸、体温等生命指征的变化。观察咳嗽、咳痰(颜色、性质、量等)，是否伴有胸痛(性质、部位、程度)，呼吸困难的程度，口唇黏膜及皮肤的颜色，肺部呼吸音，肺部有无实变体征等。

2. 对症护理

高热病人给与予时退热,预防高热惊厥。呼吸困难明显者,帮助病人保持呼吸道畅通的前提下,遵医嘱给予祛痰、平喘、吸氧,出现心力衰竭病人给予强心、利尿等护理。

3. 生活护理

室内保持空气流通,适当保暖、休息,进食营养丰富、易消化的流食或半流食,多饮水,少量多餐,避免因过饱而影响呼吸。重症不能进食者,给予静脉输液,严格控制输液量及速度,避免加重容量负荷而诱发心力衰竭;对重症急性呼吸综合征病人采取严格隔离、彻底消毒等措施。

4. 健康教育

避免诱发因素,加强锻炼,提高机体免疫力,预防呼吸道感染。

二、慢性阻塞性肺疾病及慢性肺源性心脏病的防护原则

1. 病情观察

注意观察病人咳嗽、咳痰(量、颜色、有无带血、气味等),呼吸状态,胸部的形状变化,呼吸困难的程度,心率,肝、脾,全身水肿,颈静脉怒张,口唇黏膜及皮肤的颜色等。对位重症病人做好抢救准备工作并加强护理。

2. 对症护理

采取抗感染护理;呼吸困难明显病人,给予吸氧、祛痰和解痉药物;咯血时给予止血药物等;如果心脏负担过重给予利尿、限盐饮食。

3. 生活护理

室内保持空气流通,适当保暖、休息、增加营养。

4. 健康教育

引导病人认识慢性阻塞性肺疾病及肺心病的发病原因、发病机制及危害性,减少呼吸道感染,戒烟,加强锻炼,提高机体免疫力,增强病人康复信心。

相关基础知识

呼吸系统是机体与外界相通的门户,由鼻、咽、喉、气管、支气管和肺组成,是机体与外界环境不断地进行气体交换的结构基础,摄取氧气、排出二氧化碳以满足机体新陈代谢的需要。

一、呼吸系统的结构功能特点

气管进入胸腔后,分成左、右主支气管。右主支气管分为上叶支气管和中间段支气管,后者再分为中叶和下叶支气管;左主支气管分为上叶和下叶支气管。这样,右肺被分为上、中、下三叶,左肺被分为上、下两叶。上述支气管再分为段、亚段支气管,终末细支气管,呼吸性细支气管,肺泡管,肺泡囊和肺泡。正常呼吸道黏膜的黏液－纤毛派送系统与黏液中溶菌酶、分泌性免疫球蛋白等免疫活性物质,以及肺内巨噬细胞等共同构成强有力的自净和防御系统。

安静状态下,成年人每天有大约 10 000 L 气体经呼吸道进出。吸入氧气、排出二氧化碳,这一气体交换是肺最重要的功能。肺具有非常广泛的呼吸膜面积,正常成人总的呼吸膜面积约 100 m^2。因为呼吸系统不断地与外界环境进行气体交换,环境中的有害气体、粉尘、病原微生物等得以随空气进入呼吸道及肺引起各种疾病,因而呼吸系统的防御功能至关重要。

　　呼吸系统的防御功能包括物理防御功能、化学防御功能、细胞吞噬以及免疫防御功能等。比如,鼻对吸入气体的加温过滤,防御性的喷嚏、咳嗽反射,黏液－纤毛运输系统,黏液中的溶菌酶、免疫球蛋白等免疫活性物质,以及肺泡巨噬细胞等共同构成强有力的自净和防御系统。当机体抵抗力和免疫功能下降,呼吸系统的自净和防御功能削弱时,或外界有害物质的刺激过强,均可引起呼吸系统的损伤或病变。各种呼吸系统疾病严重时可引起呼吸功能障碍或肺动脉高压,发生肺功能不全或心功能不全。

（陈雅隽）

第十章 消化系统疾病

学习目标

掌握：1. 消化性溃疡病的概念、病理变化与结局；
　　　　2. 病毒性肝炎的概念、病因、传播途径及病理变化；
　　　　3. 肝硬化的概念、门脉性肝硬化的病因、病理变化及病理临床联系。
熟悉：消化性溃疡病的病因与发病机制。
了解：坏死后性肝硬化的病因、发病机制及病理变化。

我们的消化系统由消化管道和消化腺构成。消化管道包括口腔、咽、食管、胃、小肠和大肠。消化腺包括消化管道黏膜组织中的小消化腺及肝、胰、腮腺、舌下腺、下颌下腺等大唾液腺。消化系统的疾病在临床上非常常见,本章中我们来学习消化性溃疡病、病毒性肝炎和肝硬化。

第一节　消化性溃疡病

消化性溃疡病,是以胃或十二指肠黏膜形成慢性溃疡为特征的一种消化系统常见疾病。由于本病的发生与胃酸、胃蛋白酶的消化作用有关,所以称之为消化性溃疡病。患者多为成年人,男性多于女性。病人常有周期性上腹部疼痛、反酸、嗳气等症状。疾病易反复发作,呈慢性经过。临床上十二指肠溃疡较胃溃疡多见。胃和十二指肠溃疡同时发生者,称为复合性溃疡。

思考题

什么是消化性溃疡病?

一、病因及发病机制

消化性溃疡病的病因与发病机制比较复杂,目前为止尚未完全阐明。研究表明,消化性溃疡病的发生与以下因素有关:

1. 胃液的消化作用

研究表明,溃疡病的发生是由于胃酸胃蛋白酶对自身黏膜进行消化腐蚀导致的。

2. 胃、十二指肠的黏膜屏障功能损坏

临床上有许多溃疡病患者的胃酸水平并不高,而且许多高胃酸的人并没有溃疡病,这说明胃和十二指肠的屏障功能对于溃疡病的发生至关重要。胃和十二指肠的黏膜上皮可分泌黏液,对胃酸和胃蛋白酶起到阻拦作用,黏膜上皮中的脂蛋白也可有效阻拦氢离子向黏膜中的扩散。黏液黏膜屏障的损伤,导致胃酸胃蛋白酶入侵至黏膜中。胃酸可损伤毛细血管壁,引起血栓形成,阻碍血流,进一步损伤黏膜;并且可激活胃蛋白酶原,生成胃蛋白酶,消化腐蚀黏膜组织,导致溃疡形成。导致黏膜屏障损伤的因素,常见的有:①长期服用非固醇类消炎药,如阿司匹林;②长期大量吸烟;③常进食大量过冷、过热或粗糙的食物;④大量饮酒等。

3. 幽门螺杆菌感染

有研究表明,幽门螺杆菌可释放出一种细菌型血小板激活因子,促进局部毛细血管内血栓形成,阻塞血管腔,使胃和十二指肠黏膜供血不足而发生损伤,屏障功能受到破坏;幽门螺杆菌还能释放磷酸酯酶等物质,并对中性粒细胞有趋化作用,从而直接或间接地导致胃和十二指肠黏膜上皮的损伤;并且幽门螺杆菌还能够促进胃酸的分泌。

4. 神经内分泌功能失调

许多溃疡病患者都有长期精神紧张忧虑,自主神经功能紊乱的现象。如果发生迷走神经过度兴奋,则促进胃酸的分泌;如果迷走神经兴奋性下降,则胃的蠕动减弱,食物滞留,压迫胃窦,促进胃泌素释放,也起到增强胃酸分泌的作用。

5. 遗传因素

临床上,溃疡病的发生有一定的家族聚集倾向,提示本病的发生可能与遗传因素有关。

思考题

消化性溃疡病的发生与哪些因素有关?

二、病理变化

(一)胃溃疡

肉眼观察,胃溃疡好发于胃小弯侧,近幽门处,尤以胃窦部多见。溃疡多为1个,呈圆形或椭圆形,直径多在2.0 cm以内。溃疡边缘整齐,底部平坦。周围黏膜可因溃疡底部瘢痕组织收缩而向溃疡处集中,使黏膜皱襞呈放射状(图10-1)。

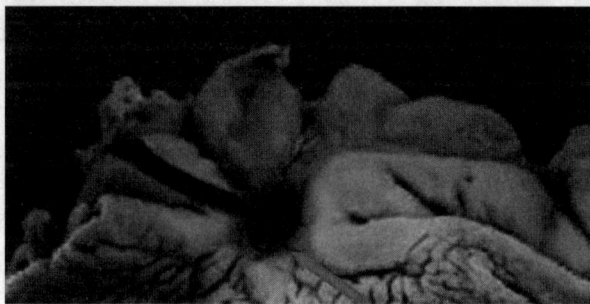

图 10-1 胃溃疡

思考题

胃溃疡的大体形态特点有什么?

光镜下观察,溃疡底部由内向外依次分为4层:①炎性渗出层。溃疡底部表层为少量炎性渗出物,主要为中性粒细胞和渗出的纤维素。②坏死组织层。渗出物的深部为坏死组织。③肉芽组织层。坏死组织下面是肉芽组织,由新生毛细血管、成纤维细胞和炎细胞等组成。④瘢痕层。肉芽组织底部为瘢痕组织,由大量胶原纤维和少数纤维细胞构成。瘢痕组织底部小动脉可因炎性刺激而发生增生性动脉内膜炎,小动脉管壁增厚,管腔狭窄,并可有血栓形成。血管的病变导致局部供血不足,不利于组织的修复,使溃疡不易愈合。

👁 思考题

镜下观察,溃疡底部的病变特点是什么?

(二)十二指肠溃疡

十二指肠溃疡与胃溃疡形态相似。十二指肠溃疡多发生在十二指肠球部前壁或后壁。溃疡一般较小而浅,直径多在1cm以内,较胃溃疡易于愈合。

👁 思考题

十二指肠溃疡与胃溃疡的形态有哪些异同?

三、病理临床联系

消化性溃疡病的临床表现主要有:

1. 上腹部疼痛

溃疡病患者上腹痛常有明显的规律性。规律性与饮食有较明显的关系。

胃溃疡患者多于进食后出现疼痛,胃排空后缓解。这是由于食物的刺激,使胃酸分泌增多,刺激溃疡面的神经末梢,导致胃壁平滑肌收缩或痉挛的缘故。十二指肠溃疡,疼痛发生于空腹时,如午夜或饥饿时,进食后疼痛得以缓解。这是因为十二指肠溃疡患者,空腹时由于胃酸分泌增多,刺激了溃疡面神经末梢而引起疼痛。进食后胃酸被食物中和,使疼痛得到缓解。部分患者,腹痛没有明显规律性。

2. 反酸、呕吐、嗳气

由于胃酸增多,刺激引起胃幽门括约肌痉挛,胃逆蠕动,导致反酸甚至呕吐。由于胃内容物排空受阻,滞留于胃内,发酵产气,出现嗳气症状。

👁 思考题

胃溃疡与十二指肠溃疡患者上腹痛可呈现怎样的规律?

四、结局和并发症

(一)愈合

如果病因及时去除,局部的渗出物和坏死组织逐渐被吸收、排出,溃疡处可由肉芽组织增生修补,再由周围的黏膜上皮再生覆盖,使溃疡得以愈合。

(二)并发症

如果病因持续存在,溃疡长期不愈合,可导致以下并发症:

1. 出血

出血是溃疡病最常见的并发症。如果溃疡底部毛细血管破裂,可发生少量出血,大便潜血试验呈阳性。若溃疡底部较大血管破裂,可发生大出血,患者出现呕血及黑便,严重者可发生失血性休克而危及生命。

2. 穿孔

穿孔是最危险的并发症。由于溃疡不断进展,使胃肠壁被腐蚀穿透,胃肠内容物进入腹膜腔,引起急性弥漫性腹膜炎。如果溃疡周围组织与邻近器官发生粘连,穿孔时则引起局限性腹膜炎。十二指肠溃疡,由于肠壁较薄,所以比胃溃疡更易发生穿孔。

3. 幽门梗阻

若溃疡发生于幽门附近,长期不愈合,可导致大量瘢痕形成,瘢痕组织发生收缩可致幽门狭窄,使胃内容物排空困难。临床上,病人易发生腹胀、呕吐,并可引发水、电解质、酸碱平衡紊乱及营养不良。

4. 癌变

十二指肠溃疡一般不发生癌变,胃溃疡长期不愈合可癌变,癌变率低于1%。

思考题

1. 溃疡病可引起哪些并发症?
2. 溃疡病患者为何会出现幽门梗阻?
3. 溃疡病是否会发生癌变?

小 结

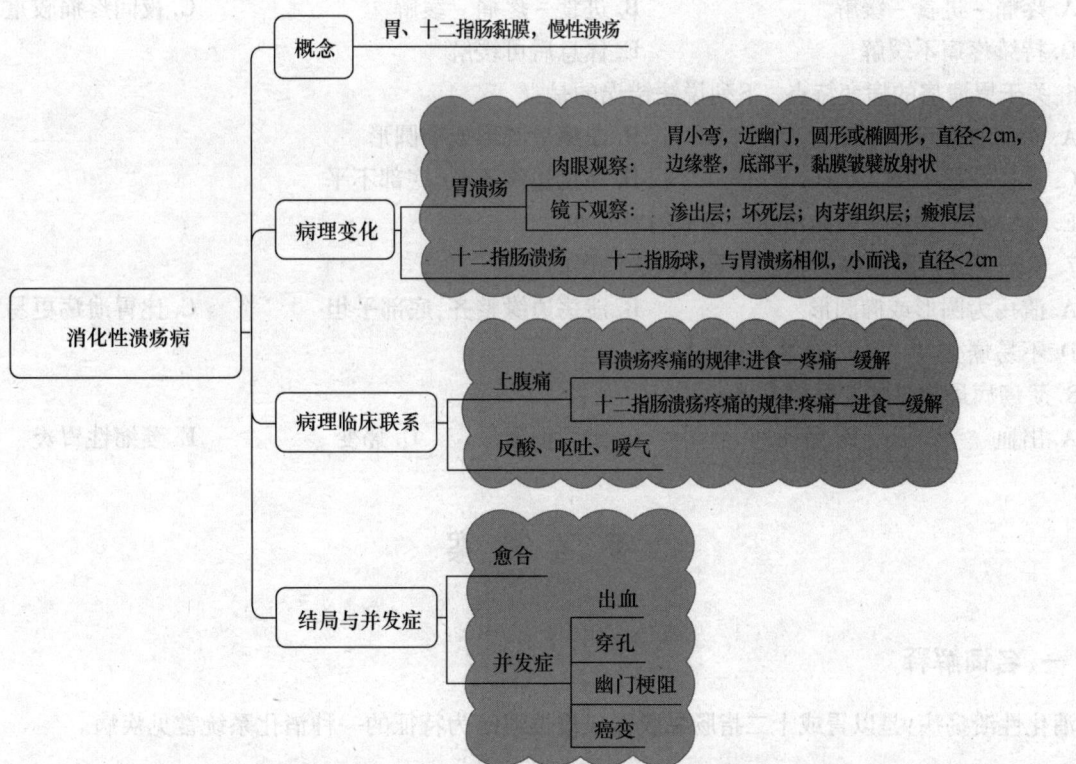

达 标 自 测

一、名词解释

消化性溃疡病

二、填空

消化性溃疡病若长期不愈合,可出现以下并发症:(   )(   )(   )和(   )。

三、选择题

1. 胃溃疡的好发部位是:(   )

A. 胃贲门　　　　　　B. 胃前壁　　　　　　C. 胃后壁　　　　　　D. 胃小弯近幽门处

E. 胃大弯近贲门处

2. 关于十二指肠溃疡的描述,下列说法正确的是:(   )

A. 多发生于十二指肠降部　　　　　　B. 溃疡常多发,且较深

C. 多发生于十二指肠球部　　　　　　D. 直径大于 1 cm　　E. 易癌变

3. 下列哪项不是溃疡底部病变组织的结构:(   )

A. 炎性渗出层　　B. 坏死组织层　　C. 肉芽组织层　　D. 瘢痕层　　　　E. 胃黏膜肠上皮化生

4. 十二指肠溃疡上腹痛的规律是:(   )

A. 疼痛 – 进食 – 缓解　　　　　　B. 进食 – 疼痛 – 缓解　　　　　　C. 白天疼痛较重

D. 持续疼痛不缓解　　　　　　E. 休息后可缓解

5. 胃溃疡患者上腹疼痛的典型节律是:(   )

A. 疼痛 – 进食 – 缓解　　　　　　B. 进食 – 疼痛 – 缓解　　　　　　C. 夜间疼痛较重

D. 持续疼痛不缓解　　　　　　E. 休息后可缓解

6. 关于胃溃疡的病变特点,下列说法错误的是:(   )

A. 溃疡通常只有一个　　　　　　B. 溃疡呈圆形或椭圆形

C. 直径一般小于 2.0 cm　　　　　　D. 溃疡边缘不整,底部不平

E. 溃疡周围黏膜皱襞向溃疡口呈放射状集中

7. 关于十二指肠溃疡的叙述,下列说法错误的是:(   )

A. 溃疡为圆形或椭圆形　　　　　　B. 溃疡边缘整齐,底部平坦　　　　　　C. 比胃溃疡更易穿孔

D. 不易癌变　　　　E. 通常直径 >1 cm

8. 溃疡病最常见的并发症是:(   )

A. 出血　　　　　　B. 穿孔　　　　　　C. 幽门梗阻　　　　　　D. 癌变　　　　　　E. 萎缩性胃炎

参 考 答 案

一、名词解释

消化性溃疡病:是以胃或十二指肠黏膜形成慢性溃疡为特征的一种消化系统常见疾病。

二、填空

出血、穿孔、幽门狭窄（幽门梗阻）、癌变

三、选择题

1. D　2. C　3. E　4. A　5. B　6. D　7. E　8. A

第二节　病毒性肝炎

病毒性肝炎，是由肝炎病毒引起的，以肝细胞变性、坏死为主要病变的一种常见传染病。目前已发现的肝炎病毒有甲、乙、丙、丁、戊、庚型6种。病毒性肝炎发病没有性别差异，各年龄段均可发病，在世界各地流行较为广泛。目前，其发病率仍有升高趋势，严重危害人类的健康。

👁 思考题

什么是病毒性肝炎？

一、病因及发病机制

病毒性肝炎的发生机制较为复杂，目前为止尚没有完全阐明。病毒性肝炎，根据病因的不同可分为6种类型。各类型肝炎的传染途径与发病情况有所不同。

1. 甲型病毒性肝炎

由甲型肝炎病毒（HAV）感染引起，消化道传播。病从口入，病毒经肠黏膜入血，由门静脉进入肝脏，在肝细胞内复制。再由肝细胞分泌入胆汁，进入肠道，可随病人粪便排出体外。因而本病为粪－口途径传播。甲型肝炎病毒不直接损伤肝细胞，可通过细胞免疫导致肝细胞损伤。本病通常为急性病程，且多可痊愈。

2. 乙型病毒性肝炎

由乙型肝炎病毒（HBV）感染导致。主要经输血、输液或密切生活接触传播，也可母婴垂直传播。此型肝炎，肝细胞的损伤主要由细胞免疫引起。机体感染HBV后，病毒进入肝细胞，在细胞内繁殖，并在肝细胞表面留下病毒的抗原成分。病毒可刺激机体免疫系统，产生特异性抗体和致敏淋巴细胞。抗病毒抗体及致敏淋巴细胞既可识别并杀伤被感染的肝细胞，导致肝细胞损伤。

3. 丙型病毒性肝炎

由丙型肝炎病毒（HCV）感染导致，主要经输血或注射传播。肝细胞的损伤可由病毒直接破坏导致，也可由免疫因素引起。此型与乙型病毒性肝炎可演变为慢性肝炎，并可进展为肝硬化，甚至发生肝癌。

4. 丁型病毒性肝炎

由丁型肝炎病毒（HDV）感染导致。主要经输血、输液或密切生活接触传播。HDV需依赖HBV的感染才能复制。HDV的感染可以是与HBV同时感染，也可为HBV携带者再感染HDV。前者易治愈，后者多演变为慢性HBV/HDV复合性病毒性肝炎。

5. 戊型病毒性肝炎

由戊型肝炎病毒（HEV）感染导致，主要经消化道传播。HEV病毒多感染35岁以上的人群，通常不发生携带者和慢性病程,多数预后良好,但孕妇患者病死率较高。

6.庚型病毒性肝炎

由庚型肝炎病毒(HGV)感染导致,主要发生于透析患者,主要经血液或血制品传播,也可通过性接触传播。

👁 **思考题**

根据原因分类,病毒性肝炎有哪些类型? 其主要传播途径是什么?

二、基本病理变化

各型病毒性肝炎的病理变化基本相同,均以肝细胞的变性、坏死为主,伴有不同程度的炎细胞浸润、肝细胞再生及纤维结缔组织增生。

(一)变质

1.肝细胞变性

(1)细胞水肿。为肝细胞主要的变性类型。光镜下可见肝细胞体积增大,胞质疏松网状、半透明;严重者细胞膨大似圆球状,胞质透明,称为气球样变。

(2)嗜酸性变。多累及单个或几个肝细胞,散在于肝小叶中。细胞体积缩小,胞质脱水浓缩,嗜酸性染色增强,HE染色呈较深红染,胞核染色加深。

2.肝细胞坏死

(1)溶解性坏死。为肝细胞死亡的主要形式。多由严重的肝细胞水肿发展而来。根据坏死组织的范围不同,可分为:

①点状坏死,为肝小叶内单个至几个肝细胞的局灶性坏死,常见于急性普通型肝炎。

②碎片状坏死,指肝小叶周边区肝细胞的灶状坏死,常见于慢性肝炎。

③桥接坏死,指肝小叶中央静脉与汇管区之间、两个中央静脉之间或两个汇管区之间的肝细胞坏死带,常见于中、重度慢性肝炎。

④大片坏死,指累及几乎整个肝小叶的大范围肝细胞坏死,主要见于重型肝炎。

(2)细胞凋亡。又常称为嗜酸性坏死。是由嗜酸性变进一步发展而来。此时肝细胞质进一步浓缩,胞核亦浓缩以至消失,最后形成深红色染色的圆形小体(HE染色),称为嗜酸性小体或凋亡小体。

👁 **思考题**

1.病毒性肝炎,肝细胞主要发生哪种变性和坏死?
2.病毒性肝炎,肝细胞的溶解性坏死有哪几种类型?

(二)渗出

肝小叶内或汇管区,可见淋巴细胞、单核细胞浸润。

(三)增生

1.肝细胞再生

肝细胞坏死后,邻近的肝细胞可分裂增生而进行修复。再生的肝细胞体积较大,核大而深染,可见双核。若坏死组织范围小,如点状坏死,再生的肝细胞可沿原有的网状支架排列,恢复正常的组织结构;若肝细胞损伤严重,坏死范围较大,原有的网状纤维支架塌陷,则再生的肝细胞在局部呈团块状排列,称为结节状再生。

2. Kupffer 细胞增生

Kupffer 细胞增生,可从窦壁脱入窦内,成为游走的吞噬细胞。

3. 间叶细胞和成纤维细胞增生

间质中的间叶细胞可增生分化为组织细胞或成纤维细胞。静止的纤维细胞也可活化转变为成纤维细胞,参与肝组织的修复。

👁 **思考题**

病毒性肝炎,肝细胞的再生能否恢复原来肝小叶的结构?

三、临床病理类型及临床病理联系

病毒性肝炎分为普通型和重型两大类。普通型肝炎包括急性肝炎与慢性肝炎两种。急性肝炎又分为有黄疸型和无黄疸型;慢性肝炎包括轻、中、重度三型。重型肝炎又分为急性和亚急性两种。

👁 **思考题**

病毒性肝炎有哪些临床病理类型?

(一)普通型病毒性肝炎

1. 急性(普通型)肝炎

急性(普通型)肝炎是临床上最常见的病毒性肝炎。我国以无黄疸型肝炎居多,主要为乙型肝炎,部分为丙型肝炎。黄疸型肝炎的病变较重,但病程较短,多为甲型、丁型或戊型肝炎。黄疸型与无黄疸型病毒性肝炎病理变化基本相同。

(1)病理变化。肉眼观察,肝脏体积增大,质软,包膜紧张,表面光滑。

光镜下观察,肝细胞广泛变性,以细胞水肿变性为主;坏死轻微,多为点状坏死,亦可见凋亡小体。坏死灶内及汇管区可见少量炎细胞浸润。黄疸型肝炎,肝细胞坏死较重,毛细胆管内可见淤胆。

(2)临床病理联系。由于广泛的肝细胞水肿,肝脏体积增大,包膜紧张,包膜内神经受牵拉,导致肝区疼痛。因肝细胞损伤,导致肝功能障碍。肝细胞坏死,细胞内的酶释放入血,引起血清转氨酶升高。

(3)结局。急性肝炎多在半年内可痊愈。点状坏死灶可由肝细胞再生而修复。乙型、丙型肝炎常恢复较慢,有 5% ~ 10% 的乙型肝炎及 50% 的丙型肝炎可演变为慢性肝炎。

👁 **思考题**

急性肝炎患者,出现肝区胀痛、厌油腻食物,与肝脏的什么病变有关?

2. 慢性(普通型)肝炎

病程持续半年以上的病毒性肝炎为慢性肝炎。导致病毒性肝炎转变为慢性的因素主要有:病毒类型、治疗不当、营养不良、患有其他传染病、饮酒、服用对肝有损害的药物等等。根据肝细胞损伤程度、肝组织再生及纤维化的程度,可将慢性病毒性肝炎分为轻、中、重度三种类型:

(1)轻度慢性肝炎:光镜下观察,病变以肝细胞变性为主,坏死较轻,点状坏死为主,可见轻度碎片状坏死。汇管区慢性炎性细胞浸润,周围有少量纤维组织增生,肝小叶结构基本完整。

(2)中度慢性肝炎:光镜下观察,肝细胞变性、坏死明显,可见中度碎片状坏死及桥接坏死。汇管区和肝小叶内炎细胞浸润明显,肝小叶内可见纤维间隔,肝小叶结构大部分保存。

(3)重度慢性肝炎:光镜下观察,肝细胞坏死严重,可见重度碎片状坏死及大范围桥接坏死。坏死区肝细胞不规则再生。小叶周边部坏死区增生的纤维组织向小叶内伸展,分割肝小叶结构。若病变继续进展,晚期可逐步转变为肝硬化。

轻度慢性肝炎,病程发展缓慢,多可治愈,少数转变为中、重度慢性肝炎。后者继续发展,可逐渐形成肝硬化。若在原有病变基础上继发大片肝细胞坏死,则可转变为重型肝炎。

👁 **思考题**

上述三种慢性肝炎,肝脏的病理变化有何区别?

(三)重型病毒性肝炎

本型肝炎病情严重,较少见。根据起病急缓及病变程度的不同,可分为急性重型肝炎和亚急性重型肝炎两种类型。

1. 急性重型肝炎

较少见。该病起病急骤,病程短,病变严重,病死率高,临床上又称为暴发型肝炎。

(1)病理变化:

肉眼观察,肝脏体积明显缩小,重量减轻,质地柔软,被膜皱缩。切面呈黄色或红褐色,因而又称为急性黄色肝萎缩或急性红色肝萎缩。

光镜下观察,肝细胞弥漫性大片坏死。肝细胞坏死多自小叶中央开始,向周围扩展,小叶周边残留少许变性的肝细胞。血窦明显扩张、充血甚至出血。Kupffer 细胞增生。肝小叶及汇管区内有淋巴细胞和巨噬细胞等炎细胞浸润。残留的肝细胞再生不明显。

(2)临床病理联系:因大量肝细胞坏死,肝功能严重障碍,临床上可出现黄疸、发热、出血倾向、肝性脑病、DIC 及肝肾综合征等。

(3)结局:患者多在短期内死亡于急性肝功能衰竭或消化道大出血、急性肾功能衰竭、DIC 等。少数病人可度过急性期,转变为亚急性重型肝炎。

👁 **思考题**

急性重型肝炎,肝细胞的坏死属于哪种类型? 是否有肝细胞的再生?

2. 亚急性重型肝炎

多由急性重型肝炎迁延而来,或一开始病变就比较缓和呈亚急性经过。少数病例可由急性普通型肝炎恶化而来。病程可达数周至数月。

(1)病理变化:

肉眼观察,肝脏体积缩小,被膜皱缩不平,质地软硬程度不同。切面可呈红褐色或土黄色,因再生结节压迫淤胆处,呈黄绿色。

光镜下观察,可见大片状肝细胞坏死,并有肝细胞结节状再生。肝小叶内、外炎细胞浸润。小叶周边可见小胆管增生、胆汁淤积。结缔组织增生明显。

（2）临床病理联系：临床上患者可因大量肝细胞坏死、溶解吸收入血而出现发热；大片肝细胞坏死，患者会有黄疸、出血倾向及肝功能衰竭等临床表现。

（3）结局：如能及时恰当地治疗，病变可以停止发展且有治愈的可能，否则将死于严重肝功能衰竭或转为坏死后性肝硬化。

思考题

试比较急性重型肝炎和亚急性重型肝炎的病理变化有何区别？

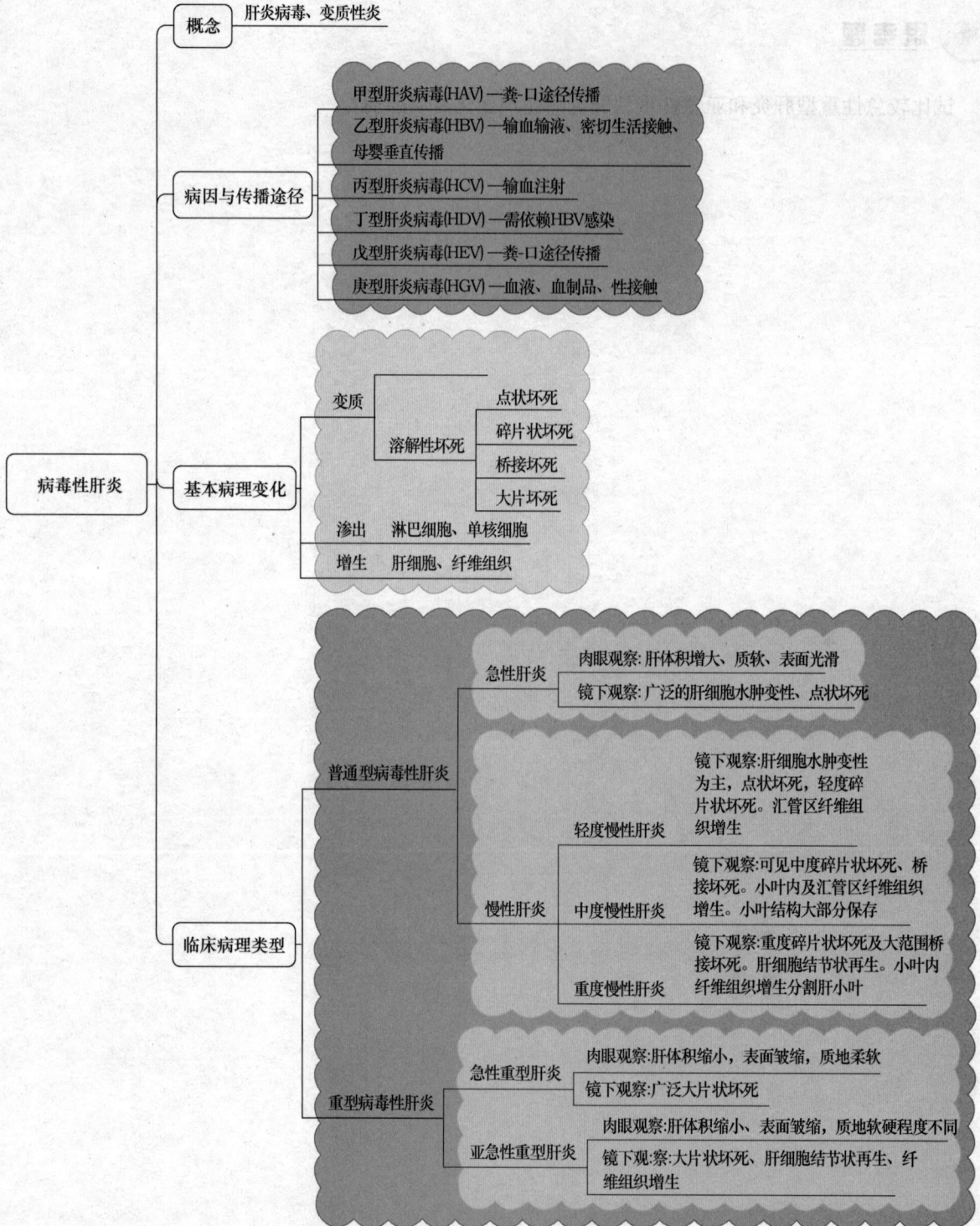

小 结

概念 —— 肝炎病毒、变质性炎

病因与传播途径
- 甲型肝炎病毒(HAV)—粪-口途径传播
- 乙型肝炎病毒(HBV)—输血输液、密切生活接触、母婴垂直传播
- 丙型肝炎病毒(HCV)—输血注射
- 丁型肝炎病毒(HDV)—需依赖HBV感染
- 戊型肝炎病毒(HEV)—粪-口途径传播
- 庚型肝炎病毒(HGV)—血液、血制品、性接触

病毒性肝炎

基本病理变化
- 变质
  - 点状坏死
  - 溶解性坏死
    - 碎片状坏死
    - 桥接坏死
    - 大片坏死
- 渗出 —— 淋巴细胞、单核细胞
- 增生 —— 肝细胞、纤维组织

临床病理类型
- 普通型病毒性肝炎
  - 急性肝炎
    - 肉眼观察:肝体积增大、质软、表面光滑
    - 镜下观察:广泛的肝细胞水肿变性、点状坏死
  - 慢性肝炎
    - 轻度慢性肝炎
      - 镜下观察:肝细胞水肿变性为主,点状坏死,轻度碎片状坏死。汇管区纤维组织增生
    - 中度慢性肝炎
      - 镜下观察:可见中度碎片状坏死、桥接坏死。小叶内及汇管区纤维组织增生。小叶结构大部分保存
    - 重度慢性肝炎
      - 镜下观察:重度碎片状坏死及大范围桥接坏死。肝细胞结节状再生。小叶内纤维组织增生分割肝小叶
- 重型病毒性肝炎
  - 急性重型肝炎
    - 肉眼观察:肝体积缩小,表面皱缩,质地柔软
    - 镜下观察:广泛大片状坏死
  - 亚急性重型肝炎
    - 肉眼观察:肝体积缩小、表面皱缩,质地软硬程度不同
    - 镜下观·察:大片状坏死、肝细胞结节状再生、纤维组织增生

达 标 自 测

一、名词解释

病毒性肝炎

二、填空题

病毒性肝炎的临床病理类型包括( )( )( )和( )。

三、选择题

1. 病毒性肝炎属于:( )
A. 变质性炎症　　B. 化脓性炎症　　C. 增生性炎症　　D. 纤维素性炎症　　E. 肉芽肿性炎症

2. 急性(普通型)病毒性肝炎的坏死类型是:( )
A. 嗜酸性坏死　　B. 点状坏死　　C. 桥接坏死　　D. 碎片状坏死　　E. 大片坏死

3. 重型病毒性肝炎的坏死类型是:( )
A. 嗜酸性坏死　　B. 点状坏死　　C. 桥接坏死　　D. 碎片状坏死　　E. 大片坏死

4. 下列哪种类型的肝炎,肝脏重量减轻最明显:( )
A. 急性肝炎　　B. 轻度慢性肝炎　　C. 中度慢性肝炎　　D. 急性重型肝炎　　E. 亚急性重型肝炎

5. 病毒性肝炎时,肝细胞的哪种病变较少见:( )
A. 细胞水肿变性　　B. 玻璃样变　　C. 嗜酸性变　　D. 溶解性坏死　　E. 细胞凋亡

6. 肝脏体积增大与下列哪种病变无关:( )
A. 急性病毒性肝炎　　　　B. 脂肪肝　　　　C. 肝硬化　　　　D. 肝淤血
E. 亚急性重型肝炎

7. 急性普通型肝炎的病变特点是:( )
A. 肝细胞广泛的细胞水肿变性,大片坏死　　　　B. 肝细胞结节状再生
C. 肝细胞广泛细胞水肿变性,点状坏死　　　　D. 肝内纤维组织大量增生
E. 大量纤维素及淋巴细胞渗出

8. 甲型病毒性肝炎的传播途径主要是:( )
A. 消化道　　B. 输血输液　　C. 密切接触　　D. 呼吸道　　E. 皮肤伤口

9. 乙型病毒性肝炎的传播途径主要是:( )
A. 消化道　　B. 输血输液　　C. 密切接触　　D. 呼吸道　　E. 皮肤伤口

10. 丙型病毒性肝炎的传播途径主要是:( )
A. 消化道　　B. 输血、输液　　C. 密切接触　　D. 呼吸道　　E. 皮肤伤口

11. 丁型病毒性肝炎的传播途径主要是:( )
A. 消化道　　B. 输血输液　　C. 密切接触　　D. 呼吸道　　E. 皮肤伤口

12. 戊型病毒性肝炎的传播途径主要是:( )
A. 消化道　　B. 输血输液　　C. 密切接触　　D. 呼吸道　　E. 皮肤伤口

13. 庚型病毒性肝炎的传播途径主要是:( )
A. 消化道　　B. 输血输液　　C. 密切接触　　D. 呼吸道　　E. 皮肤伤口

参 考 答 案

一、名词解释

病毒性肝炎:是由肝炎病毒引起的,以肝细胞变性、坏死为主要病变的一种常见传染病。

二、填空题

急性普通型肝炎、慢性普通型肝炎、急性重型肝炎、亚急性重型肝炎。

三、选择题

1. A 2. B 3. E 4. D 5. B 6. E 7. C 8. A 9. B 10. B 11. B 12. A 13. B

第三节 肝 硬 化

肝硬化,是由多种原因引起肝细胞弥漫性变性、坏死,继发纤维组织增生和肝细胞结节状再生,这三种病变反复交错进行,导致肝小叶结构被破坏和肝内血液循环途径改建,使肝脏变形、变硬的一种常见肝脏疾病。患者发病年龄多在 20～50 岁之间。疾病早期可没有明显临床症状,晚期可出现不同程度的门静脉高压和肝功能障碍的表现。

国际上根据肝硬化时肝内结节的形成情况,将肝硬化分为大结节型、小结节型、大小结节混合型及不完全分隔型四种类型。我国则是结合病因、病理变化及临床表现综合分类,分为门脉性肝硬化、坏死后性肝硬化、胆汁性肝硬化、淤血性肝硬化和寄生虫性肝硬化等。其中门脉性肝硬化最常见,其次是坏死后性肝硬化。

一、门脉性肝硬化

门脉性肝硬化相当于国际分类的小结节型肝硬化,是最常见的类型,在世界各地区均有发病。

(一)病因及发病机制

1. 慢性病毒性肝炎

慢性病毒性肝炎是我国门脉性肝硬化的主要原因,尤其是慢性乙型和丙型病毒性肝炎。

2. 慢性酒精中毒

长期酗酒是欧美国家门脉性肝硬化的主要病因。酒精进入体内,在代谢过程中可产生乙醛,对肝细胞有毒害作用,导致肝细胞脂肪变性,严重时坏死。长期反复损伤,可导致肝硬化。

3. 营养缺乏

食物中长期缺乏蛋氨酸或胆碱等物质,使肝脏合成磷脂发生障碍,阻碍脂蛋白生成,引起肝细胞脂肪变性,严重时细胞坏死。长期反复损伤,可发展为肝硬化。

4. 毒物中毒

某些化学物质如砷、四氯化碳、辛可芬等可损伤肝细胞,长期接触,反复损伤,可引起肝硬化。

肝硬化的发生是由于上述病因的影响,肝细胞反复受到广泛损伤,细胞变性坏死;汇管区及坏死区越来越广泛的胶原纤维增生;病变区肝细胞结节状再生。久之,增生的纤维组织将肝组织重新分割包绕,形成假小叶。原有肝小叶结构被破坏,肝内血液循环障碍,循环途径改建,肝脏变形变硬,形成肝硬化。

(二)病理变化

肉眼观察:疾病的早期、中期,肝体积正常或略增大,质地稍硬。晚期肝体积缩小,重量减轻,表面及切面呈弥漫分布的小结节状,结节大小相仿,直径多在0.1~0.5 cm之间,最大的直径不超过1 cm,结节周围有灰白色纤维组织包绕,肝包膜明显增厚(如图7-2)。

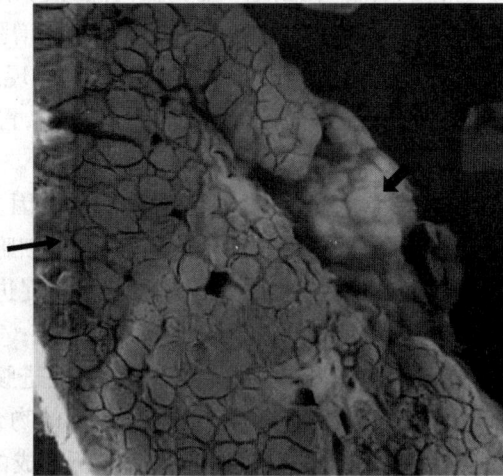

图10-2 门脉性肝硬化(大体)
↑所示为肝脏切面,♠所示为肝脏表面

光镜下观察:正常的肝小叶结构被破坏,可见假小叶形成。假小叶是由增生的纤维组织将肝小叶分割并包绕形成的近似圆形或椭圆形的细胞团。假小叶内肝细胞排列紊乱,可见不同程度的变性、坏死;再生的肝细胞体积较大、核大、深染,可见双核。假小叶内中央静脉缺如、偏位或有两个以上,有时可见汇管区。假小叶周围的纤维间隔中可见少量淋巴细胞和单核细胞浸润,并可见小胆管增生及无管腔的假胆管。

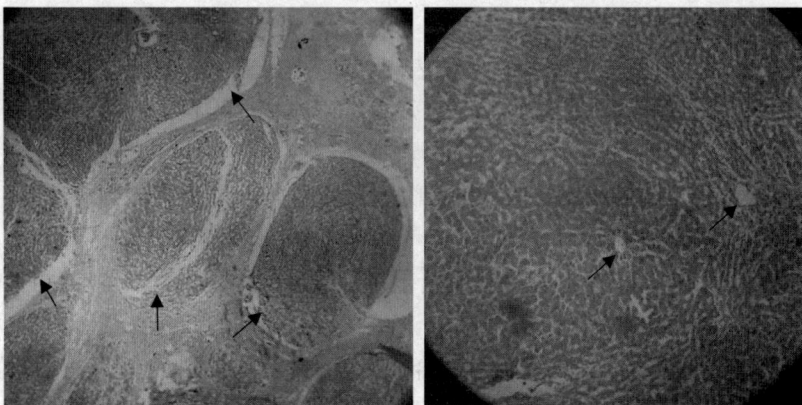

图10-3 门脉性肝硬化(HE染色)
左图为低倍镜,↑所示为假小叶;右图为高倍镜,↑所示为假小叶内中央静脉

（三）病理临床联系

1. 门脉高压症

肝硬化患者会出现不同程度的门静脉高压,尤其门脉性肝硬化患者。这是由于:①肝细胞结节状再生、纤维组织增生压迫小叶下静脉、小叶中央静脉及肝血窦,导致门静脉血流受阻;②肝内血管网受破坏,数量减少,增加了门静脉的回流阻力;③肝动脉和门静脉之间形成异常吻合支,使压力高的肝动脉血经吻合支流入门静脉,导致门静脉压力增高。门静脉高压可引起一系列临床症状与体征,称为门脉高压症,主要包括:

(1)脾肿大:由于门静脉压力升高,脾静脉血液回流受阻,脾脏因长期淤血而肿大。脾的重量可由正常时的 140～180 g,增加到 400～500 g。患者脾脏中吞噬细胞功能增强,导致血液流经脾时,血细胞被大量破坏,称为脾功亢进。可出现贫血、出血倾向及白细胞减少的表现。

(2)胃肠淤血水肿:门静脉压力升高,导致胃肠静脉血液回流受阻,胃肠壁淤血、水肿。患者可出现食欲下降、腹胀、腹泻、消化不良等表现。

(3)腹水:即腹膜腔积液。液体为淡黄色、清亮透明。其形成的原因主要有:①门静脉压升高,使门脉系统的毛细血管淤血,流体静压升高,血浆中液体漏入腹膜腔;②肝细胞受损使白蛋白合成减少,胃肠消化不良使蛋白质吸收减少,导致低蛋白血症,血浆胶体渗透压降低,促进腹水形成;③假小叶压迫小叶下静脉或小叶中央静脉,肝血窦压力升高,液体可经肝表面漏入腹膜腔;④肝功能障碍,肝脏对激素的灭活作用降低,使血中醛固酮、抗利尿激素水平升高,引起水、钠潴留,促进腹水的发生。

(4)侧支循环形成:当门静脉压力升高时,门静脉与腔静脉之间的吻合支开放,从而建立侧支循环,使部分门脉系统中淤积的血液通过吻合支,绕过肝脏回流入心。所形成的侧支循环及引起的并发症主要有:

①食管下段胃底静脉丛曲张:门脉系统血液经胃冠状静脉、食管下段静脉丛、奇静脉进入上腔静脉,可导致食管下段静脉丛曲张。曲张的食管下段静脉丛,可因粗糙食物、化学性刺激或腹内压增高等因素而发生破裂,导致大出血,是肝硬化病人常见的死亡原因之一。

②直肠静脉(痔静脉)丛曲张:门脉系统血液可经肠系膜下静脉、痔静脉、髂内静脉、髂总静脉进入下腔静脉,可导致直肠静脉丛曲张,形成痔核。便秘时易导致血管壁破裂,发生便血。

③脐周及腹壁静脉曲张:门静脉血液可经脐静脉、脐周静脉丛,再经胸腹壁静脉流入上腔静脉,或经腹壁下静脉流入下腔静脉。引起脐周静脉曲张,形成"海蛇头"。

2. 肝功能不全

由于肝细胞的损伤,可发生肝功能障碍,主要表现为:

(1)激素灭活功能减弱:由于肝脏对雌激素的灭活作用减弱,使体内雌激素水平升高,男性患者可出现乳腺发育、睾丸萎缩,女性患者可发生月经失调、不孕等。患者可由于雌激素的作用,在颈部、面部、胸部、前臂等部位皮肤出现小动脉末梢扩张现象,形成蜘蛛状血管痣,称为"蜘蛛痣"。手掌部也因为小动脉血管扩张,出现潮红现象,称为"肝掌"。

(2)蛋白质合成障碍:肝细胞受损,使白蛋白合成减少,机体免疫系统产生球蛋白增多,导致白蛋白与球蛋白的比值(A/G)下降或倒置。

(3)出血倾向:由于肝细胞受损,使凝血因子合成减少;脾肿大时脾功能亢进,使血小板破坏增多,导致患者易发生鼻出血、牙龈出血及皮下瘀斑等表现。

(4)黄疸:肝硬化时,由于肝内胆管的阻塞、破坏,肝细胞变性肿胀、坏死,导致胆红素代谢障碍而出现黄疸。

(5)血清酶含量变化:肝细胞坏死时,肝细胞内谷丙转氨酶等释放入血,可使血清氨基转移酶水平升高。

（6）肝性脑病：是肝功能不全最严重的后果，是肝功能衰竭的表现，是肝硬化死亡的重要原因之一。

二、坏死后性肝硬化

坏死后性肝硬化，是在肝细胞发生大片坏死的基础上形成的，相当于国际分类中的大结节型肝硬化和大小结节混合型肝硬化。

（一）病因和发病机制

1.病毒性肝炎

亚急性重型肝炎，病程迁延可逐渐形成坏死后性肝硬化。慢性重度肝炎，坏死严重，反复发作也可发展为本型肝硬化。

2.药物或毒物中毒

某些药物或化学毒物可导致肝细胞弥漫性损伤，也可逐渐发展为坏死后性肝硬化。

（二）病理变化

肉眼观察：肝脏体积缩小，重量减轻，质地变硬。表面及切面可见大小不等的结节，最大结节直径可达6 cm。结节周围由纤维组织包绕，纤维间隔较宽，且厚薄不均。

光镜下观察：正常肝小叶结构被破坏，形成大小不等、形态不一的假小叶。较大的假小叶内可见多个肝小叶。假小叶内肝细胞常有不同程度的变性、坏死。假小叶间隔较宽且厚薄不均，间隔中可见大量炎细胞浸润及小胆管增生。

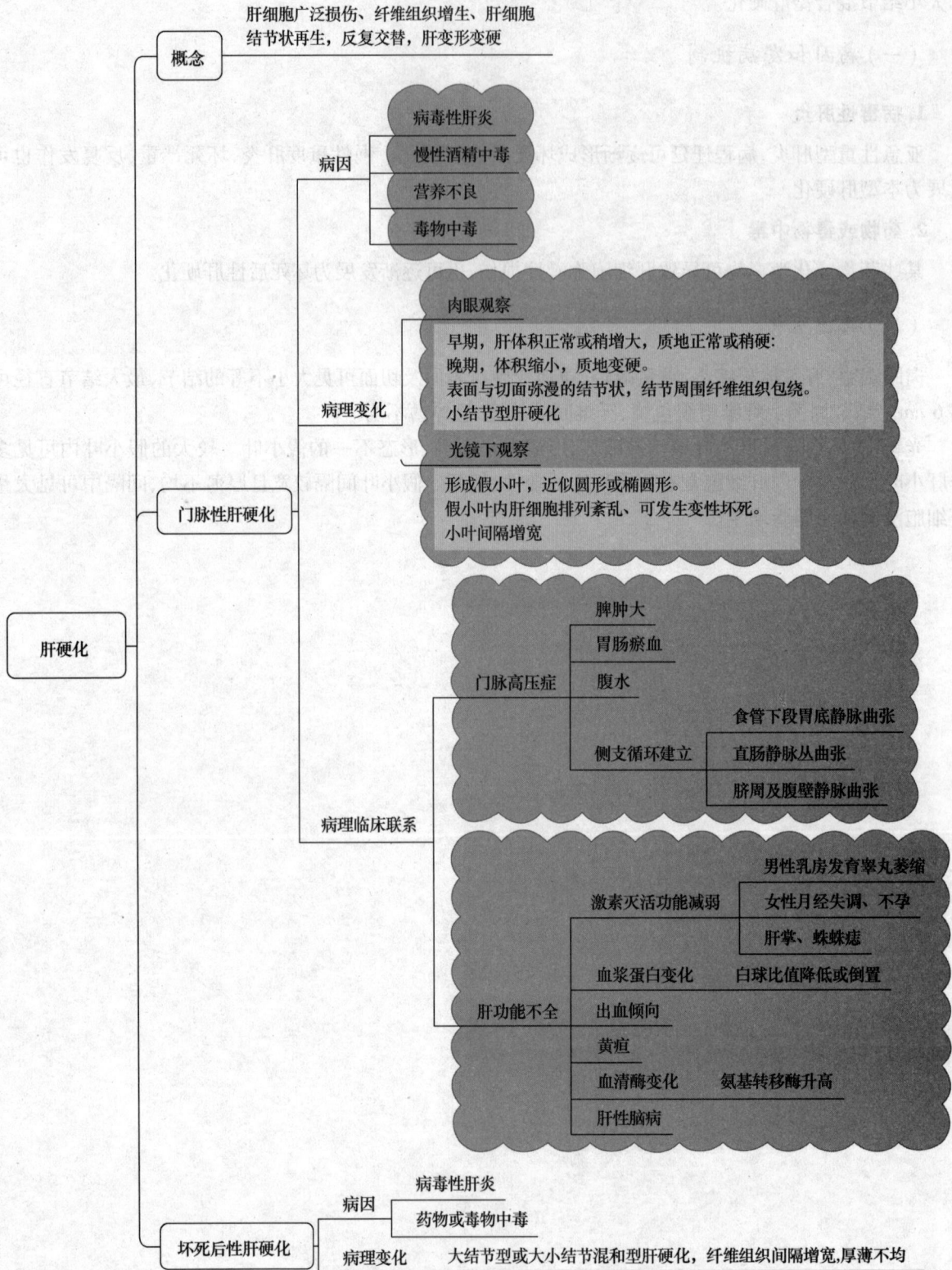

小 结

- 肝硬化
  - 概念 —— 肝细胞广泛损伤、纤维组织增生、肝细胞结节状再生，反复交替，肝变形变硬
  - 门脉性肝硬化
    - 病因
      - 病毒性肝炎
      - 慢性酒精中毒
      - 营养不良
      - 毒物中毒
    - 病理变化
      - 肉眼观察
        - 早期，肝体积正常或稍增大，质地正常或稍硬；晚期，体积缩小，质地变硬。
        - 表面与切面弥漫的结节状，结节周围纤维组织包绕。
        - 小结节型肝硬化
      - 光镜下观察
        - 形成假小叶，近似圆形或椭圆形。
        - 假小叶内肝细胞排列紊乱、可发生变性坏死。
        - 小叶间隔增宽
    - 病理临床联系
      - 门脉高压症
        - 脾肿大
        - 胃肠瘀血
        - 腹水
        - 侧支循环建立
          - 食管下段胃底静脉曲张
          - 直肠静脉丛曲张
          - 脐周及腹壁静脉曲张
      - 肝功能不全
        - 激素灭活功能减弱
          - 男性乳房发育睾丸萎缩
          - 女性月经失调、不孕
          - 肝掌、蛛蛛痣
        - 血浆蛋白变化 —— 白球比值降低或倒置
        - 出血倾向
        - 黄疸
        - 血清酶变化 —— 氨基转移酶升高
        - 肝性脑病
  - 坏死后性肝硬化
    - 病因
      - 病毒性肝炎
      - 药物或毒物中毒
    - 病理变化 —— 大结节型或大小结节混和型肝硬化，纤维组织间隔增宽,厚薄不均

达 标 自 测

一、名词解释

肝硬化

二、选择题

1. 我国最常见的肝硬化类型是:（   ）
A. 淤血性肝硬化   B. 胆汁性肝硬化   C. 门脉性肝硬化
D. 坏死后肝硬化   E. 寄生虫性肝硬化

2. 我国门脉性肝硬化的主要病因是:（   ）
A. 右心衰竭   B. 胆汁淤积   C. 慢性酒精中毒
D. 慢性病毒性肝炎   E. 毒物中毒

3. 关于假小叶特点的描述,错误的是:（   ）
A. 是由增生的纤维组织分割包绕肝组织形成的
B. 假小叶内可没有中央静脉   C. 假小叶内可见汇管区
D. 假小叶内肝细胞呈放射状排列   E. 假小叶内中央静脉可有两个以上

4. 下列哪项不属于门脉高压症的表现:（   ）
A. 脾大   B. 腹水   C. 蜘蛛痣
D. 食管下段静脉丛曲张   E. 消化不良

5. 肝硬化患者出现肝掌、蜘蛛痣的原因是:（   ）
A. 有效循环血流量增多
B. 抗利尿激素增多   C. 雌激素增多
D. 肾小球滤过率降低   E. 血压升高

6. 与肝功能不全时雌激素灭活障碍有关的临床表现是:（   ）
A. 出血倾向   B. 血清白/球比值下降
C. 男性乳腺发育   D. 腹水   E. 脾大

7. 肝硬化最常见的死亡原因是:（   ）
A. 肝性脑病   B. 脾肿大   C. 上消化道出血
D. 原发性肝癌   E. 感染

三、简答题

1. 试述门脉性肝硬化肝脏的大体形态变化。
2. 简述门脉高压症的表现
3. 试述肝硬化患者肝功能不全的主要表现有什么?

参 考 答 案

一、名词解释

肝硬化:是由多种原因引起肝细胞弥漫性变性、坏死,继发纤维组织增生和肝细胞结节状再生,这三种病变反复交错进行,导致肝小叶结构被破坏和肝内血液循环途径改建,使肝脏变形、变硬的一种常见肝脏疾病。

二、选择题

1. C 2. D 3. D 4. C 5. C 6. C 7. C

三、简答题

1. 试述门脉性肝硬化肝脏的大体形态变化。

疾病早期、中期,肝体积正常或略增大,质地稍硬。晚期肝体积缩小,重量减轻,表面及切面呈弥漫分布的小结节状,结节大小相仿,直径多在0.1~0.5 cm之间,最大的直径不超过1 cm,结节周围有灰白色纤维组织包绕。

2. 简述门脉高压症的表现。

门脉高压症包括:脾肿大、胃肠淤血、腹水、侧支循环建立。

3. 试述肝硬化患者肝功能不全的主要表现有什么?

①激素灭活功能减弱;②蛋白质合成障碍,血浆白蛋白减少,球蛋白增多,白蛋白与球蛋白的比值(A/G)下降或倒置;③出血倾向;④黄疸;⑤血清酶含量变化,氨基转移酶水平升高;⑥肝性脑病。

相关基础知识

一、胃

(一)位置

胃在中等充盈情况下,大部分位于左季肋区,小部分位于腹上区。

(二)形态与分部

胃分为前壁与后壁;有上、下两缘,上缘称为胃小弯,下缘称为胃大弯,胃小弯最低处称为角切记;胃有上、下两口,上口为入口,称为贲门,下口为出口,称为幽门;胃可分为四大部分:贲门部、胃底、胃体、幽门部(如图7-4)。

(三)微细结构

1. 黏膜层　胃空虚时,黏膜形成纵行皱襞。黏膜中含有许多管状腺体,称为胃腺,开口于黏膜表面。胃腺可分泌胃液。胃腺中的主细胞可分泌胃蛋白酶原,经胃酸激活后,转变为有活性的胃蛋白酶,可消化食物中的蛋白质。

2. 黏膜下层　为疏松结缔组织,富含血管、淋巴管。

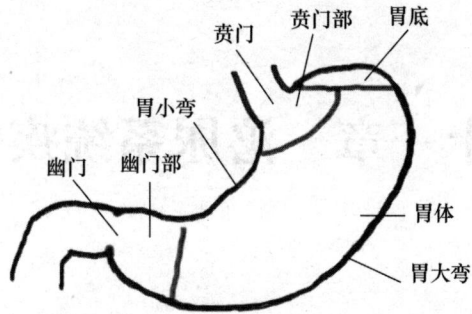

图 10 - 4　胃的形态与分部模式图

3. 肌层　为平滑肌。

4. 外膜　为浆膜。

二、肝

(一)位置与形态

　　肝大部分位于腹部右季肋区和腹上区,小部分位于左季肋区。肝为不规则楔形器官,颜色棕红,质地软脆(如图 7 - 5)。肝的下面称为脏面,近中央处为肝门,是肝门静脉、肝固有动脉、肝左右管、淋巴管、神经等结构进出肝的部位。

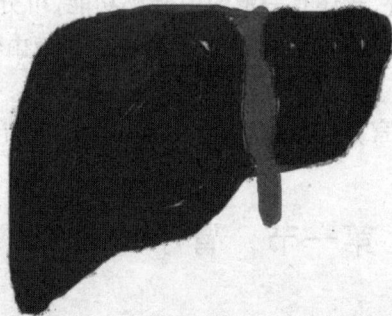

图 10 - 5　肝的大体形态模式图

(二)肝的微细结构

　　肝表面有包膜,内部为实质,由许多肝小叶组成。肝小叶的中心为中央静脉,周围有肝细胞单层排列,形成凹凸不平的板状结构,称为肝板。肝板以中央静脉为中心,向周围呈放射状排列。相邻的肝板有多处吻合。肝板间有丰富的毛细血管,称为肝血窦,血窦壁通透性较大,便于肝细胞与血液的物质交换。血窦穿过肝板而相互吻合。肝板的横断面呈条索状,称为肝索。相邻的肝小叶之间有少量结缔组织,可有动、静脉血管及胆管走行。小叶间动、静脉及小叶间胆管并行经过之处,称为汇管区或门管区。

(李邦东)

第十一章　泌尿系统疾病

学习目标

掌握：1.急性肾小球肾炎的病因、主要病理变化及临床病理联系；
　　　2.慢性肾小球肾炎的主要病理变化及临床病理联系；
　　　3.肾盂肾炎的原因与发生机制；
　　　4.急性肾盂肾炎的病理变化及临床病理联系。
熟悉：1.新月体性肾小球肾炎的主要病理变化及临床病理联系；
　　　2.慢性肾盂肾炎的病理变化及临床病理联系。
了解：肾病综合征及相关肾小球肾炎的病理类型。

　　我们的泌尿系统由肾、输尿管、膀胱和尿道组成。肾是泌尿器官，通过泌尿过程排出代谢废物，并调节机体水、电解质及酸碱平衡。此外，肾还有一定的内分泌功能，可分泌肾素、促红细胞生成素、$1,25-(OH)_2VD_3$ 等激素，调节机体的代谢与功能活动。肾脏分泌的尿液由输尿管送入膀胱储存，膀胱收缩时可将尿液由尿道排出。

　　肾脏是泌尿系统中最重要的器官，本章我们来学习肾小球肾炎与肾盂肾炎两种常见的肾脏疾病。

第一节　肾小球肾炎

　　肾小球肾炎，是以肾小球损害和病变为主的一组疾病。包括原发性肾小球肾炎、继发性肾小球肾炎和遗传性肾炎。原发性肾小球肾炎是原发于肾脏的独立性疾病，肾是唯一或主要受累的脏器。继发性肾小球肾炎是由免疫性疾病、代谢性疾病或血管性疾病引起的肾小球病变，肾脏的病变是疾病的一个组成部分。如糖尿病性肾病、过敏性紫癜、狼疮性肾炎等。遗传性肾炎是以肾小球病变为主的遗传性疾病。本节我们来学习原发性肾小球肾炎。

一、病因及发病机制

　　原发性肾小球肾炎的病因与发病机制还没有完全阐明，但已明确多数患者的发病与免疫机制有关。引起疾病的抗原物质包括内源性抗原和外源性抗原两大类。内源性抗原，如肾小球内的内皮细胞膜抗原、系膜细胞膜抗原、足细胞膜抗原及基膜抗原，肾外组织的 DNA、核抗原、免疫球蛋白等。外源性抗原，如细菌、病毒、寄生虫等病原微生物，及药物、异种血清等。抗体生成后与抗原相结合，继发肾小球损伤，其机制主要有：

（一）循环免疫复合物沉积

　　此时抗原物质为外源性或内源性肾外抗原。机体产生抗体，在血液中与抗原相遇，形成免疫复合物,随血液流入肾脏,沉积于肾小球中,通过 III 型超敏反应引起肾小球病变。

(二)原位免疫复合物形成

此时抗原物质为肾小球本身抗原或经血液循环而植入肾小球内的抗原。抗体生成后随血液进入肾小球,与肾小球内抗原相结合,形成原位免疫复合物,引起肾小球病变。

二、肾小球肾炎的病理类型

肾小球肾炎的常见类型有急性弥漫性增生性肾小球肾炎、新月体性肾小球肾炎、膜性肾小球肾炎、肾病综合征相关肾小球肾炎、IgA 肾病、慢性肾小球肾炎。

(一)急性弥漫性增生性肾小球肾炎

1. 概述

急性弥漫性增生性肾小球肾炎,主要病变特点是弥漫性的毛细血管内皮细胞和系膜细胞增生,临床上常简称为急性肾炎。本病多与感染有关,又称为感染后性肾小球肾炎。最常见的病因是 A 族乙型溶血性链球菌中的致肾炎菌珠,通过循环免疫复合物的沉积引起肾脏病变。患者多于链球菌感染后 1 ~ 4 周发病,此时间与抗体及免疫复合物形成的时间相符。本病多发生于儿童,预后较好;也可发生于成人,但预后较差。

2. 病理变化

肉眼观察:双侧肾脏轻至中度肿大,表面光滑,颜色暗红,表面与切面可见出血点,故称大红肾或蚤咬肾。切面可见皮质增厚。

光镜观察:双侧肾脏中绝大多数肾小球均受累。病变肾小球体积增大,毛细血管内皮细胞和系膜细胞增生,并可见中性粒细胞和单核细胞浸润,毛细血管腔狭窄甚至闭塞。病变严重处毛细血管壁坏死,管腔内可见血栓形成。近曲小管上皮细胞发生变性,管腔内可见蛋白管型、红细胞管型、白细胞管型及颗粒管型。肾间质充血、水肿、可见少量炎细胞浸润(图 11 –1)。

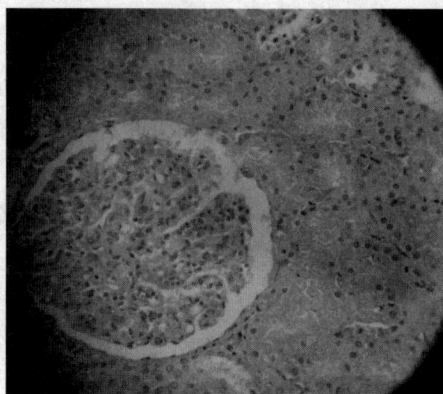

图 11 –1 急性弥漫性增生肾小球肾炎
(HE 染色,高倍镜)

3. 病理临床联系

本型肾炎起病急,主要表现为急性肾炎综合征。

(1)尿的变化 :①血尿是最早出现的症状,伴有蛋白尿、管型尿(可见各种管型)。是由于肾小球毛细血管壁损伤,肾小球滤过膜通透性增强,血细胞、血浆蛋白滤出所致。②少尿或无尿,是由于肾小球内皮细胞和系膜细胞增生,使毛细血管管腔狭窄甚至闭塞所致。通常发病 2 周后逐渐恢复正常,少数病人可发展为无尿,肾功能衰竭。

(2)水肿:出现较早。与肾小球滤过率降低所致水钠潴留、蛋白随尿大量流失所致血浆胶体渗透压降低、超敏反应引起毛细血管壁通透性增强等因素有关。病情轻者表现为晨起眼睑水肿,随病情加重而波及面部甚至全身。

(3)高血压:多数病人可出现高血压,与钠、水潴留,血容量增加有关。

👁 思考题

1. 急性弥漫性增生性肾小球肾炎,患者双侧肾脏红肿,是由于肾微细结构的何种病变所致?
2. 患者主要临床表现的病理学基础是什么?

(二)新月体性肾小球肾炎

新月体性肾小球肾炎,又称急进性肾小球肾炎或快速进行性肾小球肾炎。本病的原因与机制尚未完全阐明。已知本病的发生亦与变态反应所致肾小球损伤有关。肾脏的特征性病变为肾小囊壁层上皮细胞增生,形成新月体或环形体。

1. 病理变化

肉眼观察:双侧肾脏体积增大,颜色苍白,皮质表面可见出血点,肾切面见早期皮质增厚,晚期变薄。

光镜下观察:肾小囊内可见新月体形成。早期,新月体主要由增生的肾小囊壁层上皮细胞和渗出的单核细胞构成。上述成分附着于肾小囊壁,形成新月形或环形结构。新月体内混有较多渗出的纤维素物质,新月体的形成与纤维素的刺激作用有关。早期新月体以细胞成分为主,称为细胞性新月体;随后胶原纤维增多,形成纤维—细胞性新月体;最终新月体纤维化,形成纤维性新月体。新月体的形成使肾小囊腔狭窄甚至闭塞,囊腔内压力升高,压迫肾小球毛细血管,使毛细血管腔狭窄,可导致肾小球萎缩、纤维化。部分肾小管上皮细胞萎缩甚至消失。肾间质水肿、炎细胞浸润,后期发生纤维化。

2. 临床病理联系

由于滤过膜的损伤,患者常表现为血尿(伴红细胞管型)、中度蛋白尿。由于肾小囊内新月体形成,使囊内压升高、囊腔阻塞,压迫肾小球,阻碍尿液滤出,使病人迅速出现少尿、无尿、氮质血症。患者还可出现不同程度的水肿、高血压。随病变进展,肾小球逐渐纤维化、玻璃样变性,肾单位功能丧失,最终导致肾功能衰竭。

本病预后较差。通常出现新月体的肾小体少于80%的患者,预后较好于病变肾小体比例更高者。

👁 思考题

1. 新月体性肾小球肾炎,肾脏微细结构的特征性病变是什么?
2. 患者有哪些主要临床表现? 其病理学基础是什么?

(三)肾病综合征及相关的肾小球肾炎

肾病综合征的表现主要有:高蛋白尿、高度水肿、高脂血症和低蛋白血症。肾病综合征可由于多种不同病理类型的肾炎引起。临床上表现为肾病综合征的肾小球肾炎,主要包括以下几种病理类型:

1. 微小病变性肾小球肾炎

微小病变性肾小球肾炎是儿童肾病综合征最常见的病理类型。预后较好。光镜下观察,肾小球结构基本正常,肾近曲小管上皮细胞内可见脂质和蛋白沉积。电镜观察,肾小囊脏层上皮细胞足突消失。

2. 膜性肾小球肾炎

膜性肾小球肾炎是成人肾病综合征最常见的病理类型。早期,光镜下观察,肾小球病变不明显。其病变特征是毛细血管壁弥漫性增厚,肾小球基膜上皮细胞侧出现含免疫球蛋白的电子致密物沉积。

3. 局灶性节段性肾小球硬化

病变特点是部分肾小球的小叶内系膜基质增多,严重时毛细血管腔闭塞,局部组织硬化。病变可逐渐进展,最终导致整个肾小球硬化,所属肾小管萎缩,间质纤维化。

4. 系膜增生性肾小球肾炎

病变特点主要是弥漫性系膜细胞增生及系膜基质增多。本病多见于青少年,男性多于女性。病变轻者疗效好,病变重者可导致肾小球节段性硬化,甚至发展为肾功能障碍。

5. 膜增生性肾小球肾炎

病变特点主要是肾小球毛细血管内皮细胞增生,系膜细胞增生,系膜基质增生并插入毛细血管基膜,进而分布于基膜与毛细血管内皮之间。本病好发于儿童和青年,预后较差。近半数患者 10 年内出现慢性肾功能衰竭。

👁 思考题

1. 肾病综合征的主要表现是什么?
2. 肾病综合征相关肾小球肾炎有哪些主要病理类型?

(四)慢性肾小球肾炎

慢性肾小球肾炎,是各种不同类型肾小球肾炎发展的晚期阶段。若不能及时有效地治疗,可发生尿毒症或高血压所致的心力衰竭、脑出血等,导致病人死亡。本病的主要病变特点为肾小球纤维化、玻璃样变性、硬化,因而又称为慢性硬化性肾小球肾炎。

1. 病理变化

肉眼观察,双侧肾脏体积缩小,表面呈弥漫性颗粒状,质地变硬,又称颗粒性固缩肾。切面可见皮质变薄,皮髓质分界不清。

光镜下观察,可见部分肾小球纤维化、玻璃样变性,所属肾小管萎缩或消失;间质纤维化,淋巴细胞、浆细胞浸润;局部肾小球相互靠拢;肾单位的病变轻重不同,病变较轻的肾单位,肾小球、肾小管肥大、扩张(图 11 - 2)。

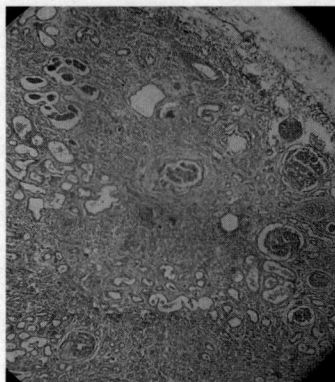

图 11 - 2 慢性肾小球肾炎
(HE 染色,低倍镜)

2.临床病理联系

（1）尿的改变：患者可出现多尿、夜尿及低比重尿。由于大量肾单位受损，泌尿功能严重障碍；病变较轻的肾单位肥大扩张，肾小球内血流量增多，原尿生成增多，在肾小管腔内流速较快，没能充分地重吸收，因而导致多尿。因水分随尿大量排出，因而出现低比重尿。夜尿的发生原理目前尚未完全阐明。

（2）高血压：由于病变的肾小球萎缩、纤维化，肾单位缺血，导致肾素分泌增多，使血管紧张素Ⅱ生成增多，引起高血压。高血压可导致细小动脉硬化，使肾缺血加重，进一步促进肾素分泌，从而加重高血压。

（3）贫血：主要由于肾组织长期受损，促使红细胞生成素生成减少，骨髓造血功能减弱；另外，体内代谢废物、毒性产物的蓄积也可抑制骨髓的造血功能，因而患者易发生贫血。

（4）水、电解质和酸碱平衡紊乱。

（5）氮质血症、尿毒症。

👁 <u>思考题</u>

1. 慢性肾小球肾炎，肾脏微细结构的特征性病变是什么？
2. 患者可有哪些主要临床表现？

小　结

肾小球肾炎

- **急性弥漫性增生性肾小球肾炎(急性肾炎)**
  - 病因　A族乙型溶血性链球菌
  - 病理变化
    - 肉眼观察:大红肾、蚤咬肾
    - 镜下观察:肾小球滤过膜损伤,通透性增强。系膜细胞、毛细血管内皮细胞增生。肾小管内可见各种管型。肾间质充血、水肿、炎细胞浸润
  - 病理临床联系
    - 尿变化
      - 血尿、蛋白尿、管型尿;
      - 少尿、无尿
    - 水肿
    - 高血压

- **新月体性肾小球肾炎**
  - 病理变化
    - 镜下观察:可见肾小囊内形成新月体或环形体。肾小球萎缩、纤维化,所属肾小管萎缩、消失。肾间质水肿、炎细胞浸润
  - 病理临床联系
    - 尿变化
      - 血尿(伴红细胞管型)、蛋白尿;
      - 迅速出现少尿、无尿
    - 水肿
    - 高血压

- **肾病综合征及相关肾小球肾炎**
  - 肾病综合征的表现　高蛋白尿、低蛋白血症、高度水肿、高脂血症

- **慢性硬化性肾小球肾炎(慢性肾炎)**
  - 病理变化
    - 肉眼观:颗粒样固缩肾
    - 镜下观:部分肾单位萎缩、纤维化,甚至消失;部分肾单位肥大扩张。间质纤维化,慢性炎细胞浸润。
  - 病理临床联系
    - 尿变化　多尿、夜尿、低比重尿
    - 高血压
    - 贫血
    - 水、电解质、酸碱平衡紊乱
    - 氮质血症、尿毒症

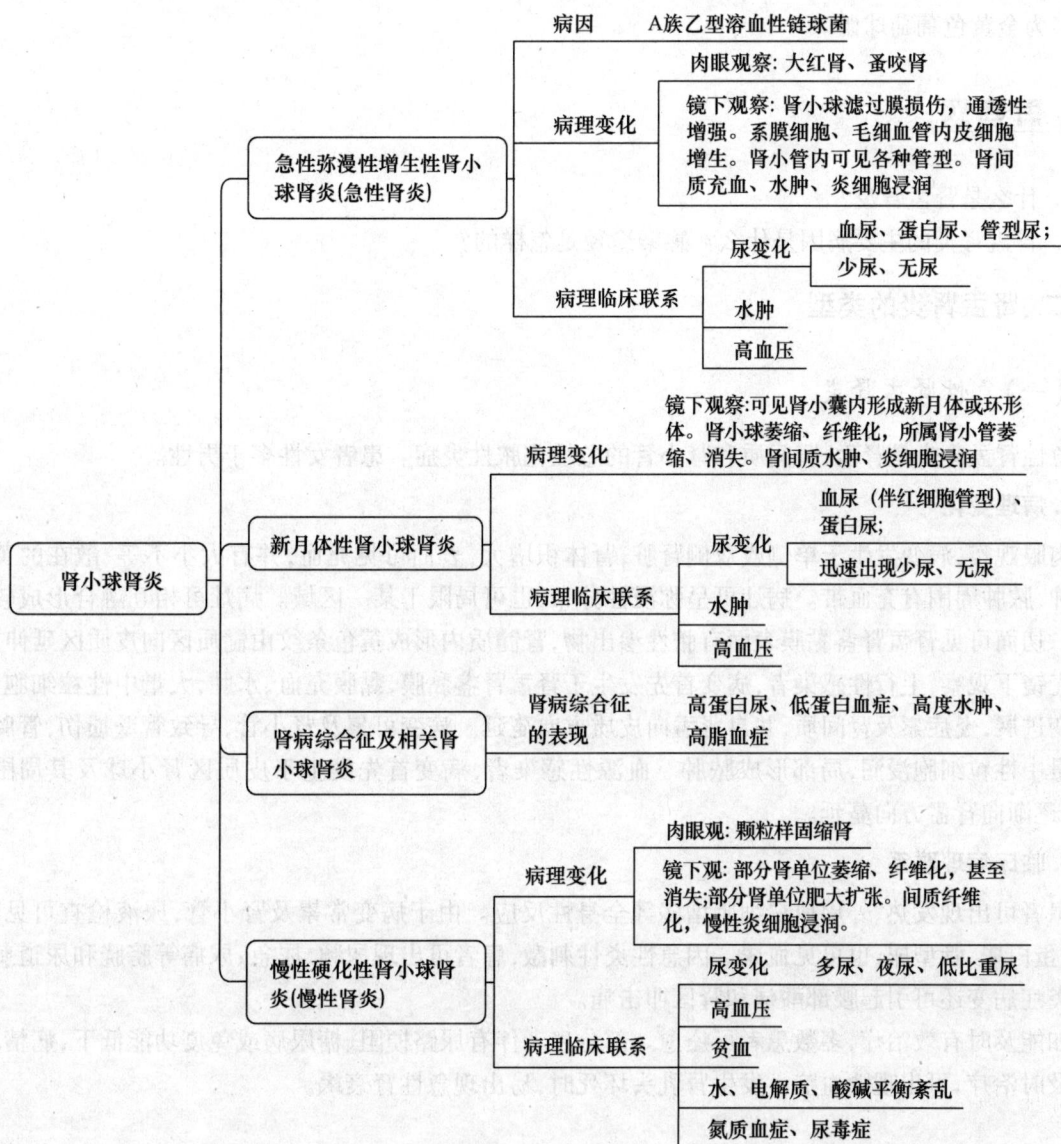

第二节　肾盂肾炎

一、病因及发病机制

肾盂肾炎,是由细菌感染引起的肾盂、肾间质和肾小管的炎症性疾病。引起肾盂肾炎的主要致病菌为大肠杆菌,其次是变形杆菌、产气杆菌、肠球菌和葡萄球菌等。感染的途径包括血源性感染和上行性感染。

1.上行性感染

肾盂肾炎多为上行性感染所致,病原菌多为大肠杆菌。患者先发生尿道、膀胱感染,而后细菌沿输

尿管或其周围的淋巴管道到达肾盂,引起肾盂、肾间质和肾小管的炎症病变。女性尿道比男性尿道短,因而更易于发生上行性感染。

2. 血源性感染

机体局部发生病原菌感染,细菌繁殖扩散入血,随血流进入肾脏,引起肾盂肾炎。血源性感染的病原菌多为金黄色葡萄球菌。

思考题

1. 什么是肾盂肾炎?
2. 肾盂肾炎的主要病因是什么? 感染途径是怎样的?

二、肾盂肾炎的类型

(一)急性肾盂肾炎

急性肾盂肾炎是肾盂、肾间质和肾小管的急性化脓性炎症。患者女性多于男性。

1. 病理变化

肉眼观察,病变发生于单侧或双侧肾脏,肾体积增大,表面可见充血,并有大小不等、散在的黄白色小脓肿,脓肿周围有充血带。病灶可呈弥漫性分布,也可局限于某一区域。病灶可相互融合形成较大的脓肿。切面可见肾盂肾盏黏膜表面有脓性渗出物,肾髓质内形成黄色条纹由髓质区向皮质区延伸。

光镜下观察,上行性感染者,病变首先发生于肾盂肾盏黏膜,黏膜充血、水肿,大量中性粒细胞渗出。随病变进展,炎症累及肾间质,并自肾盂向皮质方向蔓延。病变可累及肾小管,导致管壁损伤,管腔内可见大量中性粒细胞浸润,局部形成脓肿。血源性感染者,病变首先发生于皮质区肾小球及其周围的间质,并逐渐向肾盂方向蔓延。

2. 临床病理联系

患者可出现发热、外周血白细胞增多等全身性反应。由于病变常累及肾小管,尿液检查可见脓尿、菌尿、蛋白尿、管型尿,也可见血尿。因急性炎性刺激,患者可出现尿频、尿急、尿痛等膀胱和尿道刺激症状。炎症病变还可引起腰部酸痛和肾区叩击痛。

如能及时有效治疗,多数患者可痊愈。部分患者伴有尿路梗阻、糖尿病或免疫功能低下,病情较重,如不及时治疗,可出现败血症。发生肾乳头坏死时,易出现急性肾衰竭。

思考题

急性肾盂肾炎的主要临床表现是什么,其病理基础是什么?

(二)慢性肾盂肾炎

慢性肾盂肾炎是肾盂、肾间质和肾小管的慢性炎症。

1. 病理变化

肉眼观察,一侧或双侧肾脏体积缩小,可见不规则的瘢痕形成。肾切面可见肾乳头萎缩,肾盂黏膜粗糙,肾盂肾盏可因瘢痕收缩而发生形变。

光镜下观察,肾盂肾盏黏膜及肾间质可见慢性淋巴细胞、浆细胞浸润及纤维组织增生。晚期部分肾小球亦受累,可导致纤维化、玻璃样变性。可见部分肾小管萎缩、部分肾小管扩张。

2.临床病理联系

　　由于肾小管尿液浓缩功能障碍,患者常表现为多尿、夜尿。肾组织萎缩、纤维化,局部缺血,可导致高血压。慢性肾盂肾炎急性发作时,患者可出现急性肾盂肾炎的临床表现。晚期肾组织破坏严重,可发生氮质血症,甚至尿毒症。

思考题

慢性肾盂肾炎有哪些主要临床表现,其病理基础是什么?

小　　结

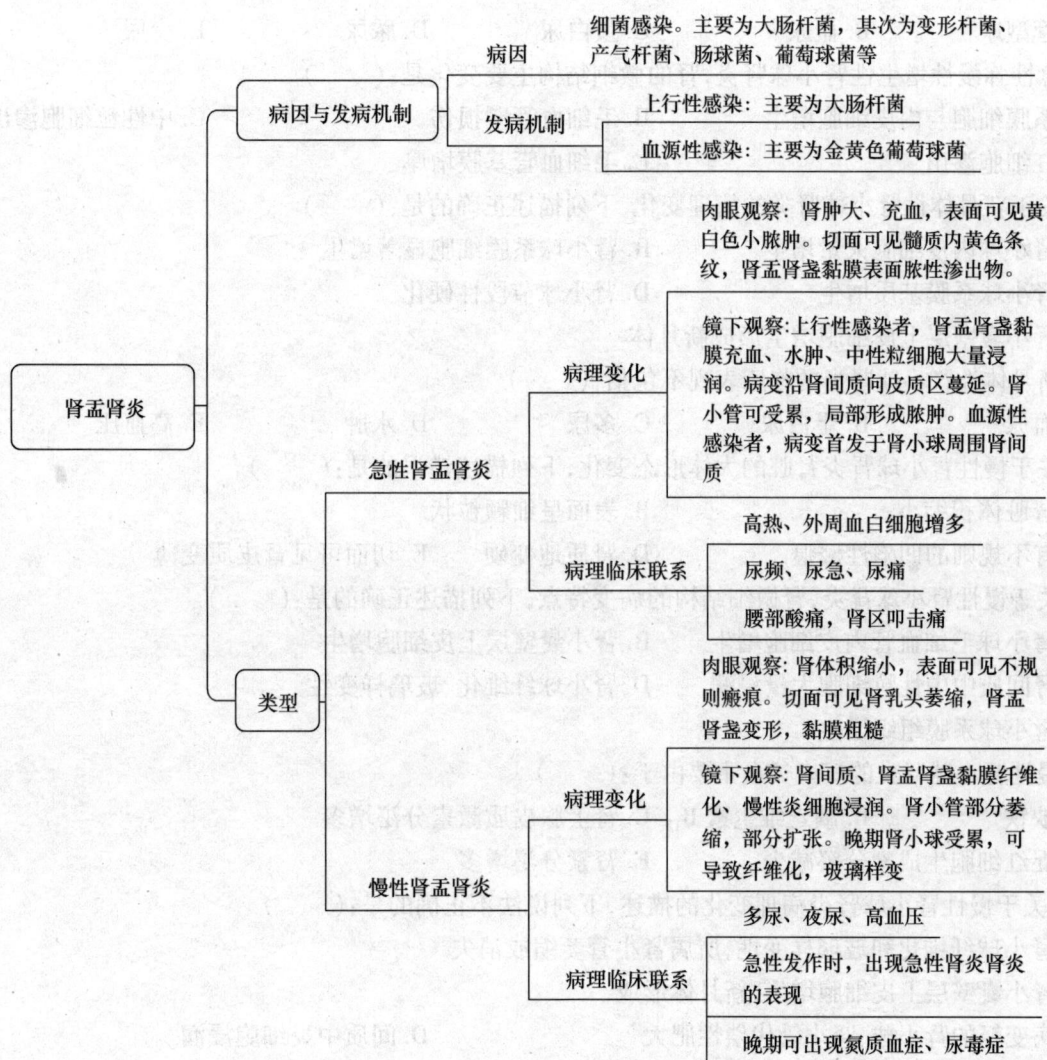

达 标 自 测

一、选择题

1. 急性弥漫性增生性肾小球肾炎的病因主要是:(　　)

A. 金黄色葡萄球菌　　　　　　B. 大肠杆菌　　　　C. A 族乙型溶血性链球菌

D. 肠球菌　　　　　　　　　　E. 变形杆菌

2. 关于急性弥漫性增生性肾小球肾炎的肾脏大体形态描述,下列说法正确的是:(　　)

A. 大红肾或蚤咬肾　　　　　　B. 大白肾　　　　C. 颗粒样固缩肾　　D. 无明显变化

E. 形成肾囊肿

3. 急性弥漫性增生性肾小球肾炎的尿变化不包括:(　　)

A. 管型尿　　　　B. 血尿　　　　C. 蛋白尿　　　　D. 脓尿　　　　E. 少尿

4. 急性弥漫性增生性肾小球肾炎,肾的微细结构主要变化是:(　　)

A. 系膜细胞与内皮细胞增生　　　B. 毛细血管壁损伤　　　　C. 中性粒细胞渗出

D. 红细胞渗出　　　　　　　　　E. 毛细血管基膜增厚

5. 关于新月体性肾小球肾炎的病理变化,下列描述正确的是:(　　)

A. 肾小球内皮细胞大量增生　　　B. 肾小球系膜细胞显著增生

C. 肾小球系膜基质增生　　　　　D. 肾小球节段性硬化

E. 肾小囊壁层上皮细胞增生形成新月体

6. 新月体性肾小球肾炎的临床表现不包括:(　　)

A. 血尿　　　B. 蛋白尿　　　C. 多尿　　　D. 水肿　　　E. 高血压

7. 关于慢性肾小球肾炎肾脏的大体形态变化,下列描述错误的是:(　　)

A. 肾脏体积缩小　　　　　B. 表面呈细颗粒状

C. 有不规则的凹陷性瘢痕　　D. 肾质地变硬　　　E. 切面可见肾皮质变薄

8. 关于慢性肾小球肾炎,肾微细结构的病变特点,下列描述正确的是:(　　)

A. 肾小球毛细血管内皮细胞增生　　B. 肾小囊壁层上皮细胞增生

C. 肾间质中中性粒细胞大量浸润　　D. 肾小球纤维化、玻璃样变性

E. 肾小球系膜组织增生

9. 慢性肾小球肾炎的病人贫血主要由于:(　　)

A. 缺铁　　　B. 缺乏维生素 B_{12}　　C. 肾上腺皮质激素分泌增多

D. 促红细胞生成素分泌减少　　　E. 肾素分泌增多

10. 关于慢性肾小球肾炎病理变化的描述,下列说法不正确的是:(　　)

A. 肾小球纤维化和玻璃样变性,所属肾小管萎缩或消失

B. 肾小囊壁层上皮细胞增生,新月体形成

C. 病变轻的肾小球、肾小管代偿性肥大　　　　　D. 间质中炎细胞浸润

E. 间质纤维化

11. 慢性肾小球肾炎的临床表现不包括:(　　)

A. 多尿、夜尿　　B. 尿急、尿痛　　C. 贫血　　D. 高血压　　E. 氮质血症

12. 急性肾盂肾炎是属于:(　　)

A. 浆液性炎　　B. 化脓性炎　　C. 假膜性炎　　D. 出血性炎　　E. 变质性炎

13.引起急性肾盂肾炎主要的致病菌是:(　　　)

A.大肠杆菌　　　　B.葡萄球菌　　　　C.链球菌　　　　D.变形杆菌　　　E.产气杆菌

14.下列关于慢性肾盂肾炎肾脏大体病变特点的描述,错误的是:(　　　)

A.肾脏体积缩小　　B.表面呈颗粒状　　　　　C.表面可见不规则的凹陷性瘢痕

D.切面可见肾乳头萎缩　　　　　E.肾盂肾盏变形

15.急性肾小球肾炎患者发生高血压可能是:(　　　)

A.肾素分泌增多　　B.自主神经功能紊乱　　　　C.外周血管收缩,循环阻力增加

D.钠、水潴留,血容量增加　　　　E.细小动脉硬化

参 考 答 案

一、名词解释

1.C　2.A　3.D　4.A　5.E　6.C　7.C　8.D　9.D　10.B　11.B　12.B　13.A　14.B　15.D

相关基础知识

一、肾

(一)大体形态

肾外形似蚕豆,颜色棕红,质软。外侧缘凸起,内侧缘中部凹陷,此凹陷处称为肾门,如图11-3。切面可见肾实质由肾皮质和肾髓质构成。皮质位于浅层,髓质位于深层。髓质由15~20个肾椎体组成。肾锥体近似圆锥形,尖端称为肾乳头。肾乳头被肾小盏包绕,2~3个肾小盏汇合为1个肾大盏。肾大盏最终汇合为一个扁漏斗状的肾盂,如图11-4。

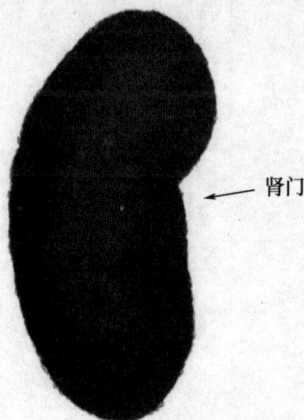

图11-3　肾脏大体形态模式图

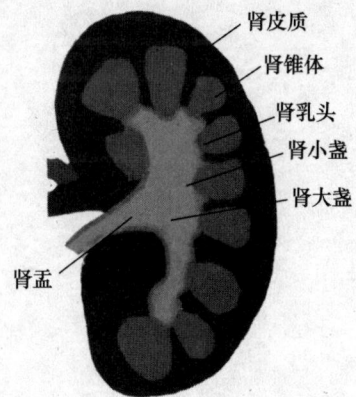

肾皮质
肾锥体
肾乳头
肾小盏
肾大盏
肾盂

图11-4　肾脏冠状切面模式图

(二)微细结构

肾组织由肾实质与肾间质构成。肾实质由肾单位和集合管构成。其间为少量结缔组织,内含血管、

神经等结构,组成肾间质。肾单位由肾小球、肾小囊、肾小管构成。肾小球由毛细血管与系膜组织构成。系膜组织由系膜细胞与系膜基质构成。毛细血管壁由有孔内皮与基膜构成。肾小囊是由脏层上皮与壁层上皮围成的扁囊,包绕在肾小球外面。肾小囊脏层上皮紧贴附于肾小球表面。脏层上皮由足突细胞组成,细胞的足突之间有裂孔膜。肾小球毛细血管有孔内皮、内皮下基膜及足突细胞的裂孔膜共同构成了肾小球滤过膜,如图 11 −5、图 11 −6。

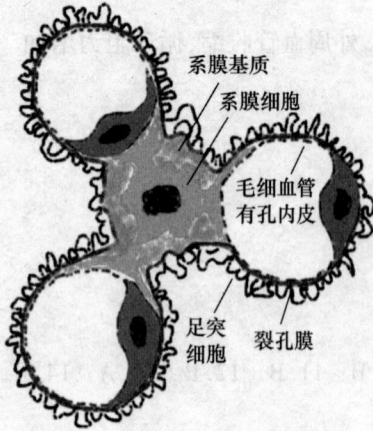

图 11 −5　肾脏微细结构模式图(一)

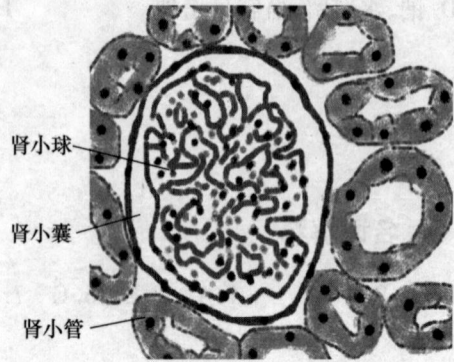

图 11 −6　肾脏微细结构模式图(二)

(葛璐璐)

第十二章 传 染 病

学习目标

掌握:1.结核病的病因、传播途径、基本病理变化、病变转归、原发性肺结核病和继发性肺结核病的主要病变特点。

2.细菌性痢疾、流行性脑脊髓膜炎、流行性乙型脑炎的病因、传播途径、主要病理变化及病理临床联系。

传染病是由病原微生物通过一定的途径侵入易感人群的个体,而引起的一类疾病,其特点是能够在人群中进行传播。传染病的传播需要有传染源、传播途径和易感人群三个要素。传染病在体内的病变过程取决于病原微生物的特点、机体的反应性,以及是否得到及时有效的治疗。本章我们要来学习结核病、细菌性痢疾、流行性脑脊髓膜炎和流行性乙型脑炎。

第一节 结 核 病

一、概述

结核病,是由结核杆菌引起的一种慢性传染病,属于肉芽肿性炎症。结核杆菌可引起人体各器官的感染,但最常见的是肺结核。肺结核在临床上多表现为低热、乏力、咳嗽、咯血等症状。结核病是严重危害人类健康的疾病,是重大的公共卫生问题,是全球范围内位于前10位的致死疾病之一。

(一)病因及发病机制

结核病的病因是结核分枝杆菌,对人有致病性的主要是人型和牛型两个类型,以前者感染率最高。结核病主要经呼吸道飞沫传播(传染源主要为空洞型肺结核患者)。也可因摄入被细菌污染的食物、水源而经消化道感染。偶可经皮肤伤口感染。

结核杆菌不产生内、外毒素及侵袭性酶类,它对组织的损伤主要是由于引发了机体的变态反应所致。

机体对结核杆菌的免疫主要为细胞免疫,效应细胞是巨噬细胞。初次感染结核杆菌时,机体的免疫反应为非特异性细胞免疫。巨噬细胞能够吞噬结核杆菌,但不形成有效的杀伤作用。结核杆菌在巨噬细胞内繁殖,并可突破巨噬细胞进行蔓延播散。此期间巨噬细胞可将结核杆菌的抗原信息呈递给T淋巴细胞,使T淋巴细胞致敏。故而,当机体再次接触结核杆菌时,可发生特异性细胞免疫,表现为致敏的T淋巴细胞释放系列淋巴因子,引起巨噬细胞聚集、活化,并分化为类上皮细胞或融合为Langhans多核巨细胞,在局部形成肉芽肿。类上皮细胞及Langhans多核巨细胞对结核杆菌有较强的吞噬力与杀伤力,能够有效杀灭结核杆菌。在机体发生特异性细胞免疫的同时,某些淋巴因子可介导变态反应,引起组织损伤,发生干酪样坏死。

思考题

1. 结核病的病因和传染途径是什么?
2. 机体对结核杆菌发生细胞免疫的过程中,效应细胞是什么?

(二)基本病理变化

结核杆菌侵入机体,可引起以下三个方面的病理变化:

1. 渗出性病变

主要表现为浆液或浆液纤维素性渗出。细菌感染的早期或感染菌量多、毒力强、机体免疫力低下或变态反应较强时,渗出性病变显著。渗出性病变易发生于浆膜、滑膜、脑膜等组织疏松处。

2. 增生性病变

机体对结核杆菌发生特异性细胞免疫时,巨噬细胞增生聚集、活化、分化,在局部形成肉芽肿,又称为结核结节。当机体感染的细菌数量少,毒力较低或人体免疫力较强时,增生反应显著,形成具有诊断价值的结核结节。光镜观察:结核结节中可见大量由巨噬细胞演化形成的类上皮细胞,并可见郎格罕斯多核巨细胞,中央可见干酪样坏死,外围可见淋巴细胞和成纤维细胞(图 12 – 1)。肉眼观察:单个结核结节直径约 0.1 mm,肉眼不易见;3~4 个结核结节融合为较大结节时,肉眼可见呈灰白色、半透明、粟粒大小。结核结节为结核病的特征性病变,因而对其具有诊断价值。

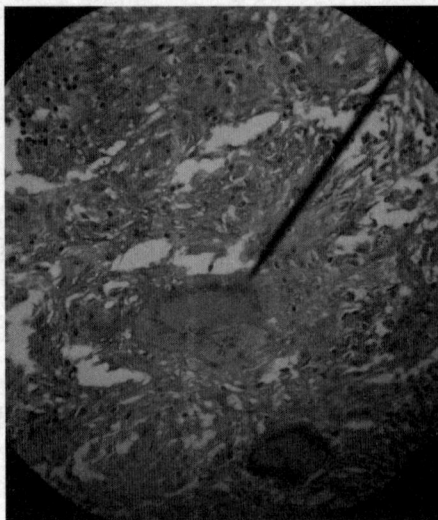

图 12 – 1　结核结节(HE 染色,高倍镜)
图中指针所示为 Langhans 多核巨细胞

3. 干酪样坏死

结核杆菌感染的数量多、毒力强、机体抵抗力低、变态反应强烈时,可发生干酪样坏死。肉眼观察:坏死组织颜色淡黄、质实细腻、状似奶酪,故称干酪样坏死。干酪样坏死亦对结核病的诊断具有一定意义。

以上三种病理变化可同时存在,往往以其中某一种病变为主,并可在一定条件下相互转化。

思考题

结核病患者,机体组织的基本病变特点是什么?

(三)病变的转归

结核病的转归取决于结核杆菌的致病力与机体抵抗力之间的关系。当机体抵抗力较强时,可将细菌抑制、杀灭,病变转向愈合;当细菌致病力较强,机体抵抗力较弱时,病变恶化进展。

1. 转向愈合

(1)吸收、消散:渗出性病变、较小的干酪样坏死和结核结节可经淋巴道吸收,病变消散。

(2)纤维化、纤维包裹与钙化:小的干酪样坏死可被肉芽组织机化,形成瘢痕组织,此过程又称为纤维化。结核结节中的成纤维细胞可形成胶原纤维,结节逐渐纤维化而愈合。

较大的干酪样坏死,可形成纤维包裹,其内部的坏死组织可发生钙盐沉着,称为钙化。纤维包裹属相对愈合状态,其内部坏死物中常含有细菌;当机体抵抗力降低时,可导致结核病复发。

2. 转向恶化

(1)浸润进展:病情恶化时,病灶周围先出现渗出性病变,并可随后发生干酪样坏死,病变范围逐渐扩大。

(2)溶解播散:由于干酪样坏死物中巨噬细胞崩解,溶酶体酶释放,使坏死组织溶解。液化的坏死物夹带着细菌,可经器官内自然管道、血道及淋巴道播散。

二、肺结核病

人类结核病中,最常见的是肺结核,经呼吸道飞沫传播。肺结核病可因初次感染和再次感染结核杆菌时,机体反应性不同而导致肺部的病变特点不同,因此可将肺结核分为原发性肺结核病与继发性肺结核病两大类。

(一)原发性肺结核病

第一次感染结核杆菌所导致的肺结核病,称为原发性肺结核病。多发生于儿童,因而又称为儿童型肺结核病,也可偶见于未感染过结核杆菌的青少年或成年人。

1. 病变特点

由于右主支气管"短、粗、陡"的形态特征,使得人体吸气过程中,结核杆菌易侵入右肺,通常侵入右肺上叶的下部或者下叶的上部。肺内首先出现的病灶称为原发灶。初次感染结核杆菌,机体的免疫反应为非特异性细胞免疫。免疫力不强,细菌得以繁殖蔓延,易侵入邻近的淋巴管道,随淋巴引流侵入所属的肺门淋巴结,引起相应的结核性淋巴管炎和肺门淋巴结结核病变。病变的淋巴管道增粗红肿,肺门淋巴结肿大,可见干酪样坏死。肺的原发灶、结核性淋巴管炎和肺门淋巴结结核三种病变合称为原发复合征(又称原发综征)。原发综合征是原发性肺结核病的基本病变特征。X 线检查可见哑铃状阴影,是临床诊断原发性肺结核的重要依据。

2. 病变转归

发病最初的几周内,结核杆菌可通过淋巴管道或血道播散到身体的其他组织器官。随着特异性细胞免疫能力的建立,或者及时有效的治疗,绝大多数原发性肺结核病人机体的病变可逐渐痊愈。

少数患者由于营养不良或患有其他疾病(如流感、麻疹、百日咳、白喉等),使机体抵抗力降低,导致病变恶化进展。肺内病灶逐渐扩大,或可通过支气管道、淋巴道、血道播散。

👁 **思考题**

原发性肺结核病的主要病变特点有什么？疾病的转归如何？

（二）继发性肺结核病

继发性肺结核病，是再次感染结核杆菌所引起的肺结核病。多见于成人，故而又称为成人型肺结核病。

关于继发性肺结核病的发生机制，有以下两种学说：①外源性再感染学说，认为由于机体再次感染到外界的结核杆菌而引起肺结核病。②内源性再感染学说，认为由于原发性肺结核病人机体内的潜伏菌在机体抵抗力降低时得以繁殖，进而引起结核病复发。多数学者支持内源性再感染学说。

继发性肺结核病患者，因机体已经具有特异性细胞免疫的能力，所以机体的病变特点与原发性肺结核有所不同，主要表现为：①病变多始于肺尖，可能与肺尖部血供相对较差，抵抗力相对较低有关。②病变处常易形成结核结节；因超敏反应迅速，组织易发生干酪样坏死。③因免疫力较强，可有效防止细菌沿淋巴道和血道播散。病变的播散主要在肺内沿支气管道播散。④病程较长，病变复杂多变。

继发性肺结核病有多种病理临床类型，主要有：

1. 局灶型肺结核

局灶型肺结核是继发性肺结核病的早期病变。病灶结节状，可为一个或数个，直径通常 0.5 ~ 1.0 cm，多位于肺尖下 2 ~ 4 cm 处，右肺多见。光镜下观察，多以增生性病变为主，中央可见干酪样坏死，周围有纤维组织包绕。临床上患者多无明显症状。当病人免疫力较强时，病灶可发生纤维化、钙化而痊愈；若病人免疫力较低，可进展为浸润型肺结核。

2. 浸润型肺结核

浸润型肺结核属活动性肺结核病，多由局灶型肺结核发展而来。病变以渗出为主，中央常有干酪样坏死。X 线显示边缘模糊的云絮状阴影。患者常有低热、盗汗、全身无力等中毒症状，还可出现咳嗽、咯血等临床表现。如能及时有效治疗，病变可好转愈合。若患者抵抗力较低且未及时有效治疗，则病变继续发展，渗出性病变与干酪样坏死范围逐渐扩大。干酪样坏死物液化后，可经支气管排出，局部形成急性空洞。坏死物随痰排出，因其中含大量细菌，故而具有较强的传染性。液化的坏死物可沿支气管道播散，形成干酪样肺炎。急性空洞经及时有效治疗，可形成瘢痕而愈合；若经久不愈，可发展为慢性纤维空洞型肺结核。

3. 慢性纤维空洞型肺结核

慢性纤维空洞型肺结核是继发性肺结核病的晚期类型，多在浸润型肺结核形成急性空洞后迁延不愈发展而来。其主要病变特点为：①空洞可一个或多个，大小不等、形状不规则，空洞壁较厚，多位于右肺上叶。②光镜下观察，空洞壁结构由内而外依次为：干酪样坏死物（内含大量结核杆菌）、肉芽组织及纤维结缔组织。③同侧或对侧肺组织可见由支气管播散而形成的新旧不一、大小不等的结核病灶。④后期，肺组织破坏较严重，可见广泛纤维化、胸膜增厚与胸壁粘连，肺组织缩小、变形，严重影响呼吸功能。

此型患者因含菌的空洞与支气管相通，故又称为开放性肺结核，具有较强的传染性。如空洞壁的干酪样坏死侵蚀较大血管，可引起大咯血，并可因吸入大量血液而导致病人窒息死亡。若空洞穿破胸膜，可导致气胸或脓气胸。经常咳出含菌的痰，可导致喉结核。若咽下含菌的痰，可导致肠结核。

4. 干酪性肺炎

干酪性肺炎是继发性肺结核病最严重的病理类型，可发生于机体免疫力低且变态反应强烈时；可由浸润型肺结核恶化发展而来;或可由急性、慢性空洞的细菌经支气管道播散所致。光镜下观察,可见大片干酪样坏死,周围有浆液纤维性渗出。此型结核病起病急剧、病情危重、死亡率高,有"奔马痨"或"百日痨"之称。

5. 结核球

结核球是指孤立的、有纤维包裹的球状干酪样坏死灶,直径 2~5 cm。结核球多位于肺上叶,常为单个,也可为多个。结核球为病变的相对愈合状态。患者在临床上多无明显症状。但当患者抵抗力低下时,结核球坏死物中潜伏的细菌可繁殖,并突破纤维包裹,引起结核病的复发。由于结核球有纤维包裹,因而药物不易进入,临床上多采用手术切除的方法彻底治疗。

6. 结核性胸膜炎

当结核病变波及胸膜,可引起结核性胸膜炎。原发性肺结核病与继发性肺结核病均可伴有结核性胸膜炎。结核性胸膜炎根据病变特点,可分为渗出性结核性胸膜炎和增生性结核性胸膜炎两种。渗出性结核性胸膜炎,又称为湿性结核性胸膜炎,主要病变为浆液纤维素性渗出。渗出浆液较多时,可引起胸腔积液。渗出液较少而伴有纤维素渗出时,可引起脏、壁胸膜在呼吸时产生摩擦,使患者发生胸痛症状。渗出液经适当治疗可吸收,若纤维素渗出较多,不易吸收,可发生机化而使胸膜增厚粘连。

增生性结核性胸膜炎,又称干性结核性胸膜炎。常发生于肺尖,多为局限性,以增生性病变为主。常通过纤维化而愈合,可引起胸膜增厚黏连。

综上所述,原发性肺结核病与继发性肺结核病在许多方面存在着不同,如表 12-1:

表 12-1 原发性肺结核病和继发性肺结核病特点比较

	原发性肺结核病	继发性肺结核病
结核杆菌感染	初次感染	再次感染
患者	多为儿童	多为成人
特异性细胞免疫能力及过敏性	初期无,逐渐建立	有
病变特点	原发复合征	病变复杂多样,较局限
首发病变	右肺上叶下部或下叶上部近胸膜处	肺尖部
主要播散方式	淋巴道、血道	支气管道
病程	短,多可自愈	长,需治疗

思考题

1. 继发性肺结核病有哪些主要病理临床类型?这些类型之间有怎样的联系?
2. 原发性肺结核病与继发性肺结核病有哪些主要区别?

小　　结

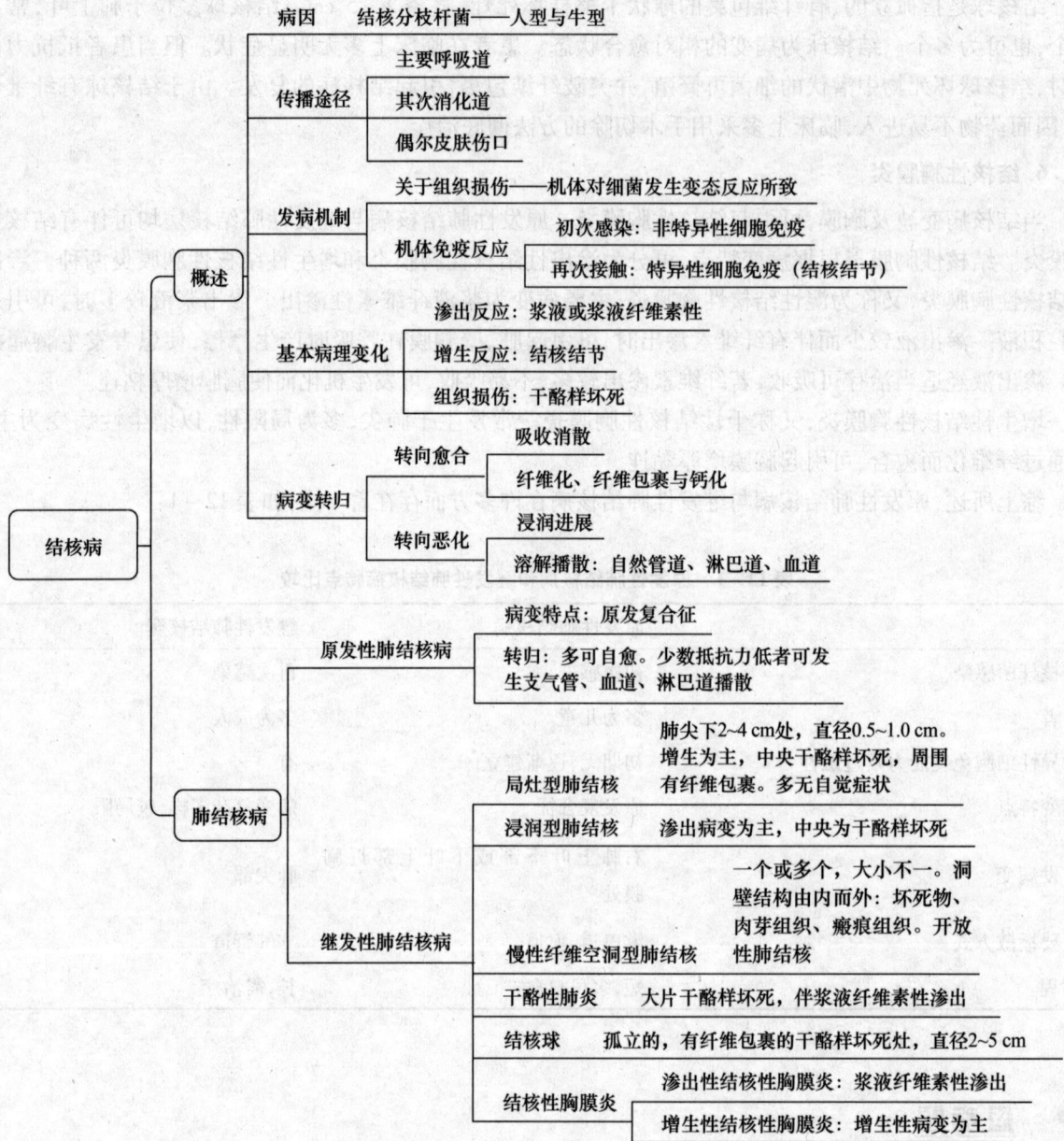

达标自测

一、名词解释

1. 结核结节

2. 原发性肺结核病

3.继发性肺结核病

4.原发复合征

二、填空

1.结核病的病因是(　　　)。

2.结核病的传播途径主要是(　　　),其次为(　　　)。

3.结核病的基本病理变化包括(　　)(　　)和(　　　)。

4.原发性肺结核病的原发复合征包括(　　)(　　)和(　　)三种病变。

5.继发性肺结核病的病理临床类型主要有(　　)(　　　)(　　　)(　　　)(　　　)和(
　)。

三、选择题

1.结核病的病因是:(　　)

A.葡萄球菌　　　B.结核杆菌　　　C.结核链球菌

D.肺炎球菌　　　E.流感杆菌

2.结核病的主要传播途径是:(　　)

A.消化道　　　B.血液　　　C.密切接触传播

D.呼吸道传播　　　E.垂直传播

3.结核病的病变不包括:(　　)

A.浆液渗出　　　B.纤维素渗出　　　C.干酪样坏死

D.液化性坏死　　　E.炎性息肉

4.机体对结核杆菌产生特异性细胞免疫时,效应细胞是:(　　)

A.巨噬细胞　　　B.淋巴细胞　　　C.浆细胞

D.中性粒细胞　　　E.嗜酸性粒细胞

5.结核结节的成分不包括:(　　)

A.类上皮细胞　　　B.Langhans 多核巨细胞

C.干酪样坏死　　　D.淋巴细胞　　　E.中性粒细胞

6.关于原发性肺结核病,下列说法错误的是:(　　)

A.患者多为成年人　　　B.初次感染结核杆菌所患的肺结核病

C.患者多可自愈　　　D.抵抗力低者,可发生血道、淋巴道播散

E.病变好发于右肺

7.关于原发复合征,下列说法错误的是:(　　)

A.多位于右肺　　　B.原发性肺结核病的病变特征

C.X 线检查呈哑铃状阴影　　　D.病变复杂,易发生支气管播散

E.包括原发灶、结核性淋巴管炎和肺门淋巴结结核三种病变

8.原发性肺结核病的原发灶多位于:(　　)

A.右肺尖部　　　B.右肺门　　　C.右肺上叶下部或下叶上部

D.左肺尖部　　　E.左肺锁骨上下区

9.关于继发性肺结核病的描述下列哪项是错误的:(　　)

A.多见于成人　　　B.病程长　　　C.可继发形成空洞

D.多经血道和淋巴道播散　　　E.可形成结核球

10.下列哪项不属于继发性肺结核病的病理临床类型:(　　)

A. 局灶型肺结核　　B. 浸润性肺结核　　C. 肺门淋巴结结核

D. 结核球　　　　　　E. 干酪样肺炎

11. 关于局灶型肺结核,下列说法错误的是:(　　)

A. 结核病变愈合的结果　　　　　B. 以增生性病变为主

C. 中央可见干酪样坏死　　　　　D. 周围有纤维组织包绕

E. 患者多无自觉症状

12. 关于浸润型肺结核,下列说法错误的是:(　　)

A. 病变以干酪样坏死为主　　　　B. 坏死物可溶解播散

C. 可发展为干酪样肺炎　　　　　D. 可发展为慢性纤维空洞型肺结核

E. 可愈合形成结核球

13. 下列哪种肺结核病的类型最具传染性:(　　)

A. 原发性肺结核　　B. 局灶型肺结核　　C. 结核球

D. 慢性纤维空洞型肺结核　　　　E. 结核性胸膜炎

14. 关于慢性纤维空洞型肺结核,下列说法错误的是:(　　)

A. 为开放性肺结核　　　　　　　B. 多为一个,近似球形

C. 洞壁内层为干酪样坏死　　　　D. 可播散至同侧或对侧肺内

E. 晚期可见肺组织广泛纤维化

参 考 答 案

一、名词解释

1. 结核结节:机体对结核杆菌发生特异性细胞免疫时,巨噬细胞增生聚集、活化、分化,在局部形成肉芽肿,又称为结核结节。

2. 原发性肺结核病:指机体第一次感染结核杆菌所导致的肺结核病。

3. 继发性肺结核病:指机体再次感染结核杆菌所引起的肺结核病。

4. 原发复合征:原发性肺结核肺内原发灶、结核性淋巴管炎和肺门淋巴结结核三种病变合称为原发综合征。

二、填空

1. 结核分枝杆菌

2. 呼吸道,消化道肺原发灶,结核性淋巴管炎,肺门淋巴结结核

3. 浆液或浆液纤维素性渗出,结核结节,干酪样坏死

4. 原发灶,结核性淋巴管炎,肺门淋巴结结核

5. 局灶型肺结核,浸润型肺结核,慢性纤维空洞型肺结核,干酪性肺炎,结核球,结核性胸膜炎

三、选择题

1.B　2.D　3.E　4.A　5.E　6.A　7.D　8.C　9.D　10.C　11.A　12.A　13.D　14.B

第二节　细菌性痢疾

细菌性痢疾,简称菌痢,是由痢疾杆菌引起的肠道传染病。一年四季均可发病,以夏、秋季节更为多见。病变主要累及结肠,属纤维素性炎症。临床上主要表现为腹痛、腹泻、里急后重及黏液脓血便。

一、病因及发病机制

细菌性痢疾的病因为痢疾杆菌。痢疾杆菌有四型:福氏、宋内、鲍氏及痢疾志贺菌,在我国主要为前两型。菌痢患者及带菌者为本病的传染源,传播途径为消化道。痢疾杆菌随粪便排出,直接或间接(经苍蝇等媒介传播)污染食物、水源、餐具等,再经口传染给健康人。

健康人消化道对痢疾杆菌有较强的抵抗力,主要表现为:①胃酸对痢疾杆菌的杀灭作用;②正常肠道菌群对痢疾杆菌的拮抗排斥作用。但当进入机体的病菌数量多、毒力强,机体抵抗力降低时,细菌可突破机体的防线,进入大肠,侵入肠黏膜,在黏膜中生长繁殖,引起黏膜损伤,引发炎症病变。

👁 思考题

细菌性痢疾的病因和传染途径是什么?

二、病理变化及临床病理联系

菌痢主要发生于大肠,尤其是乙状结肠和直肠的病变较重。病情严重者,可累及整个结肠甚至回肠下段。菌痢的病理临床类型有以下三种:

(一)急性细菌性痢疾

病变主要发生于黏膜。早期主要表现为黏液分泌亢进,黏膜充血水肿,中性粒细胞浸润,可有点状出血。随病变进一步发展,黏膜中可见纤维素大量渗出,纤维素与渗出的中性粒细胞、红细胞、坏死组织及细菌等形成糠皮样假膜,覆盖于黏膜表面。发病后1周左右,渗出的中性粒细胞崩解,释出溶解酶,溶解纤维素和坏死组织,假膜成片脱落,形成大小不等、形状不一的溃疡。

临床上,病人可出现发热、头痛、乏力、食欲减退等全身中毒症状及外周血白细胞增多;炎症刺激可导致肠管蠕动亢进及痉挛,引起阵发性腹痛、腹泻等症状;炎症刺激直肠壁内的神经末梢及肛门括约肌,可导致里急后重及便意频繁;患者初为稀便混有黏液,后可形成黏液脓血便。

急性菌痢自然病程为1~2周,经适当治疗,多可痊愈,少数可转为慢性菌痢。

(二)慢性细菌性痢疾

病程超过2个月以上的,称为慢性菌痢。多由急性菌痢转变而来,病程可长达数月甚至数年。由于机体抵抗力的波动,导致肠壁的病变反复发生、新旧并存。肠壁中可见慢性溃疡,溃疡周围黏膜常过度增生而形成息肉。溃疡多深达肌层,底部有肉芽组织及瘢痕形成,使肠壁增厚变硬,严重者可导致肠腔狭窄。

临床上可有腹痛、腹胀、腹泻或便秘与腹泻交替等症状,粪便可带有黏液或少量脓血。

炎症较重时,可出现急性菌痢的表现,称为慢性菌痢急性发作。

(三)中毒性细菌性痢疾

本型菌痢肠道的病变通常轻微,临床上常无明显的腹痛、腹泻和黏液脓血便;但全身中毒症状严重,可出现高热、惊厥、昏迷、呼吸衰竭、循环衰竭等。本病起病急骤,可于发病后数小时或数十小时内出现中毒性休克或呼吸衰竭。本病多见于2~7岁儿童,多由毒力较低的福氏菌或宋内菌引起。

思考题

1. 急性细菌性痢疾的主要临床表现有哪些,其病理基础是什么?
2. 急性细菌性痢疾、慢性细菌性痢疾和中毒性细菌性痢疾肠道病变的主要区别是什么?

小 结

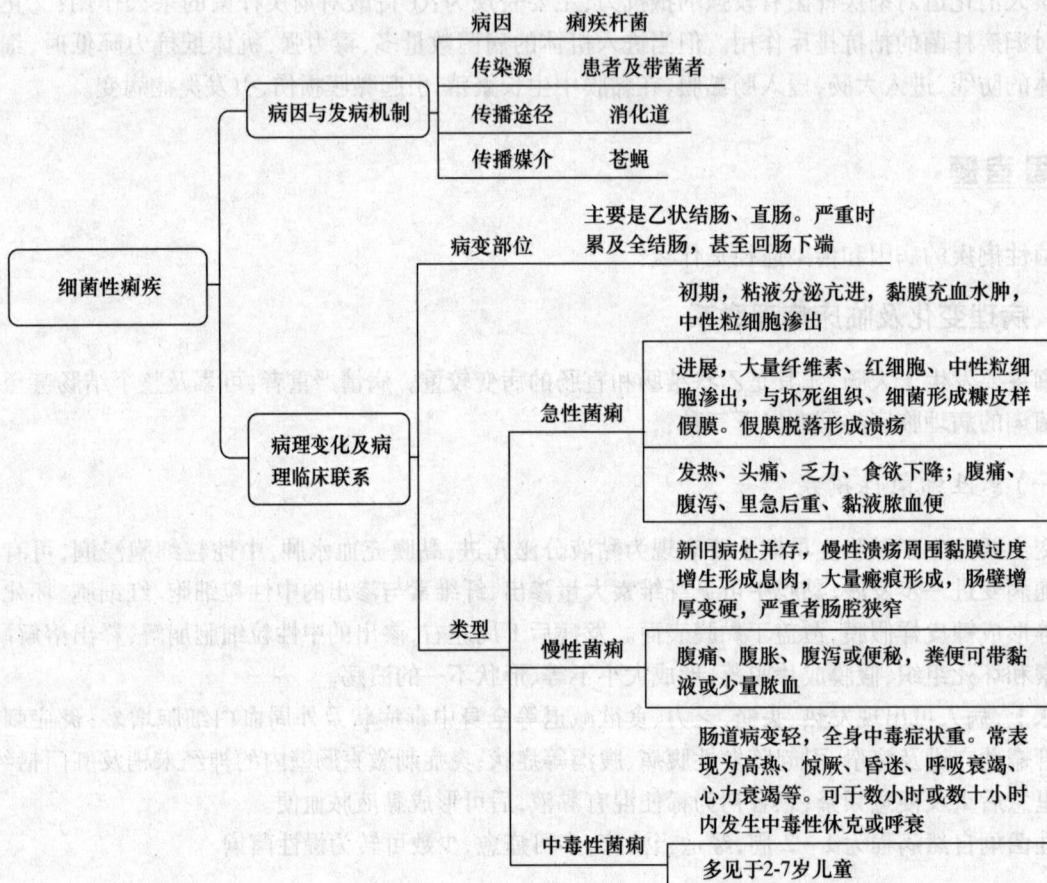

	病因	痢疾杆菌
病因与发病机制	传染源	患者及带菌者
	传播途径	消化道
	传播媒介	苍蝇

细菌性痢疾

病变部位：主要是乙状结肠、直肠。严重时累及全结肠,甚至回肠下端

急性菌痢：
- 初期,粘液分泌亢进,黏膜充血水肿,中性粒细胞渗出
- 进展,大量纤维素、红细胞、中性粒细胞渗出,与坏死组织、细菌形成糠皮样假膜。假膜脱落形成溃疡
- 发热、头痛、乏力、食欲下降;腹痛、腹泻、里急后重、黏液脓血便

慢性菌痢：
- 新旧病灶并存,慢性溃疡周围黏膜过度增生形成息肉,大量瘢痕形成,肠壁增厚变硬,严重者肠腔狭窄
- 腹痛、腹胀、腹泻或便秘,粪便可带黏液或少量脓血

中毒性菌痢：
- 肠道病变轻,全身中毒症状重。常表现为高热、惊厥、昏迷、呼吸衰竭、心力衰竭等。可于数小时或数十小时内发生中毒性休克或呼衰
- 多见于2-7岁儿童

达 标 自 测

一、填空

1. 细菌性痢疾的病因是(   ),好发于(   )季节。
2. 细菌性痢疾的传播途径是(   )。
3. 细菌性痢疾病变主要累及(   ),尤其是(   )。
4. 细菌性痢病理临床类型包括(   )(   )和(   )。

二、选择题

1.关于急性细菌性痢疾的病变特征,下列说法错误的是:(　　)

A.肠道黏液分泌亢进　　　　　　　B.可见纤维素、中性粒细胞大量渗出物

C.以红细胞渗出为主　　　　　　　D.形成糠皮样假膜

E.黏膜可见溃疡形成

　　2.急性细菌性痢疾病人的主要临床表现为:(　　)

A.腹痛、腹泻、里急后重、水样便　　B.腹胀、腹泻与便秘交替、水样便

C.腹胀、腹泻、里急后重、黏液脓血便　D.腹痛、腹泻与便秘交替、黏液脓血便

E.腹痛、腹泻、里急后重、黏液脓血便

3.关于慢性菌痢患者肠壁病变的描述,错误的是:(　　)

A.新旧病灶并存　B.形成黏膜息肉　C.大量糠皮样假膜　　　　D.肠壁增厚变硬

E.肠腔变窄

4.关于慢性菌痢患者的临床表现,下列描述错误的是:(　　)

A.腹痛　　　　　B.腹胀　　　　C.腹泻　　　　　D.便中带脓血　　E.循环衰竭

5.关于中毒性菌痢的临床表现,下列描述错误的是:(　　)

A.肠道症状不明显　　　　　　　　B.全身中毒症状严重

C.可发生急性呼吸衰竭　　　　　　D.有严重的腹痛、腹泻、脓血便

E.发病后数小时或数十小时内可出现中毒性休克

参 考 答 案

一、填空

1.痢疾杆菌,夏秋

2.消化道

3.大肠,乙状结肠和直肠

4.急性细菌性痢疾,慢性细菌性痢疾,中毒性细菌性痢疾

二、选择题

1.C　2.E 3.C　4.E　5.D

第三节　流行性脑脊髓膜炎

流行性脑脊髓膜炎,简称流脑,是由脑膜炎双球菌引起的脑脊髓膜的急性化脓性炎症。临床上主要表现为高热、头痛、呕吐、皮肤黏膜瘀点瘀斑及脑膜刺激症状,部分患者可出现中毒性休克。本病多为散发性,冬春季可发生流行,患者多为儿童和青少年。

一、病因及发病机制

本病由脑膜炎双球菌感染所致。患者与带菌者为传染源。病原菌生活于患者或带菌者的鼻咽部,

随飞沫经呼吸道传播。细菌侵入健康人上呼吸道,可引起黏膜局部炎症。患者可出现上呼吸道感染的表现。少数患者机体抵抗力较低,细菌繁殖,侵入血流,引起菌血症或败血症。患者可出现发热;细菌内毒素引起小血管损伤,导致皮肤黏膜出现瘀点瘀斑。其中2%~3%的患者,病原菌可随血液进入中枢神经系统,引起脑脊髓膜炎。细菌可在蛛网膜下腔中的脑脊液里繁殖、播散,因而脑脊髓膜炎病变常较弥漫。

二、病理变化

肉眼观察,脑脊髓膜血管高度扩张充血,病变严重时,大量脓性渗出物覆盖脑沟、脑回,蛛网膜下腔充满脓性渗出物。病变较轻者,可见脓性渗出物沿血管分布。病变轻微处,软膜略带浑浊。

光镜下观察,可见软膜、蛛网膜血管高度扩张充血,蛛网膜下隙增宽,其中可见大量中性粒细胞、纤维素及少量单核细胞、淋巴细胞。

三、临床病理联系

(一)颅内压增高

颅内压增高与脑膜血管充血、渗出,蛛网膜下腔脓性渗出物积聚,蛛网膜颗粒因脓性渗出物的阻塞使脑脊液回流障碍等因素有关。临床上主要表现为剧烈头痛、喷射状呕吐、视神经盘水肿、小儿前囟饱满等。

(二)脑膜刺激征

脑膜刺激征主要表现为颈项强直、屈髋伸膝征阳性及婴幼儿患者角弓反张。由于脊髓膜血管充血渗出所致。炎症累及脊髓神经根周围的蛛网膜、软脊膜时,可使神经根在通过椎间孔时受压,当骨骼肌因运动而牵拉了受压的脊神经根时即产生疼痛症状。当颈部骨骼肌发生保护性痉挛时,便出现颈项强直,主要表现为颈前屈受阻。婴幼儿患者腰背部肌肉亦可出现保护性痉挛,从而形成角弓反张的体征,表现为躯体仰曲似弓状。屈髋伸膝征(Kernig征)阳性,是由于抬举小腿(伸膝)的过程中牵拉了坐骨神经,使病人产生疼痛并发生抵抗。

(三)脑脊液改变

本病患者脑脊液外观混浊或呈脓样。脑脊液中含大量中性粒细胞、脓细胞,蛋白质增多,糖及氯化物减少。脑脊液培养及涂片可查见脑膜炎双球菌。脑脊液的特征是流脑的一项重要诊断依据。

由于抗生素的广泛应用,本病患者多能痊愈。极少数患者可出现脑水肿、脑神经受损麻痹等后遗症。病死率已降至5%以下。

小　　结

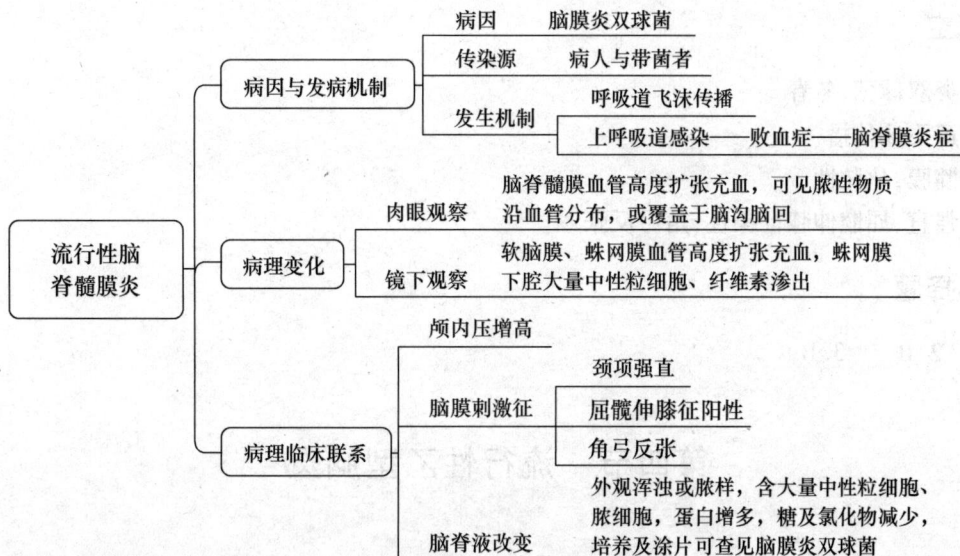

达标自测

一、填空题

1. 流脑的病因是（　　），好发于（　　）季节。
2. 流脑的传播途径是（　　）。
3. 流脑病变主要累及（　　），属于（　　）炎症。
4. 脑膜刺激征主要表现为（　　）、（　　）和（　　）。

二、选择题

1. 关于流脑的病变特点，下列描述错误的是：（　　）
A. 病变主要波及蛛网膜与软膜　　　　B. 脑脊膜血管高度扩张
C. 可见大量脓性渗出物　　　　　　　D. 属于浆液纤维素性炎症
E. 脑脊液浑浊或脓样
2. 下列哪项不是流行性脑脊髓膜炎病人的临床表现：（　　）
A. 上呼吸道感染　B. 腱反射亢进　　C. 皮肤黏膜瘀点瘀斑
D. 头痛　　　　　　E. 喷射性呕吐
3. 流行性脑脊髓膜炎病人脑脊液的变化为：（　　）
A. 压力升高、无色透明、白细胞计数增高、蛋白增多、糖正常
B. 压力升高、浑浊不清、含大量脓细胞、蛋白增多、糖及氯化物减少
C. 压力升高、无色透明、白细胞计数减少、蛋白增多、糖减少
D. 压力升高、浑浊不清、含大量脓细胞、蛋白减少、糖增多
E. 压力升高、无色透明、白细胞计数增高、蛋白增多、糖减少

参 考 答 案

一、填空

1. 脑膜炎双球菌,冬春
2. 呼吸道飞沫传播
3. 脑脊髓膜,化脓性
4. 颈项强直,屈髋伸膝征阳性,角弓反张

二、选择题

1. D　　2. B　　3. B

第四节　流行性乙型脑炎

流行性乙型脑炎,简称乙脑,是由乙型脑炎病毒感染所致的中枢神经系统急性传染病。临床上主要表现为高热、嗜睡、抽搐、昏迷等。本病起病急,死亡率高,患者多为 10 岁以下儿童。

一、病因及发病机制

本病的病原体是嗜神经性乙型脑炎病毒。传染源为患者和中间宿主(家禽、家禽)。传播媒介主要为库蚊、伊蚊和按蚊,我国主要为三节吻库蚊。叮咬了患者或中间宿主后,携带病毒的蚊子再叮咬健康人时,将病毒带入人体内,病毒先在局部血管内皮细胞、单核巨噬细胞内繁殖,而后入血,引起短暂的病毒血症。若患者机体免疫力较低、血脑屏障不健全,病毒可通过血脑屏障侵入中枢神经系统,引起病变。受到病毒感染的神经元表面有膜抗原,可引起机体产生体液免疫、细胞免疫,导致神经元损伤。

二、病理变化

本病的病变范围较广泛,脑和脊髓均可受累,以大脑皮质、基底核和视丘最为严重。病变主要表现为神经元损伤、血管充血渗出及胶质细胞增生。

(一)神经元变性、坏死

光镜下可见受损的神经元胞体肿胀,尼氏小体消失,胞体内出现空泡。严重者可导致神经元坏死、溶解。

(二)软化灶形成

病变严重时,局部神经元坏死、液化,形成染色较浅、质地疏松的筛网状病灶,称为筛状软化灶,对本病具有一定的诊断意义。液化的坏死物可被吸收,由增生的胶质细胞填充取代,称为胶质瘢痕。

(三)血管充血、渗出

脑实质病变区血管高度扩张充血,脑组织水肿,血管周隙增宽,淋巴细胞大量渗出,并可伴有单核细胞、浆细胞浸润。可见炎细胞浸润在血管周围间隙,呈袖套状。

（四）胶质细胞增生

光镜下可见,病变区胶质细胞明显增生。

三、临床病理联系

由于神经元的广泛损伤,患者在疾病早期即可出现嗜睡、昏迷。脑神经核损伤严重时,患者可出现肌张力增强、腱反射亢进、抽搐、痉挛等上运动神经元损害的表现。延髓受损时,可发生呼吸衰竭、循环衰竭。由于病变区脑实质血管充血、渗出,可导致颅内压升高,患者出现头痛、呕吐的症状,严重时可发生脑疝。当病变波及脑膜时,可引起脑膜刺激症状。

经积极有效的治疗,多数患者可痊愈。少数病例因病情较重而恢复缓慢,甚至会留有思维语言障碍、肢体瘫痪等后遗症。病情严重者,可因呼吸衰竭、循环衰竭而死亡。

👁 思考题

流脑与乙脑的主要区别是什么?

小　结

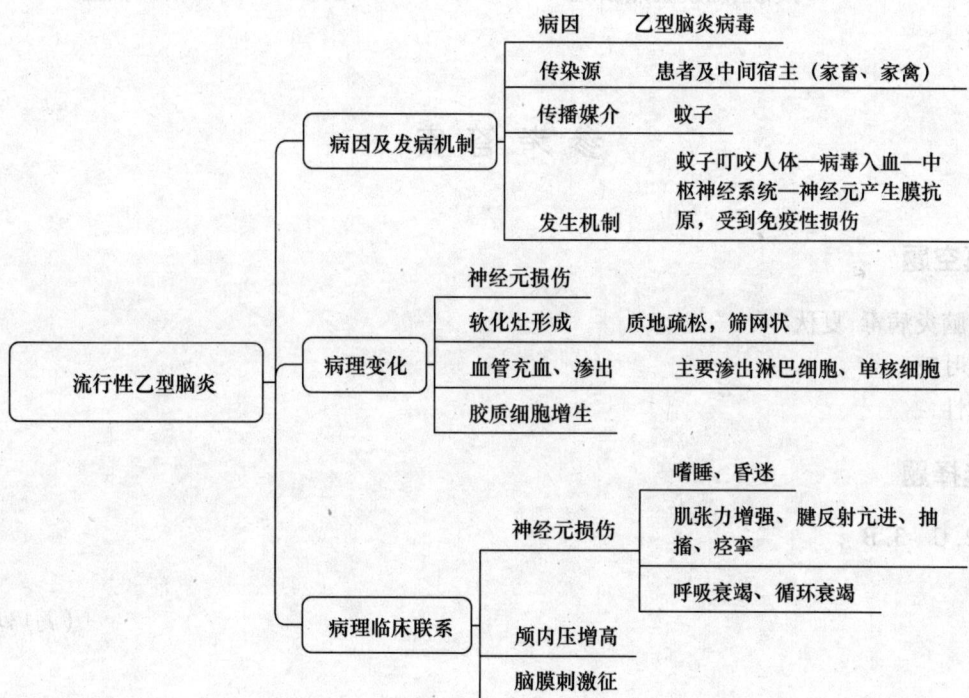

达 标 自 测

一、填空

1. 乙脑的病因是( )，好发于( )季节。

2. 乙脑的传播途径是( )。

3. 乙脑属于( )炎症。

4. 脑膜刺激征主要表现为( )、( )和( )。

二、选择题

1. 流行性乙型脑炎的传播途径是：( )

A.生活密切接触 B.蚊虫叮咬 C.经呼吸道 D.经输血血制品 E.经消化道

2. 关于乙脑的病变特点，下列描述错误的是：( )

A.神经元广泛损伤 B.以渗出病变为主

C.渗出的炎细胞主要为中性粒细胞 D.脑组织内形成筛网状软化灶

E.可见胶质细胞增生

3. 关于乙脑患者的临床表现，下列描述错误的是：( )

A.高热 B.皮肤、黏膜瘀点瘀斑 C.嗜睡 D.抽搐

E.昏迷

参 考 答 案

一、填空题

1. 乙型脑炎病毒，夏秋

2. 蚊虫叮咬

3. 变质性

二、选择题

1.B 2.C 3.B

(葛璐璐)

第十三章　重要器官功能衰竭

学习目标

掌握:1.心力衰竭的概念、原因;

　　　2.呼吸衰竭的概念、类型;

　　　3.肝性脑病的概念;

　　　4.急性肾功能衰竭的概念、少尿型急性肾衰的病变过程、少尿期机体的主要代谢功能

　　　　变化;

　　　5.慢性肾功能衰竭的概念。

熟悉:1.心力衰竭时心脏的代偿反应、心衰的诱因、发病机制、临床表现;

　　　2.呼吸衰竭的原因、发生机制、机体的代谢与功能变化;

　　　3.肝性脑病血氨升高的机制、假性神经递质的种类、肝性脑病诱因;

　　　4.急性肾功能衰竭的原因;

　　　5.慢性肾衰机体的代谢功能变化。

了解:1.肝性脑病的原因与分类、氨对脑的毒性作用;

　　　2.急性肾衰的发生机制;

　　　3.慢性肾衰的发展过程。

第一节　心　力　衰　竭

心脏是血液循环系统的重要器官,心脏通过收缩与舒张活动推动血液在心血管内循环流动。如果由于各种致病因素的影响,使心肌舒缩功能发生障碍,导致心输出量不能满足机体组织代谢需要而引起的全身性病理过程,称为心功能不全。心功能不全时,机体能够进行代偿调节。如果通过调节,使心输出量维持在正常水平,则称为代偿性心功能不全。如果通过机体的调节,仍然不能使心输出量维持在正常水平,机体发生一系列代谢与功能的障碍,此时称为失代偿性心功能不全,又称为心力衰竭。心功能不全和心力衰竭在本质上是相同的,只是程度不同,在临床上往往两者通用。

一、原因、诱因与分类

(一)原因

心功能不全的原因主要有心肌损害和心肌负荷过重两个方面。

1.心肌损害

心肌损害包括心肌结构性损害和心肌功能性病变两种。

（1）心肌结构性损害：如心肌炎、心肌梗死等，心肌结构受到破坏，导致心肌舒缩功能障碍。

（2）心肌功能性病变：如缺血、缺氧、维生素 B_1 缺乏等，由于能量代谢发生障碍，供给心肌活动的能源不足，从而使心肌舒缩功能发生障碍。

2. 心脏负荷过重

心脏的负荷包括前负荷和后负荷。前负荷又称为容量负荷，是指心舒期末心室腔内血容量给心肌收缩带来的负荷。后负荷又称为压力负荷，是指外周循环阻力给心肌收缩带来的负荷。负荷过重也可导致心肌舒缩功能障碍。

（1）容量负荷过重：常见于心瓣膜关闭不全。左心室容量负荷过重见于二尖瓣或主动脉瓣关闭不全，右心室容量负荷过重见于三尖瓣或肺动脉瓣关闭不全。

（2）压力负荷过重：左心室压力负荷过重常见于高血压、主动脉瓣狭窄；右心室压力负荷过重常见于肺动脉高压、肺动脉瓣狭窄、肺栓塞等。

（二）诱因

临床上约90％的心力衰竭患者是在代偿性心功能不全的基础上由于某些不利因素而诱发。心力衰竭常见的诱因有：

1. 感染

感染是心力衰竭最常见的诱因，尤其是呼吸道感染。感染常伴有发热，可引起心率加快；另外细菌毒素入血可直接损伤心肌；呼吸道感染还可因为局部肺循环缺氧而引起肺循环血管收缩，增加循环阻力，因而易诱发心力衰竭。

2. 心律失常

多见于快速型心律失常，如心动过速、房颤等。心率过快可导致心舒期显著缩短，减少心肌供血；并且阻碍心舒期血液回心，使心输出量降低，诱发心力衰竭。

3. 水、电解质、酸碱平衡紊乱

钠水潴留可增加血容量，加重心肌前负荷；钾代谢紊乱可影响心肌兴奋性、收缩性，导致心律失常；酸碱平衡紊乱亦可影响心肌的舒缩功能，从而诱发心力衰竭。

4. 其他

如妊娠、分娩、过多过快输液、劳累、激动、寒冷、酗酒、创伤等，亦可由于加重心肌负荷或促进心肌损害而诱发心力衰竭。

（三）分类

心力衰竭的分类方法常用的有：

（1）根据心力衰竭发生的部位分类：分为左心衰竭、右心衰竭和全心衰竭。

（2）根据心力衰竭发生的速度分类：分为急性心力衰竭和慢性心力衰竭。

（3）根据心力衰竭时心输出量的高低分类：分为低输出量性心力衰竭和高输出量性心力衰竭。

二、机体的代偿反应

（一）心脏本身的代偿反应

1. 心率加快

心率加快是出现最早、见效最快的代偿反应。心输出量减少或心肌容量负荷增加时，可反射性引起交感神经兴奋，导致心率加快。在一定范围内，心率加快可提高心输出量，但如果心率过快，超过180

次/min 时,由于心室舒张期缩过短,心室充盈不足,反而使心输出量减少,诱发心力衰竭。

2. 心肌收缩性增强

心输出量不足时,交感 – 肾上腺髓质系统兴奋,使儿茶酚胺释放增多,可增强心肌的收缩性。

3. 心肌紧张源性扩张

心肌紧张源性扩张是指心肌细胞在一定范围内随着初始长度的增加而逐渐增强收缩力的特性。这使得心肌在容量负荷增加时,能够相应增强收缩力维持泵血量,具有代偿调节的功能。但此功能也是有限度的,当心肌细胞初始长度超过 2.2 μm 时,收缩力反而下降,发生失代偿。

4. 心肌肥大

心肌肥大是长期心肌负荷过重时的一种代偿方式。心肌肥大时,细胞体积增大,细胞内收缩蛋白增生,心肌收缩力增强。心肌肥大包括向心性肥大与离心性肥大。向心性肥大时,心肌细胞收缩蛋白并联性增生,心肌细胞增粗,但细胞长度没有明显变化。心壁增厚,心腔无明显扩张,甚至有所缩小。这种肥大见于心肌长期后负荷增加时。离心性肥大,心肌细胞收缩蛋白是串联性增生,心肌细胞加长,但没有增粗。心壁厚度没有明显变化,但心腔扩张。这种肥大见于心肌长期前负荷过重时。

随着心肌负荷的增加,心肌逐渐肥大而相应的增加收缩力。但过于肥大时,由于能量代谢障碍等原因导致收缩力降低,发生失代偿。

(二)心脏以外的代偿调节

1. 血容量增加

心输出量不足时,交感 – 肾上腺髓质系统兴奋,使肾血管收缩,肾小球滤过率降低;另外,肾素 – 血管紧张素 – 醛固酮系统激活,促进肾小管对钠水的重吸收,导致尿量减少,钠水潴留,血容量增加,弥补心输出量的不足。

2. 血液重新分布

由于机体交感 – 肾上腺髓质系统兴奋,可引起皮肤、腹腔内脏等器官的血管收缩,但心、脑的血管无明显收缩,保证心、脑重要器官的供血,具有重要的代偿意义。

3. 组织摄氧和利用氧的能力增加

心输出量不足,导致组织内血液灌注减少,长期缺血缺氧,使组织细胞发生代偿性肌红蛋白增多、线粒体增加、酶活性增强等,提高组织利用氧和摄取氧的能力。

4. 红细胞增多

长期心输出量不足,肾组织缺氧,可促进促红细胞生成素的分泌,促进骨髓造血,使红细胞增多,提高血液的携氧能力。

三、发生机制

心力衰竭的发生机制比较复杂,往往是多机制共同作用的结果。

(一)心肌收缩功能障碍

心肌收缩功能障碍主要与以下因素有关:

1. 心肌结构破坏

心肌结构被破坏。

2. 心肌能量代谢障碍

心肌收缩是一个耗能的过程,能量的生成、储存或利用发生障碍,都会影响心肌的收缩性。

（1）能量生成障碍：心肌所需能量主要源于脂肪酸、葡萄糖等物质的生物氧化。缺血、缺氧、维生素 B_1 缺乏等因素可导致生物氧化过程发生障碍，引起心肌能量生成不足；心肌过度肥大时，单位体积的心肌供血不足，因而导致能量生成不足，降低心肌的收缩性。

（2）能量储存减少：心肌的能量是以 ATP 和磷酸肌酸形式储存的。磷酸肌酸是肌酸和 ATP 在磷酸肌酸激酶的作用下生成的。心肌肥大时，磷酸肌酸激酶活性降低，使磷酸肌酸生成减少，发生能量储存障碍。

（3）能量利用障碍：心肌细胞中的 ATP 需要在 ATP 酶的作用下水解而释放能量，供心肌细胞利用。心肌肥大时，ATP 酶活性降低，导致能量释放障碍，从而影响心肌的收缩功能。

3. 心肌兴奋 – 收缩耦联障碍

心肌细胞膜产生兴奋之后，细胞质中 Ca^{2+} 浓度升高，进而与肌钙蛋白结合，从而引起粗细肌丝的相对滑行，完成细胞的收缩过程。因而心肌细胞质中 Ca^{2+} 浓度的升高及其与肌钙蛋白的结合，被称为心肌兴奋 – 收缩耦联。心肌过度肥大、高钾血症、缺血、缺氧、酸中毒等因素可阻碍心肌的兴奋 – 收缩过程，从而使心肌收缩过程发生障碍。

（二）心肌舒张功能障碍

心室舒张功能障碍，会影响心舒期外周静脉血液回心，回心血量不足必然会影响心输出量。心肌舒张功能障碍的机制主要包括：

1. 钙离子复位延缓、钙离子与肌钙蛋白复合体解离障碍

心肌细胞的舒张过程始于细胞质中钙离子复位，使胞质中钙离子浓度迅速降至正常水平，继而钙离子与肌钙蛋白解离，粗细肌丝反向相对滑行，完成细胞的舒张过程。当心肌能量供应不足时，发生钙离子复位延缓及钙离子肌钙蛋白复合体解离障碍，使心肌舒张功能下降。

2. 心室舒张势能减少

心肌在收缩的过程中同时储存了舒张的势能。心肌收缩不良，导致存储的舒张势能不足，使舒张功能降低。

3. 心室顺应性降低

心室顺应性是指心室在单位压力变化下所发生的容积改变。心室顺应性也是影响心室舒张功能的重要因素。导致心室顺应性降低的原因常见的有心肌肥大、心肌纤维化、炎性充血、水肿等。

（三）心肌各部舒缩活动不协调

正常情况下，心房或心室肌在收缩与舒张的过程中同步协调运动，保证了最高效率的泵血活动。某些病因如心律失常、心肌梗死等，会导致心肌各部位运动不协调，从而影响心肌的泵血功能。

四、临床表现

心力衰竭时，机体会出现心输出量不足及静脉回流受阻所致的一系列临床表现：

（一）静脉回流受阻

心力衰竭时，静脉内血液回心受阻，导致静脉淤血。左心衰时，肺循环淤血。右心衰时，体循环淤血。

1. 肺循环淤血

肺循环淤血可引起肺水肿，患者易发生呼吸困难，常见的表现方式有三种：

(1)劳力性呼吸困难:轻度心力衰竭患者可出现劳力性呼吸困难,即在体力活动时出现呼吸困难,随活动量增加,呼吸困难加重,休息后症状缓解。其机制主要是:①体力活动时,循环血量增加,血流加快,使回心血量增多,右心向肺循环射血增加,加重肺淤血。②体力活动时,心率加快,心舒期明显缩短,肺循环血液回心减少,加重肺淤血。

(2)端坐呼吸:左心衰较重的患者,平卧时会出现呼吸困难,为减轻症状而被迫采取端坐体位,称为端坐呼吸。其机制主要是:①端坐时,由于重力的影响,下肢静脉血液回心量减少,可减轻肺淤血;②端坐体位,膈肌的位置相对下移,使胸腔容积相对扩大,能够增加肺活量,缓解呼吸困难的症状。

(3)夜间阵发性呼吸困难:左心衰竭严重的患者,在夜间睡眠时,可突然发生呼吸困难而惊醒,被迫采取端坐体位,呼吸加深加快,严重者伴有咳嗽,咳出粉红色泡沫状痰,称为夜间阵发性呼吸困难。其发生机制主要是:①睡眠时平卧,使体循环回心血量增加,右心室向肺动脉射血增多,加重肺淤血;②由于平卧,使膈肌上移,限制了肺的扩张,肺活量减少;③睡眠时迷走神经兴奋性增强,支气管平滑肌收缩,使肺通气减少。

2. 体循环淤血

右心衰患者体循环淤血时,常表现为:

(1)颈静脉怒张。正常情况下,人体在坐位或半坐位时颈静脉是塌陷的。右心衰患者采取坐位或半坐位时,可见颈外静脉充盈,称为颈静脉怒张,是由于淤血所致。

(2)肝脏肿大。由于淤血,肝体积明显肿大,并有压痛。长期慢性淤血可导致肝硬化。肝组织的损伤可引起肝功能障碍。

(3)胃肠道淤血。可导致消化吸收功能障碍,患者出现食欲下降、恶心、呕吐、腹胀、腹泻等症状。

(4)全身性水肿。由于重力的影响,身体低垂部位淤血较重,先发生水肿。如站立或坐位,足先出现水肿,而后自下而上向小腿蔓延。仰卧位时,骶部先出现水肿。

(二)心输出量减少

心衰患者心输出量减少,对机体的影响主要表现为:

1. 血压下降

急性心力衰竭时,由于心输出量减少,可导致血压下降。慢性心力衰竭,由于机体的代偿调节,可使动脉血压维持在正常水平。

2. 皮肤苍白或发绀

心力衰竭时,心输出量不足,交感神经兴奋,皮肤血管收缩,可导致皮肤苍白,温度下降。心输出量严重不足时,血液中的氧被组织过度摄取,静脉血中氧含量降低,脱氧血红蛋白增多,使肢端皮肤呈斑片状或网状的青紫色,称为发绀。

3. 乏力、失眠或嗜睡

心输出量减少时,由于骨骼肌供血不足,可引起疲乏无力;脑供血不足时,可导致中枢神经系统功能紊乱,出现头晕、头痛、失眠、烦躁,甚至嗜睡、昏迷。

4. 尿量减少

心衰患者由于交感神经兴奋,肾血管收缩,血流减少,可导致肾小球滤过率下降,肾小管重吸收功能增强,引起尿量减少。

小　结

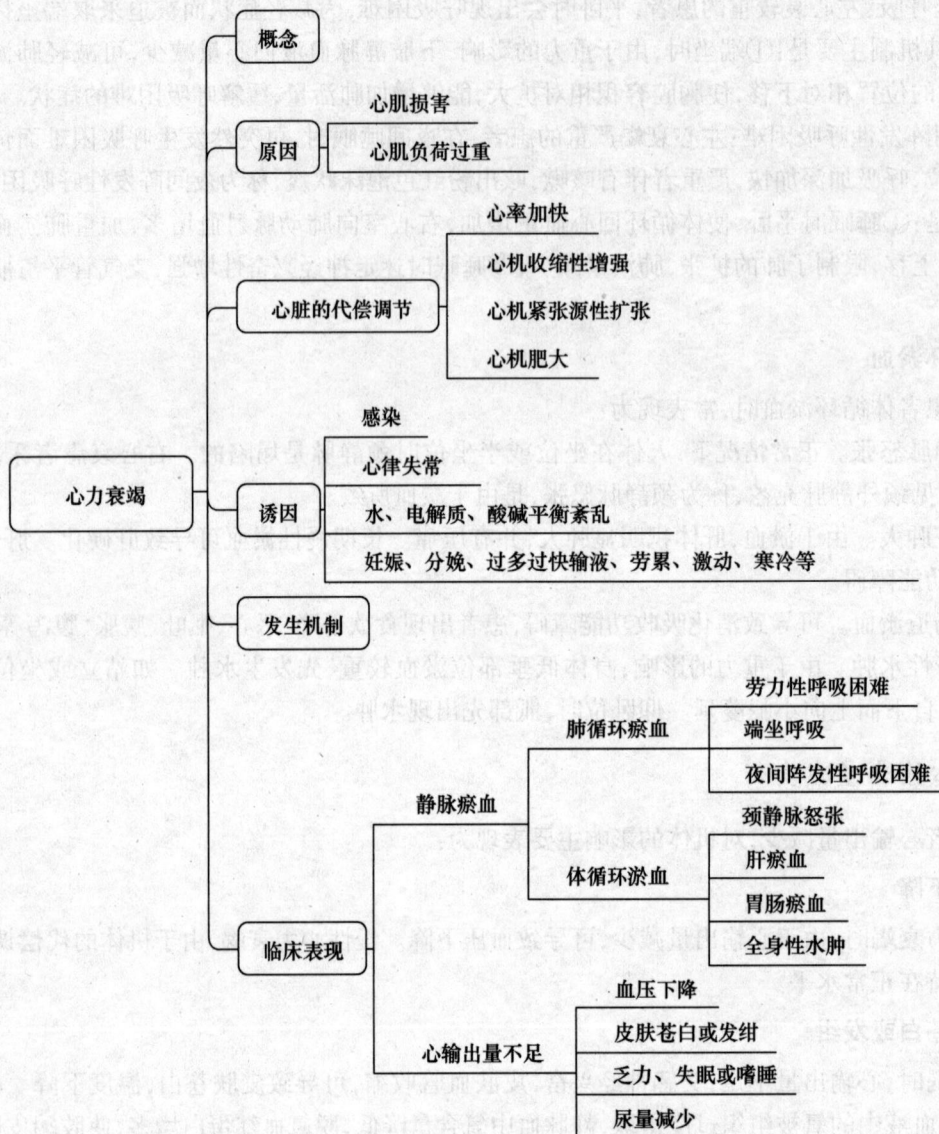

心力衰竭
- 概念
- 原因
  - 心肌损害
  - 心肌负荷过重
- 心脏的代偿调节
  - 心率加快
  - 心机收缩性增强
  - 心机紧张源性扩张
  - 心机肥大
- 诱因
  - 感染
  - 心律失常
  - 水、电解质、酸碱平衡紊乱
  - 妊娠、分娩、过多过快输液、劳累、激动、寒冷等
- 发生机制
- 临床表现
  - 静脉瘀血
    - 肺循环瘀血
      - 劳力性呼吸困难
      - 端坐呼吸
      - 夜间阵发性呼吸困难
    - 体循环淤血
      - 颈静脉怒张
      - 肝瘀血
      - 胃肠瘀血
      - 全身性水肿
  - 心输出量不足
    - 血压下降
    - 皮肤苍白或发绀
    - 乏力、失眠或嗜睡
    - 尿量减少

达 标 自 测

一、名词解释

心力衰竭

二、选择题

1.下述哪项不是心力衰竭的原因:(　　　)

A.心肌缺血缺氧　　B.心肌炎　　　　　C.感染　　　　　　　D.心脏容量负荷增加

E. 心肌梗死

2. 引起心室后负荷过重的心瓣膜病是:(　　)

A. 二尖瓣狭窄　　B. 二尖瓣关闭不全　　　　　　　　C. 主动脉瓣狭窄

D. 肺动脉瓣关闭不全　　　　　E. 三尖瓣狭窄

3. 引起心室前负荷过重的因素是:(　　)

A. 高血压病　　B. 肺动脉瓣狭窄　C. 主动脉瓣关闭不全　　　　D. 肺动脉痉挛

E. 肺栓塞

4. 引起心力衰竭最常见的诱因是:(　　)

A. 感染　　　　B. 输液过多过快　C. 酸碱平衡紊乱　D. 心律失常　　E. 劳累

5. 心力衰竭时最早出现且见效最快的代偿反应是:(　　)

A. 血液重新分布　B. 心率加快　　C. 红细胞增多　D. 心肌肥大　　E. 血容量增加

6. 左心衰竭出现呼吸困难的主要原因是:(　　)

A. 肺淤血　　　B. 支气管痉挛　C. 肺缺血　　　D. 肺出血　　　E. 肺实变

7. 右心衰竭的主要表现是:(　　)

A. 咳嗽　　　　B. 端坐呼吸　　C. 血压下降　　D. 全身性水肿　E. 喘息

8. 左心衰竭的最突出的表现是:(　　)

A. 颈静脉怒张　B. 肝淤血　　　C. 下肢水肿　　D. 腹水　　　　E. 呼吸困难

参 考 答 案

一、名词解释

心力衰竭:由于各种致病因素的影响,使心肌舒缩功能发生障碍,导致心输出量不能满足机体组织代谢需要而引起的全身性病理过程,称为心功能不全。心力衰竭是心功能不全的失代偿阶段。

二、选择题

1. C　2. C　3. C　4. A　5. B　6. A　7. D　8. E

（葛璐璐）

第二节　呼 吸 衰 竭

呼吸功能不全,是由于外呼吸功能障碍,导致机体在静息状态下动脉血氧分压(PaO_2)降低,伴或不伴有动脉血二氧化碳分压($PaCO_2$)升高的病理过程。呼吸功能不全的严重阶段,即机体在海平面水平,静息状态下呼吸,成人 PaO_2 低于 60 mmHg,伴或不伴有 $PaCO_2$ 高于 50 mmHg,并出现一系列代谢与功能异常变化的病理过程,称为呼吸衰竭。呼吸衰竭一定有缺氧,根据是否伴有 $PaCO_2$ 升高,可将呼吸衰竭分为 Ⅰ 型呼吸衰竭(低氧血症型呼吸衰竭)和 Ⅱ 型呼吸衰竭(低氧血症伴高碳酸血症型呼吸衰竭)。

一、病因与发病机制

呼吸衰竭是由外呼吸功能障碍导致的,外呼吸包括肺通气与肺换气两个过程。肺通气是通过呼吸运动而完成肺泡与外界的气体交换的过程,从中获得氧,排出二氧化碳。肺换气是肺泡与其周围肺循环毛细血管血液进行气体交换的过程,肺泡中的氧通过呼吸膜向血液中扩散,血液中的二氧化碳通过呼吸膜向肺泡中扩散,从而实现肺循环血液的气体更新。无论肺通气障碍还是肺换气障碍均可影响血液的气体更新,导致呼吸衰竭。

(一)肺通气障碍

肺通气障碍的发生,包括限制性通气不足和阻塞性通气不足两种机制:

1. 限制性通气不足

限制性通气不足指由于病因的影响,使呼吸运动过程中肺泡的扩张程度受到限制,导致肺通气量不足,从而影响肺循环血液的气体更新。导致限制性肺通气不足的因素主要有:

(1)呼吸肌活动障碍,原因主要有:①呼吸中枢损伤;②周围神经病变;③呼吸中枢抑制,如镇静药、安眠药或麻醉药使用过量等;③呼吸肌功能受损,如低钾血症、重症肌无力、营养不良导致呼吸肌萎缩等。

(2)胸廓顺应性降低,指胸廓的可扩张性降低,常见的原因有:胸膜纤维化、胸廓畸形、胸腔积液等。

(3)肺的顺应性降低,见于严重的肺纤维化或肺泡表面活性物质减少者。肺的慢性炎性病变、慢性肺淤血均可导致肺纤维化。肺泡表面活性物质减少可见于Ⅱ型肺泡上皮发育不全者、成人呼吸窘迫综合征、肺水肿等。

2. 阻塞性通气不足

阻塞性通气不足指由于气道狭窄或阻塞而导致的肺泡通气不足,常见的原因有:急性喉炎、慢性支气管炎、支气管哮喘等疾病。

肺通气障碍导致肺泡中氧不足,且二氧化碳蓄积,因而出现低氧血症伴高碳酸血症型呼吸衰竭,即Ⅱ型呼吸衰竭。

(二)肺换气障碍

导致肺换气障碍的因素主要有:弥散障碍和肺泡通气/血流比例失调两个方面。

1. 弥散障碍

肺换气过程中,肺泡中的氧通过呼吸膜向血液中扩散,同时血液中的二氧化碳通过呼吸膜向肺泡中扩散的过程又称为气体弥散。影响气体弥散效果的因素主要有呼吸膜面积、呼吸膜厚度以及气体的弥散能力。导致气体弥散障碍的原因主要有:

(1)呼吸膜面积减小,常见于肺实变(如大叶性肺炎、小叶性肺炎)、肺不张、肺叶切除等。

(2)肺泡膜厚度增加,常见于肺淤血水肿、间质性肺炎、肺泡透明膜形成等。

由于氧的扩散速度较慢,二氧化碳扩散速度较快,因而单纯弥散障碍引起低氧血症型呼吸衰竭,即Ⅰ型呼吸衰竭。

2. 肺泡通气/血流比例失调

肺换气的效果还与肺泡通气与血流量的比例有关。正常人在静息状态下,肺泡每分通气量(VA)约为4L,每分钟肺血流量(Q)约为5L,二者的比值(VA/Q)约为0.8。如果肺泡通气与血流量分布不均,导致部分肺泡通气与血流比例失调,也可引起呼吸衰竭。肺泡通气与血流比例失调的原因有:

(1)部分肺泡通气不足,如慢性支气管炎、肺水肿、肺纤维化等。病变区肺泡通气量明显减少,而血流量未相应减少,通气/血流比值降低,使得流经这部分肺泡的肺循环血液没有得到充分的气体交换即回到左心,静脉血与动脉血相交换。

(2)部分肺泡血流不足,如肺动脉栓塞、肺动脉炎等,使部分肺泡周围血流减少,局部通气/血流比值大于正常,肺泡的通气量没有被充分利用。而此时,其他区域肺组织内血流量相应增加,导致通气/血流比值低于正常,血液没有得到成分的气体交换。

(3)解剖分流增加:生理情况下,肺内存在着一定量的解剖分流,有少量静脉血液经支气管静脉-肺静脉交通支或肺动-静脉交通支直接流入肺静脉。这部分解剖分流的血流量约占心输出量的2%~3%严重创伤、休克时肺内动-静脉短路开放,使解剖分流量明显增加。

肺泡通气与血流比例失调,导致 PaO_2 降低,$PaCO_2$ 可以正常、降低或升高。$PaCO_2$ 的变化主要与正常肺组织的代偿通气程度有关。如果肺代偿通气过度,则 $PaCO_2$ 低于正常;如果肺组织病变广泛,正常肺组织代偿通气不足,则 $PaCO_2$ 升高。

在呼吸衰竭的发生发展过程中,往往是多种机制并存,共同发挥作用。

二、机体的代谢与功能变化

(一)代谢变化

1. 呼吸性酸中毒

Ⅱ型呼吸衰竭时,二氧化碳蓄积,体内碳酸生成增加,引起呼吸性酸中毒。此时可伴有高钾血症和低氯血症。

2. 代谢性酸中毒

由于缺氧,营养物质无氧代谢加强,酸性代谢产物增多,引起代谢性酸中毒。可引起高血钾、高血氯。呼吸性酸中毒合并代谢性酸中毒时,血清氯可正常。

3. 呼吸性碱中毒

Ⅰ型呼吸衰竭,由于缺氧可引起过度通气,使二氧化碳排出过多,体内碳酸减少,导致呼吸性碱中毒。此时可伴有血清钾浓度降低,血清氯浓度升高。

(二)呼吸系统变化

PaO_2 低于60 mmHg 时,通过兴奋颈动脉体与主动脉体化学感受器,反射性加强呼吸运动,使呼吸加深加快。PaO_2 低于30 mmHg 时,呼吸中枢受到抑制。

$PaCO_2$ 升高可兴奋呼吸中枢,引起呼吸加深加快。$PaCO_2$ 超过80 mmHg 时,呼吸中枢功能受抑制。另外,呼吸系统疾病本身也会影响呼吸运动的节律、频率、幅度。

(三)循环系统变化

轻度的 PaO_2 降低和 $PaCO_2$ 升高可兴奋心血管运动中枢,使心率加快,心肌收缩力增强、心输出量增加。严重的缺氧和二氧化碳潴留可抑制心血管中枢,导致心律失常,心肌收缩力下降,血压下降。

(四)中枢神经系统变化

中枢神经系统对缺氧十分敏感。当 PaO_2 降至60 mmHg 时,可出现智力下降、视力减退。PaO_2 降至 40~50 mmHg 以下时,会出现头痛、烦躁、定向力障碍、嗜睡甚至昏迷。当二氧化碳蓄积使 $PaCO_2$ 超过 80 mmHg 时,可出现头痛、头晕、烦躁不安、扑翼样震颤、精神错乱、嗜睡甚至昏迷。

(五)肾功能变化

呼吸衰竭时,缺氧与二氧化碳蓄积可兴奋交感神经,引起肾血管收缩,肾血流量减少,导致肾泌尿功能障碍。轻者出现蛋白尿、血尿和管型尿,重者可发生急性肾功能衰竭,出现少尿、氮质血症甚至尿毒症。

（六）胃肠道变化

呼吸衰竭时,缺氧和二氧化碳蓄积可兴奋交感神经,引起胃肠血管收缩,可导致胃肠黏膜损伤。患者在临床上可表现为食欲不振、消化不良、恶心、呕吐、腹痛等。

小　结

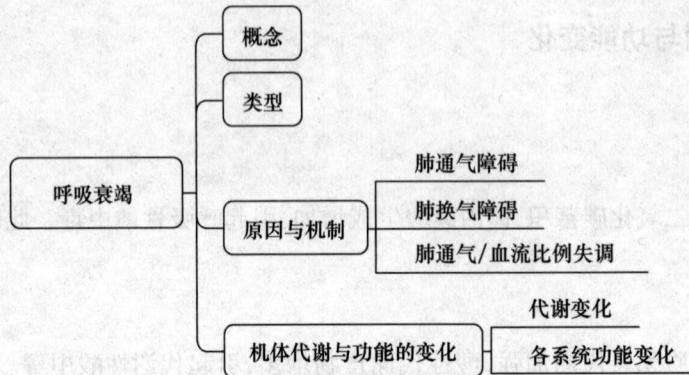

达 标 自 测

一、名词解释

呼吸衰竭

二、选择题

1. 关于呼吸衰竭的说法正确的是:(　　)

A. 由外呼吸功能障碍所致　　　　B. 由内呼吸功能障碍所致

C. 由血液携带氧的功能障碍所致　　D. 由组织利用氧的功能障碍所致

E. 由肺的病变所致

2. 呼吸衰竭最主要的临床表现是:(　　)

A. 头痛、头晕　　　B. 呼吸频率增快　　C. 呼吸困难与发绀　　D. 精神错乱　　　E. 躁动

三、简答题

试述呼吸衰竭的发生机制。

参 考 答 案

一、名词解释

呼吸衰竭:机体在海平面水平,静息状态下呼吸,成人 PaO_2 低于 60 mmHg,伴或不伴有 $PaCO_2$ 高于 50 mmHg,并出现一系列代谢与功能异常变化的病理过程,称为呼吸衰竭。

二、选择题

1. A　2. C

三、简答

试述呼吸衰竭的发生机制:

1. 肺通气障碍

(1)限制性通气不足:

①呼吸肌活动障碍;

②胸廓顺应性降低;

③肺的顺应性降低。

(2)阻塞性通气不足。

2. 肺换气障碍:

(1)弥散障碍:

①呼吸膜面积减小;

②肺泡膜厚度增加。

(2)肺泡通气/血流比例失调:

①部分肺泡通气不足;

②部分肺泡血流不足;

③解剖分流增加 。

(葛璐璐)

第三节　肝 性 脑 病

肝性脑病,是指由于严重的肝脏疾病而导致的神经精神综合征。临床上,早期可表现为性格、行为、人格的异常变化,扑翼样震颤,晚期出现意识障碍、昏迷甚至死亡。

一、原因与分类

根据病因与病变特点的不同,可将肝性脑病分为三种类型:

1. A 型肝性脑病

由急性重型病毒性肝炎、急性药物或毒物中毒性肝病等急性广泛性肝损伤所引起。起病急剧,常于发病 2 周内出现肝性脑病。

2. B 型肝性脑病

单纯由于手术导致门－体静脉分流所引起的肝性脑病，肝脏本身结构正常。

3. C 型肝性脑病

由于各种慢性肝病发展到晚期所致，是最常见的肝性脑病类型。常见原因有：肝硬化、原发性肝癌等。

二、发病机制

肝性脑病的发生机制目前尚未完全阐明，但已明确的是肝性脑病的发生与体内毒性物质的蓄积有关。关于肝性脑病的发生机制，人们提出了多种学说，如：氨中毒学说、假性神经递质学说、氨基酸代谢失衡学说等。本节主要介绍氨中毒学说和假性神经递质学说。

（一）氨中毒学说

人体在正常情况下，血氨浓度不超过 59 μmol/L。临床上，肝性脑病的患者 80% 以上血液和脑脊液中氨的浓度明显升高。实验证明，氨对脑组织有明显的毒性作用。

1. 血氨升高的原因

肝性脑病患者，血氨浓度升高，主要有两方面的原因：

（1）氨清除不足：体内氨的清除主要是在肝细胞内经过鸟氨酸循环而合成尿素，再通过肾脏随尿排出体外。肝细胞的广泛损伤导致鸟氨酸循环过程出现障碍，使得氨清除不足；慢性肝病患者，发展为肝硬化时，机体内门脉系统与腔静脉系统间形成侧支循环，使得部分自肠道吸收的氨绕过肝脏，经门－体分流直接进入体循环，使血氨清除障碍，导致血氨浓度升高。

（2）氨生成增多：患者机体产氨增多的原因主要有：①肝硬化时，由于门静脉淤血高压，导致胃肠道淤血，胃肠蠕动减慢，消化液分泌不足，食物的消化吸收发生障碍，促进肠道细菌繁殖，蛋白质成分经细菌分解产氨增多。②肝硬化患者由于食管下段－胃底静脉丛曲张，易发生上消化道大出血，血液中的蛋白质在肠道细菌作用下产生大量氨。③肝硬化晚期可因大量腹水形成所致的血容量减少等原因，导致肾泌尿功能障碍而引发氮质血症，血液中尿素浓度升高。大量尿素经由胃肠黏膜血管弥散至胃肠腔，在肠道细菌尿素酶的作用下，产生大量氨。④肝性脑病患者不安躁动时肌肉活动增强，肌肉中的腺苷酸分解增强，使氨生成增多。

2. 氨对脑组织的毒性作用

（1）干扰脑组织的能量代谢：脑神经元的代谢与功能活动需要消耗大量的能量。脑组织的能量供应主要源于葡萄糖的生物氧化。当过量的氨进入脑，会干扰脑内葡萄糖的生物氧化过程，使能量生成不足，并且氨能够增加脑组织的能量消耗，导致脑组织能量供应不足。

（2）影响脑内神经递质的生成：血氨升高可使脑内乙酰胆碱、谷氨酸等兴奋性神经递质减少，使 γ－氨基丁酸、谷氨酰胺等抑制性神经递质增多，从而引起中枢神经系统功能紊乱。

（3）抑制神经元细胞膜的离子转运：氨能够干扰神经细胞膜 Na^+－K^+－ATP 酶的活性，影响神经细胞膜对 Na^+、K^+ 离子的转运，使神经细胞膜内外的 Na^+、K^+ 离子分布异常，从而影响神经元的兴奋性及其对冲动的传导。

（二）假性神经递质学说

脑干网状结构中的神经元有刺激大脑皮质，维持人觉醒状态的功能。网状结构中神经元之间进行信息传递的主要神经递质是去甲肾上腺素和多巴胺。假性神经递质学说认为，肝性脑病的发生是由于脑干网状结构中的正常神经递质被假性神经递质所取代，使神经元之间的冲动传递发生阻碍，引起中枢神经系统的功能障碍。

假性神经递质是什么？它是如何产生的呢？人体正常情况下，食物中的蛋白质在肠道被消化分解生成多种氨基酸，再经肠道细菌的作用而形成胺类。其中苯丙氨酸和酪氨酸可生成苯乙胺和酪胺，被肠壁血管吸收后经门静脉进入肝，在肝内被降解。肝功能严重受损时，对苯乙胺和酪胺的清除能力减弱；门脉系统与腔静脉系统间建立侧支循环时，肠道吸收的苯乙胺和酪胺没有经过肝脏而直接进入体循环；门静脉高压时，胃肠淤血，消化吸收不良，使肠内蛋白质经细菌分解的过程增强，产生的苯乙胺和酪胺增多，经胃肠道血管吸收入血。进入循环血液中苯乙胺和酪胺可通过血-脑屏障进入脑内，在脑内经 β-羟化酶作用，分别生成苯乙醇胺和羟苯乙醇胺。这两种化学物质的结构与正常神经递质去甲肾上腺素和多巴胺的结构很相似，可被神经元突触后膜摄取，但不具备正常神经递质的功能，因而称为假性神经递质。当脑干网状结构中假性神经递质增多时，可导致神经元间信息传递发生障碍，使其不能有效维持大脑的觉醒状态，导致患者在临床上出现意识障碍甚至昏迷的表现。

三、诱发因素

肝性脑病的诱发因素有：

1. 氮负荷增加

氮负荷增加是肝性脑病最常见的诱因。常见的有：上消化道出血、摄入大量蛋白饮食、氮质血症、尿毒症、碱中毒（促进胺根离子分离出氢离子而生成氨）、便秘、感染（伴发热时，蛋白质分解产氨增多）等。

2. 血脑屏障通透性增强

血脑屏障通透性增强时，正常不能通过血脑屏障的一些毒性物质能够进入脑内，促进肝性脑病的发生。导致血脑屏障通透性增强的因素常见的有：饮酒、精神过度紧张等。

3. 脑的敏感性增高

感染、缺氧、电解质代谢紊乱等因素可增强脑对毒性物质的敏感性，从而促进肝性脑病的发生。

小　结

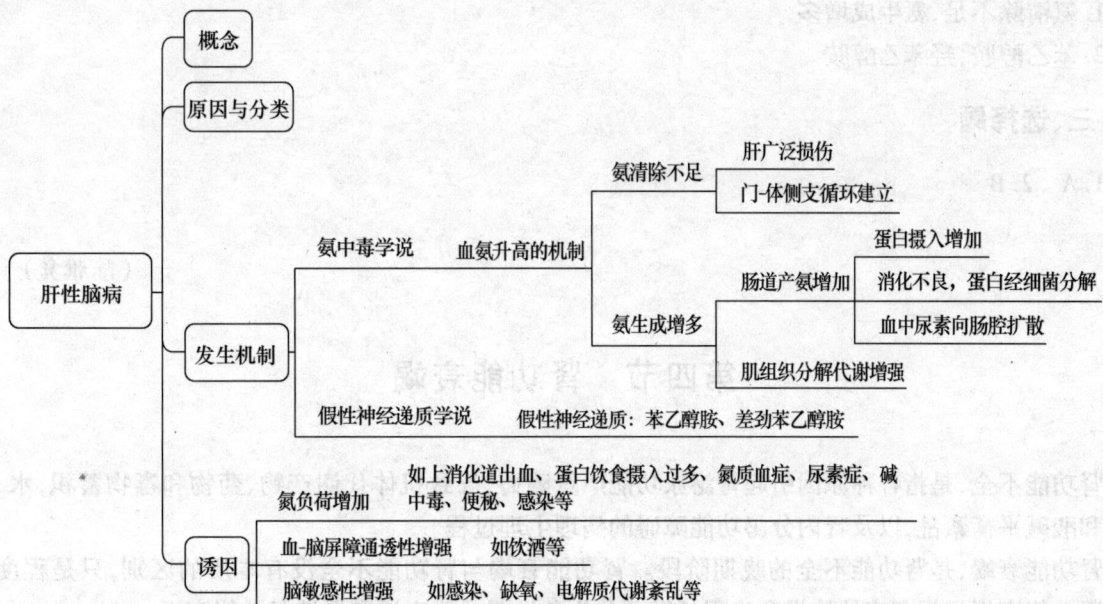

达 标 自 测

一、名词解释

肝性脑病

二、填空题

1.肝性脑病患者,血氨浓度升高的机制包括(　　　　)和(　　　　)两个方面。
2.肝性脑病患者,脑组织中产生的假性神经递质主要是(　　　　)和(　　　　)。

三、选择题

1.肝性脑病的主要临床表现是:(　　　)
A.意识障碍和昏迷　　　　　　B.头痛、头晕　　　C.脑神经麻痹
D.血氨升高　　　　E.偏瘫失语
2.对肝性脑病患者的护理措施中,最重要的是:(　　　)
A.严密监测血氨浓度　　　　　B.消除诱发因素　　C.注意休息　　　D.加强营养
E.加强锻炼身体

参 考 答 案

一、名词解释

肝性脑病:是指由于严重的肝脏疾病而导致的神经精神综合征。

二、填空题

1.氨清除不足,氨生成增多
2.苯乙醇胺,羟苯乙醇胺

三、选择题

1.A　2.B

(陈雅隽)

第四节　肾功能衰竭

　　肾功能不全,是指各种原因引起肾泌尿功能严重障碍,导致机体代谢产物、药物和毒物蓄积,水、电解质和酸碱平衡紊乱,以及肾内分泌功能障碍的病理生理过程。
　　肾功能衰竭,是肾功能不全的晚期阶段。肾功能衰竭与肾功能不全没有本质的区别,只是程度不同。肾功能衰竭根据起病的快慢和病程长短可分为急性肾功能衰竭和慢性肾功能衰竭。

一、急性肾功能衰竭

急性肾功能衰竭,是指各种原因引起肾泌尿功能急剧障碍,导致机体内环境严重紊乱的病理生理过程。

(一)原因与分类

1. 肾前性急性肾功能衰竭

肾前性急性肾功能衰竭指由于有效循环血流量急骤减少,肾血管强烈收缩,肾内血液灌注严重不足,肾小球滤过率显著降低所致的急性肾功能衰竭。常见于各种原因导致的休克。

2. 肾性急性肾功能衰竭

肾性急性肾功能衰竭指由于急性肾小管坏死或肾脏本身疾病导致的急性肾功能衰竭。

(1)急性肾小管坏死,主要原因有:①肾持续性严重缺血;②肾毒物药物中毒。

(2)肾脏本身疾病,如:急性肾炎、快速进行性肾小球肾炎、急性肾盂肾炎、肾动脉血栓等。

3. 肾后性急性肾功能衰竭

肾后性急性肾功能衰竭指由于急性尿路梗阻导致的急性肾功能衰竭,如尿路结石、盆腔肿瘤等。

(二)发生机制

急性肾功能衰竭的发生机制主要包括以下几个方面:

1. 肾血流量减少

肾前性因素可导致肾小球内血流量减少,使肾小球滤过率下降。持续性肾小球缺血可导致肾小管缺血坏死,崩解脱落,阻塞管腔,阻碍尿液滤除,并影响重吸收与再分泌功能。

2. 肾小球病变

肾小球的病变(如肾小球肾炎)可导致滤过膜损伤、肾小球血流减少、滤过率降低。

3. 肾小管阻塞

缺血或毒物中毒可引起肾小管上皮坏死脱落,阻塞肾小管腔。各种因素导致的肾小管内大量管型形成,亦可阻塞肾小管腔,阻碍尿液的生成。

4. 肾小管原尿反流

肾小管上皮坏死脱落,导致管腔内原尿漏入肾间质,肾间质水肿,压迫肾小管,导致肾小囊内压力升高,阻碍肾小球泌尿。

(三)机体功能和代谢变化

急性肾功能衰竭根据临床表现的不同分为少尿型急性肾功能衰竭和非少尿型急性肾功能衰竭。少尿型比较常见,本节主要介绍少尿型急性肾功能衰竭,其病变发展过程分为少尿期、多尿期和恢复期。

1. 少尿期

少尿期是病程中最危险的阶段,此期机体的代谢功能变化主要包括:

(1)尿变化:①少尿或无尿:少尿为尿量少于 400 ml/2d,无尿为尿量少于 100 ml/d。②低比重尿:尿的比重在 1.010~1.020 之间,由于肾小管对水的重吸收功能降低所致。③尿钠增高:由于肾小管重吸收功能障碍导致。④血尿、蛋白尿、各种管型尿:与肾小球滤过膜损伤、肾小管坏死脱落等因素有关。

(2)水中毒:由于尿量减少及分解代谢增强所致的内生水增多等原因,导致钠水潴留,组织细胞内外液增多,发生水中毒。严重时可导致肺水肿、脑水肿和心力衰竭等。

（3）高钾血症：主要由于尿量减少导致钾排出减少，酸中毒时细胞内钾离子外逸等。高钾血症可导致心律失常，严重时可出现室颤或心脏骤停，是少尿期最危险的并发症。

（4）代谢性酸中毒：由于肾小球滤过率降低，导致酸性代谢产物在体内蓄积；肾小管损伤，分泌 H^+ 减少，重吸收 $NaHCO_3$ 减少。因而患者可出现代谢性酸中毒。

（5）氮质血症：由于少尿，使血中尿素、肌酐、尿酸等非蛋白氮物质蓄积增多，称为氮质血症。严重时发展为尿毒症。

少尿期持续时间 1~3 周，而后进入多尿期。

2. 多尿期

当患者每日尿量逐渐增加，超过 400 ml/d 以上时，即进入多尿期。患者尿量逐渐增加，可达3 000 ~ 4 000 ml/d 以上。多尿的发生与以下因素有关：①经过积极治疗，病因祛除后，肾血流量逐渐恢复，肾小球滤过率也开始恢复。②血液中蓄积的废物大量排出而起到渗透性利尿的作用。③新生的肾小管上皮功能尚不完善，重吸收钠水的功能较低。④肾间质水肿消退，肾小管内的管型物质被尿液冲走，使管腔的阻塞解除。多尿期一般持续 1~2 周，而后进入恢复期。

3. 恢复期

一般发病 1 个月后进入恢复期。病人尿量和尿液成分各项指标逐渐恢复正常。氮质血症消失，水、电解质及酸碱平衡紊乱得到纠正，但肾功能完全恢复需要数月至 1 年。少数病人由于治疗不当等原因病变迁延不愈，转变为慢性肾衰竭。

非少尿型急性肾功能衰竭，没有少尿型急性肾功能衰竭严重。病因相同，预后较好。但非少尿型急性肾功能衰竭，常因治疗不及时可转为少尿型急性肾功能衰竭，应引起临床高度重视。

二、慢性肾功能衰竭

慢性肾功能衰竭，任何疾病引起肾单位渐进性破坏，以致残存的肾单位不能充分排出体内的代谢产物和维持内环境的稳定，导致水、电解质和酸碱平衡紊乱和代谢产物毒物潴留以及内分泌功能障碍的病理过程。

（一）病因

慢性肾功能衰竭的病因主要有慢性肾小球肾炎、慢性肾盂肾炎、肾结核、肾肿瘤、糖尿病肾病、高血压、肾小动脉硬化等。

（二）发展过程

1. 代偿期

此期肾的储备功能明显降低，但健存的肾单位通过代偿反应仍能维持内环境相对稳定。内生肌酐清除率在正常值的30% 以上，血中肌酐浓度低于 278 μmol/L。病人可无临床表现。

2. 肾功能不全期

肾脏病变进一步加重，健存肾单位通过代偿也不能维持机体内环境的相对稳定，内生肌酐清除率降至正常值的25% ~30%，血肌酐浓度在 278 ~450 μmol/L。患者出现轻度氮质血症、多尿、夜尿等。

3. 肾功能衰竭期

病变继续发展，肾功能显著降低，机体内环境严重紊乱，内生肌酐清除率降至正常值的20% ~ 25%，血肌酐浓度达 450 ~707 μmol/L。病人出现较重的氮质血症、酸中毒、高磷血症、低钙血症、多尿、夜尿等。

4. 尿毒症期

尿毒症期是肾功能衰竭发展到最后阶段,内生肌酐清除率降至正常值的20%以下,血肌酐浓度高于707 μmol/L。患者出现严重的水、电解质和酸碱平衡紊乱及多系统功能障碍。

(三)机体功能及代谢变化

1. 尿的变化

(1)多尿、夜尿。正常成人每日尿量约为1 500 ml,白天尿量约占总尿量的2/3,夜间尿量约占1/3。当夜间尿量和白天尿量相近,甚至超过白天尿量时,称为夜尿。晚期出现少尿。

(2)低渗尿、等渗尿:由于肾的尿浓缩功能减弱,患者可出现低渗尿、低比重尿。当尿稀释功能也减弱时,形成等渗尿。

2. 氮质血症

晚期患者肾小球滤过率下降,可导致氮质血症。

3. 水、电解质和酸碱平衡紊乱

(1)水、钠代谢障碍:由于肾脏对水、钠的调节功能减弱,所以水、钠摄入较多时,可发生水、钠潴留。反之,如果过多限制水、钠的摄入,则发生脱水和低钠血症。

(2)钾代谢障碍:患者可由于持续多尿、呕吐、腹泻、使用排钾利尿剂等原因,导致低钾血症。晚期,由于少尿、酸中毒等原因可导致高钾血症。

(3)钙、磷代谢障碍:病变晚期,肾小球滤过率显著降低,肾脏排磷减少,引起血磷升高。而血液中磷浓度与钙浓度的乘积是常数,因而导致低血钙。

(4)代谢性酸中毒:由于肾小球滤过率降低,酸性产物不能充分排出;肾小管泌氢减少,HCO_3^-重吸收减少,可导致机体发生代谢性酸中毒。

4. 肾性高血压

多数患者有不同程度的高血压,主要由于:①由于肾小球滤过率降低,钠、水潴留,使血容量增加;②肾组织缺血,使肾素-血管紧张素系统活性增强,外周血管收缩,引起血压升高。③肾脏降压物质生成减少。

5. 肾性贫血

由于长期肾组织损伤,促使红细胞生成素生成减少,导致骨髓造血功能减弱。另外,体内毒物的蓄积,也可抑制骨髓的造血功能。

6. 肾性骨营养不良

肾功能衰竭患者,儿童易发生肾性佝偻病,成人易发生骨质软化、骨质疏松、纤维性骨炎等,称为肾性骨病。与患者血钙浓度降低、肾脏$1,25-(OH)_2-D_3$生成减少、酸中毒促进骨钙溶解等因素有关。

小　结

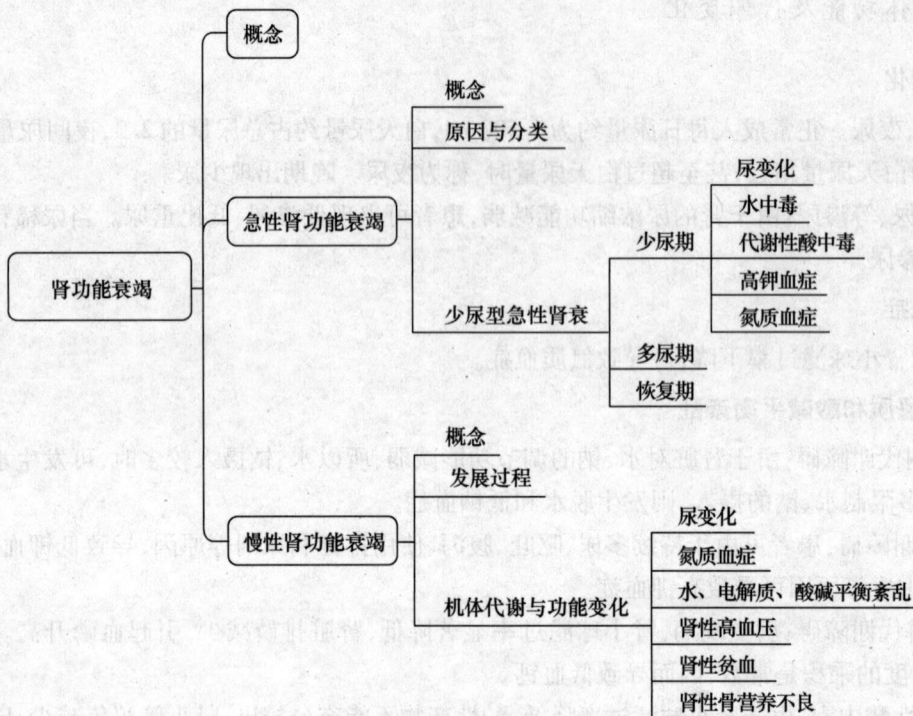

达 标 自 测

一、名词解释

1. 急性肾功能衰竭
2. 慢性肾功能衰竭

二、填空题

1. 急性肾功能衰竭的原因有（　　）（　　）和（　　）。
2. 少尿型急性肾功能衰竭的病变过程包括（　　）（　　）和（　　）三个阶段。

三、选择题

1. 急性肾功能衰竭少尿期最危险的并发症是：（　　）

A. 无尿　　　　　　B. 高钾血症　　　　C. 酸中毒　　　　D. 氮质血症　　　　E. 水中毒

2. 判断慢性肾功能衰竭病情严重程度的最可靠指标是：（　　）

A. 内生肌酐清除率　　　　　　B. 血磷浓度　　　　C. 贫血程度　　　　D. 血钾浓度

E. 尿量的多少

3. 引起肾前性急性肾功能衰竭的病因是：（　　）

A. 尿路梗阻　　　　B. 有效循环血流量减少　　　　　　C. 急性肾炎　　　　D. 肾动脉栓塞

E. 药物中毒

4. 下列关于慢性肾功能衰竭时机体功能代谢的变化描述不正确的是:(　　)

A. 高钾血症　　　B. 贫血　　　C. 高钙血症　　　D. 多尿或夜尿　　　E. 骨营养不良

参 考 答 案

一、名词解释

1. 急性肾功能衰竭:是指各种原因引起肾泌尿功能急剧障碍,导致机体内环境严重紊乱的病理生理过程。

2. 慢性肾功能衰竭:任何疾病引起肾单位渐进性破坏,以致残存的肾单位不能充分排出体内的代谢产物和维持内环境的稳定,导致水、电解质和酸碱平衡紊乱和代谢产物毒物潴留以及内分泌功能障碍的病理过程。

二、填空题

1. 肾前性因素,肾性因素,肾后性因素
2. 少尿期,多尿期,恢复期

三、选择题

1. B　2. A　3. B　4. C

(陈雅隽)

病 例 讨 论

病例一

(一)病例描述

男童,5岁,10 d前被自行车撞及左小腿后侧腓肠肌处,该处皮肤上略有损伤,事后小腿肿胀,疼痛难忍。第2 d出现红肿热痛,第3 d体温升高达39℃。第4 d下肢高度肿胀,下达足背,最大周径为48cm,疼痛更甚,在皮肤裂口处流出血水。在当地医院用大量抗生素治疗,未见效果。第6 d,左足拇指呈污黑色。第10 d黑色达足背,与正常组织分界不清。随后行左下肢截肢术。病理检查,左下肢高度肿胀,左足部污黑色,纵行剖开动、静脉后,见动、静脉内均有暗红色线状的固体物阻塞,长约10cm,与管壁黏着,固体物镜检为混合血栓。

(二)讨论提纲

患童所患何病? 发生机制如何?

(三)答案及解析

左足湿性坏疽。机制:损伤及感染使得血栓形成,后阻塞动脉供血及静脉回流。细菌大量繁殖并产生毒素,出现全身中毒症状。坏死组织经腐败菌分解,产生硫化氢,可引起臭味。并与血红蛋白降解产生的铁结合,形成硫化铁,使病灶处呈污黑色。因含液体较多,故与正常组织分界不清。

病例二

(一)病例描述

男,青年,因外伤导致脾破裂入院行手术治疗。术后卧床休息,一般情况良好。术后第9 d,右小腿腓肠肌部位有压痛及轻度肿胀。医生考虑为小腿静脉血栓形成,嘱其安静卧床,暂缓活动。术后第11 d,患者自行起床去厕所后不久,突感左侧胸痛并咯血数口,体温不高。次日查房时,胸痛更甚,听诊有明显胸膜摩擦音。X线检查左肺下叶有范围不大的三角形阴影。病人曾因心脏病发作而住院,内科诊断为风湿性心脏病,二尖瓣狭窄。经治疗后,最近数月来症状缓解。

(二)讨论提纲

1.致该患右小腿静脉血栓形成的可能因素有哪些?
2.左肺可能是什么病变? 与前者有无联系? 肺内病变的病理变化及发生机制是什么?

(三)答案及解析

1.手术(心血管内细胞损伤)失血、术后血液凝固性增高(血小板、凝血因子和纤维蛋白原增加)以及血流速度减慢(卧床休息)均有助于血栓形成。
2.①左肺发生出血性梗死;②与血栓形成有密切关系;③病理变化:肉眼观察,多位于肺下叶边缘,呈暗红色锥体形,尖向肺门,底部位于肺表面,边界清楚;镜下可见肺组织广泛坏死、出血。发生机制:血栓形成后下床活动致使血栓脱落,血栓栓子造成肺动脉栓塞,同时由于病人患有风湿性心脏病、二尖瓣狭窄,使得肺栓塞前已有肺淤血水肿的发生,在此基础上栓塞而导致出血性梗死的发生。

病例三

(一)病例描述

某男,68 岁,因结肠癌作化疗时,突然感到胸部不适和呼吸急促。血压 100/75 mmHg,心率 105 次/min,体检发现左腿水肿及触痛(患者诉说已有 3 d),未发现其他明显异常。心电图提示:心肌缺血性变化。

(二)讨论提纲

1. 如何解释患者的胸部不适、气短、动脉低血压、心动过速及左腿的症状?
2. 右心室压可能升高或降低? 为什么?
3. 静脉补液(血液或血浆)有助于患者的血压恢复吗?

(三)答案及解析

1. 患者的症状是由肺栓塞引起的,位于外周静脉(腿部静脉)的一个血栓脱落,通过右心进入肺动脉并堵塞在那里。某些疾病,包括癌可改变凝血机制,并有形成血栓的危险。当发生肺血栓栓塞时,从肺动脉到左心房的血流阻断引起肺动脉压升高,肺动脉扩张,这可能与胸部不适有关。升高肺动脉压,导致右心衰竭。由于肺静脉流到左心房的血流减少,左心房充盈减少,左心室输出量减少;心输出量减少反射性引起心率增加。结果是右心和左心都衰竭,产生此患者的症状和体征。

2. 右心室压可能升高,因为血凝块阻塞肺动脉,升高肺动脉阻力。

3. 右心室的流出道部分阻塞,导致右心室的前负荷增加,由于血液流出受阻,使右心室的舒张末期容积增大,想通过静脉补液以增加心输出量是不可的,因为右心室已过度充盈,不能再增加收缩力。

病例四

(一)病例描述

病患,女,35 岁,孕 39 + 周待产,围生期检查正常,入院第二天平产一女婴。产后半小时阴道出血,突发大汗淋漓、胸闷、气急、血压下降,明显发绀。立即予抗休克、输血,同时给予血管活性药治疗,但血压不升,出血不止,且血不凝固。经会诊,结合凝血试验,提示 DIC。治疗无效死亡。壁腔、气管插管均有血液流出。临床诊断:产后出血,羊水栓塞,DIC。

(二)讨论提纲

1. 说明本例临床诊断羊水栓塞的依据。
2. 结合本例,如何证明羊水栓塞?

(三)答案及解析

1. 平产产妇,产前检查正常,分娩后突发大汗淋漓,胸闷、气急、血压下降,明显发绀等提示病人可能由于羊水经破裂的子宫静脉窦入血至肺,导致肺栓塞的发生。

2. 尸检若在肺动脉分支、小动脉或毛细血管中检出羊水成分即可做出羊水栓塞的病理学诊断。

病例五

（一）病例描述

患者,女,19 岁,工人,5 d 前鼻部生一小疖。于卫生所用镊挤压后局部红肿,次日山现高热、头痛、面部及双腿水肿,经青霉素治疗效果不佳,入院。

体格检查:体温 40.2℃,鼻部近右眼内侧有一小疖:已破结痂。左鼻翼部有 3 个绿豆大小的脓包。

实验室检查:血常规:白细胞增多,分类计数中性粒细胞 75.5%,淋巴细胞 14%,单核细胞 9%,嗜酸性粒细胞 0.5%。经青霉素治疗无效,当日死亡,鼻部疖脓液培养金黄色葡萄球菌(＋)。

病理检查:鼻部疖肿 4 个,两眼周围软组织蜂窝织炎,血管内血栓形成,海绵窦及颈内静脉内血栓形成,肺、肾中有多个小脓肿。

（二）讨论提纲

根据病史,对此病例做出诊断。

（三）答案及解析

①疖(鼻部);②蜂窝织炎(双眼周围软组织);③海绵窦细菌性栓塞;④脓毒败血症(金黄色葡萄球菌);⑤迁徙性脓肿(肺、肾)。

病例六

（一）病例描述

男,40 岁,慢性阑尾炎病史,突发右下腹疼痛,伴恶心、呕吐,后急诊入院。
查体:体温 39.3℃,右下腹麦氏点压痛、反跳痛(＋)。
实验室检查:白细胞总数 14×10^9/L,中性粒细胞 93%。行阑尾切除术,可见阑尾肿胀、增粗,浆膜面充血,可见黄红色渗出物。阑尾腔内充满脓液。

（二）讨论提纲

1. 该患者的阑尾炎属于哪种类型的炎症?
2. 其镜下病理变化是什么?

（三）答案及解析

1. 该阑尾发生了急性化脓性炎症－蜂窝织炎。
2. 镜下病变:阑尾壁各层均见大量中性粒细胞弥漫性浸润,伴有炎性充血、水肿及纤维蛋白形成。浆膜面覆盖有渗出的纤维蛋白和中性粒细胞。

病例七

（一）病例描述

患者,女,50 岁,因发热,手痛半月余入院。入院前 10 d 左右开始感到右肘部肿胀疼痛,随即发热,食欲减退,精神不佳。右肘部疼痛较以前加重而住院。

体格检查:体温 39℃,脉搏 100 次/min,呼吸 30 次/min,血压 120/80 mmHg。右肘有一肿块,局部发红、发热,伴有压痛。血常规:白细胞(WBC),中性粒细胞92%,淋巴细胞7%,单核细胞1%。B超检查发现肝、肺、肾及脑部均有多个肿块。入院后切开右肘部肿块,排出大量脓液。入院后第5 d,患者感剧烈头痛,呕吐,烦躁不安,经抢救无效,呼吸心跳停止。

（二）讨论提纲

1.患者所患何病? 并写出诊断过程。

2.试述病变的发生发展过程。

3.本例患者的主要死亡原因是什么?

（三）答案及解析

1.①右肘皮下脓肿形成:右肘有一肿块,局部发红,发热,并伴有压痛,切开肿块排出大量脓液,伴有发热,食欲减退,精神不佳及白细胞(尤其是中性粒细胞)增多等全身表现;②脓毒败血症,(肝、肺、肾、脑)迁移性脓肿:患者有高热等全身中毒症状,且在肝、肺、肾、脑部均有多个肿块;③颅内高压症,脑疝形成:患者感剧烈头痛,呕吐,烦躁不安,经抢救无效,出现呼吸心跳停止而死亡。

2.患者首先出现右肘脓肿;由于患者抵抗力低下或者病原菌毒力较强,数量较多等原因,导致炎症沿血道蔓延播散,并在全身多个脏器形成迁徙性脓肿;又因为脑部形成的脓肿体积较大,导致患者颅内压增高,最后因为脑疝而死亡。

3.脑疝。

病例八

（一）病例描述

患者,女,54岁,"慢性胃病"18年,近期发现腹部包块,消瘦、贫血,腹胀。

查体:左锁骨上淋巴结肿大。胃镜检查发现胃窦部溃疡状灰白色半透明胶冻状物质,显微镜下见印戒状细胞。

（二）讨论提纲

请做诊断并试述其病变可能的扩散途径。

（三）答案及解析

诊断:胃癌(胃黏液腺癌)。

可能扩散途径:(1)局部蔓延。瘤细胞连续不断地沿着组织间隙或神经束衣浸润生长,侵入并破坏邻近正常器官或组织;(2)转移。癌细胞从原发部位侵入淋巴管、血管或体腔、迁徙至他处继续生长,形成与原发瘤同类型的转移瘤。①淋巴道转移:常见随淋巴引流先转移到局部淋巴结,如胃及周围淋巴结,再向远处如左锁骨上淋巴结,最终经胸导管入血,继发血道转移;②血道转移:最容易转移到肝,其次是肺、骨及脑;③种植性转移:癌细胞浸润至胃浆膜后,可脱落到腹腔,种植于腹壁及体腔其他器官表面。有时在卵巢形成转移性黏液腺癌,称 Krukenberg 瘤。

病例九

（一）病例描述

患者,女,40岁。约1年前发现乳房右乳外上房约1.0cm包块,无疼痛,局部不红不热,近1月生长速度加快,现已有拇指大小,为进一步明确入院。

体格检查:双乳不对称,右乳外上象限明显隆起。皮肤表面呈橘皮样改变,乳头略向下凹陷。触之发现一直径约2.0cm,质硬,边界欠清,较固定。右侧腋窝可触及3个黄豆大淋巴结。

术中病理:肿瘤直径约2 cm,呈浸润性生长,状如蟹足,质灰白,有浅黄色小点。镜下观察,瘤细胞呈巢状排列,与间质分界清。瘤细胞呈条索状,无腺腔形成。瘤细胞大小、形态不一,核深染可见病理性核分裂象。巢状瘤细胞之间见大量纤维增生,且有新生小血管。

（二）讨论提纲

1. 本病的病理学诊断是什么?
2. 乳房皮肤的局部表现是怎样形成的?
3. 腋下淋巴结可能有何病变?

（三）答案及解析

1. 乳腺癌。类型:浸润性导管癌。
2. 表面皮肤:由于肌成纤维细胞有收缩功能,可导致乳头下陷、回缩;皮肤呈橘皮样外观,由于淋巴管阻塞而发生局部水肿。
3. 腋下淋巴结转移。

病例十

（一）病例描述

某男,因交通事故腹部钝器伤,30 min 钟后,患者神志模糊和很虚弱,心率110 次/min,血压100/65 mmHg,体检发现:腹部僵硬,左上腹压痛。

（二）讨论提纲

腹部体征最可能的原因是什么? 腹部僵硬是怎样产生的? 意识模糊意味着什么? 解释心率加快。

（三）答案及解析

此人可能是脾破裂。脾脏是一个有丰富血管的器官,破裂时大量出血,失血导致休克(身体重要器官的血液灌注不足);腹部僵硬是由于腹腔积血,血液刺激腹膜,反射性引起腹肌收缩和木板样腹壁;意识模糊(神志不清)是休克早期的体征,是由于脑血流及氧供给不足;血压下降反射性引起交感神经强烈兴奋,导致心率加快并可伴出汗。

病例十一

（一）病例描述

两位青年,一个叫阿达姆(Adam),另一个叫贝恩(Ben),在一次车祸中受伤,发生大出血,立即被送到附近医疗中心急救。

阿达姆的平均动脉压(Pa) 为 55 mmHg,脉搏压为 20 mmHg,心率 120 次/min,处于不安但清醒状态,尿量轻度减少,皮肤微冷而苍白。贝恩的 Pa 为 40 mmHg,脉搏压几乎测不到,心率 160 次/min,处于昏迷状态,无尿,皮肤冷且发绀。

处置:止血、静脉输林格氏(Ringer's)乳酸盐液和输血。治疗 5 h 后,阿达姆的症状好转,血压、心率恢复正常(心率 75 次/min),皮肤逐渐变暖,恢复粉红色。贝恩虽经同样的处理,但仍死亡。

(二)讨论提纲

1.请解释阿达姆母失血导致血压下降、心率加快、皮肤变冷而苍白、尿少的发生机制。

2.贝恩死亡的原因。

(三)答案及解析

两个伤者均发生了低血容量休克,但二者对大失血的反应不同:第 1 例(阿达姆)失血导致 Pa 降低(血容量↓→循环系统平均充盈压↓→静脉回心血量↓→心输出量↓→Pa↓),触发压力感受性反射,结果使支配心血管的交感紧张↑,使心率加快(设法增加心输出量),血管(心脑血管除外)收缩,总外周阻力↑,皮肤血管收缩,使皮肤变冷和苍白。支持疗法包括静脉输注缓冲盐溶液及输血。强心剂可用于增加心输出量,由于患者靠自身反射机制增加心肌收缩力,故没有使用。而第 2 例贝恩,代偿机制失败。与第 1 例比例,其 Pa 较低,搏出量较低(脉搏压测不到),心率较快,血管收缩也较显著(皮肤冰冷),肾脏不产生尿,因此病情较严重。很明显,压力感受性反射被强烈激活,所以心率很快及外周血管收缩。血管收缩不仅只减少非生命器官(如皮肤)的血流,也扩展至生命器官(如脑、心、肾),使其血流减少,而这些器官的缺血性损伤是致命性的,心肌缺血及肾缺血特别严重,心肌缺 O_2 使它不能完成泵血功能,肾无血流使尿生成停止。

病例十二

(一)病例描述

患者,男性,66 岁。与 1 旅友登山途中,突感左侧胸前区胀痛不适,冷汗,面苍白。遂紧急送医,途中疼痛感渐重。入院心电图提示心肌有损伤性改变。虽积极抢救治疗,终因病情恶化,于入院后第三天呼吸、心搏骤停而死。

尸检所见:心脏:体积增大,心包充盈,内有凝血块约 400 ml。左心室前壁、心尖部及室间隔下方有不规则,暗红色出血及坏死区。坏死灶内有一纵行不规则裂口,长 2.5 cm,以针相探直通左心室。距冠状动脉开口约 3 cm 处的左冠状动脉前降支,质硬,纵行剖开,见一长约 1.5 cm 的血栓阻塞。镜下观察:病变区的心肌细胞变性坏死,核消失或模糊不清,肌浆均质红染。心肌间质水肿、出血,可见大量中性粒细胞浸润。

冠状主动脉:肉眼可见,内膜多处散在黄白色隆起的斑块;镜下可见,病变血管壁内有大量胆固醇结晶沉积的纤维组织增生。

脑:肉眼可见,大脑后动脉及右侧大脑中动脉硬化;镜下可见,病变与主动脉相同。

肾:肉眼可见,体积缩小,形状不规则;镜下可见,部分肾小球发生玻璃样变性。

(二)讨论提纲

1.根据本例脏器的改变做出病理诊断。

2.本例的死亡原因是什么?

(三)答案及解析

1.病理诊断:动脉粥样硬化症。冠状动脉粥样硬化继发血栓形成,心肌梗死并发心脏破裂,主动脉粥样硬化症,脑动脉粥样硬化症,肾动脉粥样硬化伴肾固缩。

2.本例主要死亡原因是心肌梗死继发心脏破裂,导致急性心包填塞,引起急性心力衰竭及心源性休克而死亡。

病例十三

（一）病例描述

女,30 岁,农民。主诉:间歇性心悸,气短 1 年,伴下肢浮肿、少尿月余。

现病史:于 1 年前开始出现劳动后心悸、气短,休息后好转,1 个月前因着凉而发热、咽痛,心悸、气短加重,同时出现双下肢浮肿,少尿,右上腹部胀痛,食欲减退,不能平卧,治疗无效收入院。

既往史:10 年前常有咽痛、关节痛病史。

查体:半坐卧位,慢性病容,四肢末梢及口唇发绀。颈静脉怒张,两肺背部有中、小水泡音。心尖部有舒张期震颤。心界向左右两侧扩大。心率 110 次/min,血压 110/70 mmHg,心律不齐。心尖部有雷鸣样舒张期杂音。Ⅲ 级吹风样收缩期杂音。肝在肋下 3 cm,剑突下 5 cm,质韧,轻度压痛,肝 - 颈静脉回流征(+)。双下肢凹陷性水肿。

实验室检查:尿常规:尿蛋白(+)、红细胞 1~2 个/高倍视野,透明管型 1~2 个/高倍视野。

X 线检查:心脏向左右扩大,双肺纹理增强。

临床诊断:风湿性心脏病、二尖瓣狭窄、全心功能衰竭。

（二）讨论提纲

1.临床诊断心功能衰竭的依据是什么?

2.根据临床特点,你认为此病人有哪些病变?

（三）答案及解析

1.左心衰(肺淤血):半坐卧位,心界向左扩大,两肺背部中、小水泡音,心尖部舒张期震颤,雷鸣样舒张期杂音,Ⅲ 级吹风样收缩期杂音;右心衰(肝淤血):颈静脉怒张,心界向右扩大,肝肋下 3 cm,剑突下 5 cm,质韧,肝 - 颈静脉回流征(+),双下肢凹陷性水肿。

2.慢性肺淤血、慢性肝淤血。

病例十四

（一）病例描述

男,70 岁,干部,既往高血压病史 30 余年。晚饭后于家中突发死亡。

尸检:心脏重量 350 g,表面脂肪丰富。左、右冠状动脉粥样硬化,左支为重,左心室壁厚 1.7 cm,有苍白色病灶。镜下大片心肌细胞核溶解消失,病灶周围部分心肌细胞体积增大,部分心肌细胞体积缩小,核周有褐色颗粒样物。心肌间质中可见大量脂肪组织。脾小体中央动脉和肾入球小动脉管壁增厚、均质粉染,管腔狭窄。

（二）讨论提纲

1.该病例致死性疾病或病变是什么?

2.脾和肾分别发生了哪些基本病变?

（三）答案及解析

1.该病人发生了心肌坏死,其心室壁可见苍白色病灶,心肌细胞核溶解消失。30 余年的高血压病史,使其左心室明显增厚,心肌肥大,也可见心肌萎缩,体积缩小,以及病理性脂褐素沉积。

2.脾、肾细小动脉管壁增厚、均匀红染然,为发生了血管壁的玻璃样变性。

病例十五

(一)病例描述

李伯伯,58 岁。高血压病史 15 年。在与朋友喝酒过程中,突然昏倒,不省人事,急诊入院。入院检查:T37.5℃,P90 次/min,R24 次/min,Bp190/120 mmHg。神志不清,心尖冲动明显,左侧心界扩大。左侧上下肢呈弛缓性瘫痪,腱反射消失。头颅 CT 检查提示右基底节区出血,出血量 80 ml,并破入侧脑室。临床诊断高血压脑病、脑出血。手术治疗后,未见好转。入院第 5 d,因呼吸、心跳停止抢救无效而死亡。

(二)讨论提纲

分析病人左心室增大及脑出血的原因。

(三)答案及解析

病人全身细、小动脉硬化,外周阻力增大。血压持续升高,心肌负荷加重,引起左心室代偿性肥大(左侧心界扩大),表现为高血压性心脏病。脑出血是高血压最严重的并发症,主要是由于细小动脉硬化,管壁变脆或者是动脉瘤形成,当血压剧烈升高导致血管破裂出血。

病例十六

(一)病例描述

一位 60 岁的妇女,因非常疲乏及虚弱,呼吸困难(不能平卧)及踝关节水肿而入院。患者有胸痛史。体检所见:皮肤发绀,呼吸快,脉搏快,颈静脉怒张,腹水和踝关节肿胀,皮肤冷。左心室射血分数为 30%(正常为 60%),收缩压 100 mmHg,脉压降低。

(二)讨论提纲

试分析该患者的临床表现做出诊断,并说出该疾病的治疗原则。

(三)答案及解析

1.此患者的所有症状及体征均为心力衰竭的典型表现。胸痛(心绞痛)史提示冠状动脉供血不足。冠脉供血不足,造成心肌细胞缺 O_2,使心肌收缩力↓,搏出量↓(可以从脉压及射血分数降低上得到反映),因此心输出量也降低。发绀及疲乏是组织血液供给不足及血氧合不足的表现。

毛细血管的滤过大于重吸收(滤过增加)而使组织液积聚,造成肺水肿(呼吸困难而急促可以说明)和外周水肿。心室收缩期不能泵出足够的血液,使中心静脉压↑(从颈静脉怒张可见)。所以患者左、右心室均衰竭。

由于心力衰竭搏出量减少,使血液从循环系统的动脉侧转移到静脉侧,导致动脉压(Pa)↓;Pa↓激活压力感受性反射,使支配心血管的交感神经紧张增加,副交感紧张降低,引起心率加快,皮肤等血管收缩(皮肤湿冷)。Pa↓还激活肾素—血管紧张素—醛固酮系统,血管紧张素Ⅱ收缩外周血管,醛固酮水平升高增加肾对 Na^+ 的重吸收使体内钠总量及细胞外液量增加,使水肿形成并得以维持。

2.治疗原则:

(1)给正性变力剂,例如地高辛(digoxin),以增强心肌收缩力。

（2）降低体内钠总量，打断形成水肿的环节，如给利尿剂及限制钠的摄入。

病例十七

（一）病例描述

某男，65岁，退休商人，患高血压多年。诉说呼吸非常短促，有时半夜醒来，走到窗前呼吸新鲜空气，呼吸困难稍微好些。每当感觉不适时才服用抗高血压药。在过去2~3个月，由于平卧不适，必须垫2~3个枕头睡觉。体检：心率96次/min，血压160/105 mmHg。

（二）讨论提纲

1.患者呼吸短促的原因是什么？
2.为什么夜晚醒来跑到窗前气短会好转？
3.患者睡眠垫高枕头起什么作用？

（三）答案及解析

1.患者呼吸短促是由于左心衰竭引起肺充血和肺水肿的结果。由于高血压，使左心室后负荷增加，久之，左心室功能减退引起左心室扩大，心室舒张末期压力升高；左心室压增高，相继引起左心房、肺静脉和肺毛细血管压升高；肺毛细血管压升高引起肺水肿。

2.和3.是站立而不是新鲜空气引起静脉血回流速度减慢，所以患者去到窗前呼吸，困难有所缓解；减少静脉血回流和降低心输出量可减轻肺充血，改善呼吸和促进气体交换。垫高枕头缓解呼吸的原理与站立的一样：抬高头和胸部可减慢静脉血回流。平卧时呼吸困难加重，所以患者可采取端坐呼吸。呼吸困难的严重性可从患者使用的枕头数来确定，此患者是"2~3个枕头"的端坐呼吸。

病例十八

（一）病例描述

男患，67岁，以"心前区压榨性疼痛伴大汗半小时"为主诉入院。半小时前患者在用力排便时突然出现心前区压榨性疼痛，舌下含服硝酸甘油后无缓解，伴大汗、烦躁不安。入院后心电监护显示：V1~V6导联ST段呈弓背向上型抬高。立即给予吸氧、硝酸甘油静点、抗心律失常等治疗，病情缓解不明显，出现呼吸困难、咳嗽等症状，给予呋塞米、硝普钠等利尿剂和扩血管药物治疗，未见好转，抢救无效后死亡。

既往史：一个月前曾感胸部不适，活动后心悸、气短，到医院检查后诊断为"冠心病，心绞痛"，予扩冠治疗后症状缓解。

尸检结果：男，身长165 cm，口唇、指（趾）甲发绀。心脏重350 g，左心室壁厚1.2 cm，肉眼颜色不均匀，右心室壁厚0.3 cm。左心室及室间隔多处取材光镜下见大片心肌细胞核溶解消失。左冠脉主干动脉粥样硬化，使管腔狭窄75%以上。

（二）讨论提纲

1.请做出该病例的主要病理诊断。
2.指出患者的死亡原因。
3.如果患者存活，机体将如何修复损伤部位？为什么？

（三）答案及解析

1.该病人的病理诊断为冠状动脉粥样硬化性心脏病,心肌梗死。根据:①病史:有"冠心病、心绞痛"病史,有用力排便的诱因,且服扩冠药不缓解的临床表现。辅助检查:心电图 V1～V6 导联 ST 段呈弓背向上型抬高,提示广泛前壁心肌梗死;②尸检:心脏肉眼颜色不均匀,左心室、室间隔镜下观察大片心肌细胞核溶解消失。左冠脉主干动脉粥样硬化。

2.死亡原因:急性左心功能衰竭。由于大面积心肌梗死使心脏收缩力显著减弱或不协调所致。

3.梗死心肌有肉芽组织机化进行修复,最后形成瘢痕。因为心肌细胞属于不具备再生能力的永久性细胞。

病例十九

（一）病例描述

患儿,男,3 岁。因咳嗽、咳痰、气喘 9 d,加重 3 d 入院。

体格检查:体温 39℃,脉搏 165 次/min,呼吸 30 次/min。患者呼吸急促、鼻翼翕动,面色苍白,口周青紫,精神不振。两肺背侧下部可闻及湿性啰音。心率 163 次/min,心音钝,心律齐。

实验室检查:血常规:白细胞 24×10^9/L,分类:中性粒细胞 83%,淋巴细胞 17%。

X 线胸片:左右肺下叶可见灶状阴影。

临床诊断:小叶性肺炎、心力衰竭。

入院后曾用抗生素及对症治疗,但病情逐渐加重,治疗无效死亡。

尸检摘要:左右肺下叶灶状实变,切面可见粟粒大散在灰黄色病灶。有处病灶融合成蚕豆大,边界不整齐,略突出与表面,镜下病变呈灶状分布,病灶中可见细支气管壁充血并有中性粒细胞浸润,管腔充满大量中性粒细胞及脱落的上皮细胞。病灶周围的肺泡腔可见浆液和炎细胞。

（二）讨论提纲

1.你是否同意临床诊断? 根据是什么? 死因是什么?

2.根据本例病变特点与大叶性肺炎如何鉴别?

3.根据病理变化解释临床出现的咳嗽、咳痰、呼吸困难、发绀、湿性啰音及 X 线等表现。

（三）答案及解析

1.病理解剖诊断:小叶性肺炎。依据:小儿;咳嗽、咳痰、气喘、呼吸急促、鼻翼翕动、口周围发绀;两肺湿性啰音;白细胞升高;X 线所见。死亡原因:呼吸衰竭。

2.小叶性肺炎:化脓性炎;大叶性肺炎:纤维素性炎。

3.支气管腔内渗出物刺激支气管黏膜→咳嗽、咳痰;灶状细支气管及肺泡腔多量渗出物→肺泡通气量减少同时换气障碍→呼吸困难、发绀;病变区细支气管及肺泡腔渗出液→湿性啰音;以细支气管为中心的化脓性炎,病灶大小不一、散在分布→X 线左右肺下叶灶状阴影。

病例二十

（一）病例描述

小东,男,20 岁。发热、咳嗽 4 d。4 d 前淋雨受凉后突发寒战、高热、胸痛、咳嗽、咳少量铁锈色痰。查体:体检 39.5℃,P110 次/min,心率 26 次/min,血压 14/8kPa。听诊右下肺闻及湿性罗音。实验室检查:红细胞4.5×10^{12}/L,白细胞18.0×10^9/L,中性粒细胞92%。痰直接涂片见革兰阳性成对球菌。X线胸片:肺纹理增多,右下肺大片均匀致密阴影。入院经抗生素治疗,病情好转,各种症状逐渐消失;X线检查,右肺下叶的大片致密阴影缩小2/3面积。病人于入院后第6 d自感无症状出院。冬季征兵体检,X线检查右肺下叶由约3 cm×2 cm大小不规则阴影,周围边界不清,怀疑为"支气管肺癌"。在当地医院做右肺下叶切除术。病理检查,肺部肿块肉眼为红褐色肉样,镜下为肉芽组织。

（二）讨论提纲

1. 该患为何疾病? 为何出现寒战、高热、白细胞计数增多?

2. 病人为何咳铁锈色痰? 该症状发生在病变的哪一期?

3. 右肺下叶的大片致密阴影病理检查后确诊为何病变? 如何形成?

（三）答案及解析

1. 大叶性肺炎。肺炎链球菌引起的急性弥漫性纤维素性炎。细菌繁殖并释放毒素,出现全身中毒症状。

2. 肺泡腔内渗出的红细胞被巨噬细胞吞噬,崩解后形成含铁血黄素混入痰中,呈现铁锈色,为大叶性肺炎的典型症状,常见于大叶性肺炎的红色肝样变期。

3. 右肺下叶大片致密阴影为大叶性肺炎的并发症肺肉质变。机体免疫力低下或渗出的中性粒细胞过少,不能将渗出的纤维蛋白完全溶解消散,便由肉芽组织进行机化,病变肺组织呈褐色肉样而得名。

病例二十一

（一）病例描述

患者,男,59 岁。反复咳嗽、咳痰8年余。近半年出现心悸、气短。1 周前出现发热,体温38.7℃左右。体格检查:颈静脉充盈,下肢水肿,桶状胸,肺部听诊湿性罗音。肝脏肿大,腹水。X线检查肺内散在小灶性阴影。

（二）讨论提纲

1. 患者患有哪些疾病? 写出诊断依据。

2. 写出肺、肝病变特点。

（三）答案及解析

1. 慢性支气管炎、肺气肿、肺源性心脏病、右心衰竭伴发小叶性肺炎。①慢性支气管炎:反复咳嗽、咳痰8年余;②肺气肿:桶状胸;③肺源性心脏病:反复咳嗽、咳痰8余年。颈静脉充盈,下肢水肿;④右心衰竭:颈静脉充盈,下肢水肿。肝脏肿大,腹水;⑤小叶性肺炎:1 周前出现发热,体温38.7℃左右,肺部听诊湿性罗音。X线检查肺内散在小灶性阴影。

2. 肺部病变:慢性支气管炎、肺气肿、小叶性肺炎;肝脏病变:肝淤血。

病例二十二

（一）病例描述

男,46 岁,于6月份因腹部灼烧、不适,经常自感饥饿来院检查。半年以来食欲下降,伴餐后腹胀,有时一天大便2~3次,便溏。当进食较油腻食物,如鸡汤、骨头汤后,便会引起腹泻。通常要持续4~5

d。但大便、小便等常规临床检验未见异常。

胃镜检查:肉眼所见胃窦黏膜光滑,轻度红白相间。

(二)讨论提纲

1. 该病例的临床诊断为何?

2. 为何出现溏便样腹泻?

(三)答案及解析

1. 慢性萎缩性胃炎。

2. 胃腺萎缩→胃酸、胃蛋白酶原分泌减少→胃消化功能下降→溏便样腹泻。

病例二十三

(一)病例描述

某女,23 岁,因上腹部经常剧痛而求医。疼痛在两餐之间加剧,夜间常因剧痛而惊醒。医生要她每餐前和睡前服抗酸剂。1 周后复诊,患者的疼痛大部分解除,潜血试验阳性。被诊断为十二指肠溃疡,给予质子(H^+)泵抑制剂和抗幽门螺杆菌的抗酸剂,几周后患者的症状完全消失。

(二)讨论提纲

1. 十二指肠溃疡是什么原因引起的?

2. 患者的疼痛为什么发生在餐前及夜间?

3. 抗酸剂如何起作用的?

4. 潜血试验阳性意味着什么?

(三)答案及解析

1. 十二指肠溃疡像胃溃疡一样是由 HCl 及胃蛋白酶产生的黏膜损伤,幽门螺杆菌感染加速溃疡的形成。后者可能通过削弱胃黏膜的保护机制。几乎所有患十二指肠溃疡及大多数胃溃疡的患者都感染幽门螺杆菌,但也不是所有感染者都发生溃疡;虽然十二指肠溃疡患者胃酸分泌过多,但也有例外。十二指肠溃疡患者胃内容物排空较快,当酸进入十二指肠时,十二指肠黏膜细胞分泌的 HCO_3^- 比正常者少。

2. 食物是胃酸的主要缓冲剂,尤其是在夜间,胃中缺乏食物时,胃液 pH 值降至 1.0~1.5,高浓度的酸侵蚀黏膜引起疼痛。

3. 抗酸剂如氢氧化镁、氢氧化铝,通过缓冲胃酸起作用,当它们中和酸后被破坏,因此需要经常服用才有效。铝易于引起便秘,而镁易于引起腹泻,因此两种抗酸剂常混合在一起使用。

4. 潜血试验用于发现粪便中少量的血液;粪便中少量的血液可用试纸测定。该试纸含愈创树脂,当与过氧化氢及血红蛋白混合时,变成蓝色。溃疡病患者往往唯一的症状是长期少量出血导致的疲劳,有时在没有任何症状的情况下,潜血试验阳性表明胃肠障碍。

5. 质子泵抑制剂完全抑制胃酸的形成,因此十二指肠溃疡引起的疼痛立即解除,减少或消除胃与十二指肠的幽门螺杆菌感染可防止溃疡的复发。

病例二十四

（一）病例描述

患儿，男，9 岁，两天前开始出现精神不振、眼睑水肿。2 周前曾有过上呼吸道感染。入院体格检查：面色苍白、眼睑浮肿、咽部充血，体温 38℃，脉搏 124 次/min，血压 126/90 mmHg。

实验室检查：尿常规显示，红细胞（＋＋＋），尿蛋白（＋＋），红细胞管型 0～3/HP；24 h 尿量 350 ml，尿素氮 11.4 mmol/L，血肌酐 170 μmmol/L。B 超检查：双肾对称性增大。

（二）讨论提纲

1. 该患儿可能患有什么疾病？
2. 该病肾脏的病理变化？
3. 根据病变解释患者出现的一系列临床表现。

（三）答案及解析

1. 急性弥漫性增生性肾小球肾炎。依据：儿童，有感染病史，水肿、高血压、血尿、蛋白尿、管型尿、少尿、氮质血症、双肾肿大。

2. 镜下观察：肾小球体积增大，细胞数增多，主要为系膜细胞和内皮细胞增生肿胀，可见中性粒细胞浸润；肾小管上皮细胞发生细胞水肿和脂肪样变性，管腔内形成管型；肾间质轻度充血水肿，炎细胞浸润。肉眼：双肾体积增大，包膜紧张，表面光滑，因明显充血二色泽红润，呈大红肾；若肾小球存在毛细血管破裂出血，表面可散在出血点，呈蚤咬肾；切面皮质增厚，皮髓质界限清楚。

3. 患童表现为急性肾炎综合征。系膜细胞和内皮细胞增生肿胀导致 GFR 下降，出现少尿甚至无尿，进而出现氮质血症、水肿，轻度时眼睑水肿，重者全身水肿；抗原抗体复合物沉积于滤过膜，致其通透性增加出现蛋白尿、血尿、管型尿；水钠潴留和血容量增多致高血压。

（陈雅隽）